Die Prostata
Gebrauchsanleitung

Übersetzung aus dem Französischen von Hanna van Laak

Für meinen Lehrer Alain Le Duc, der meine Schritte als Urologe geleitet hat, und für alle meine Patienten, die mich jeden Tag so viel lehren.

WARNUNG
Dieses Buch ist kein Ersatz für eine kontinuierliche medizinische Betreuung und die Diagnose eines Fachmanns.

Die Prostata

Gebrauchsanleitung

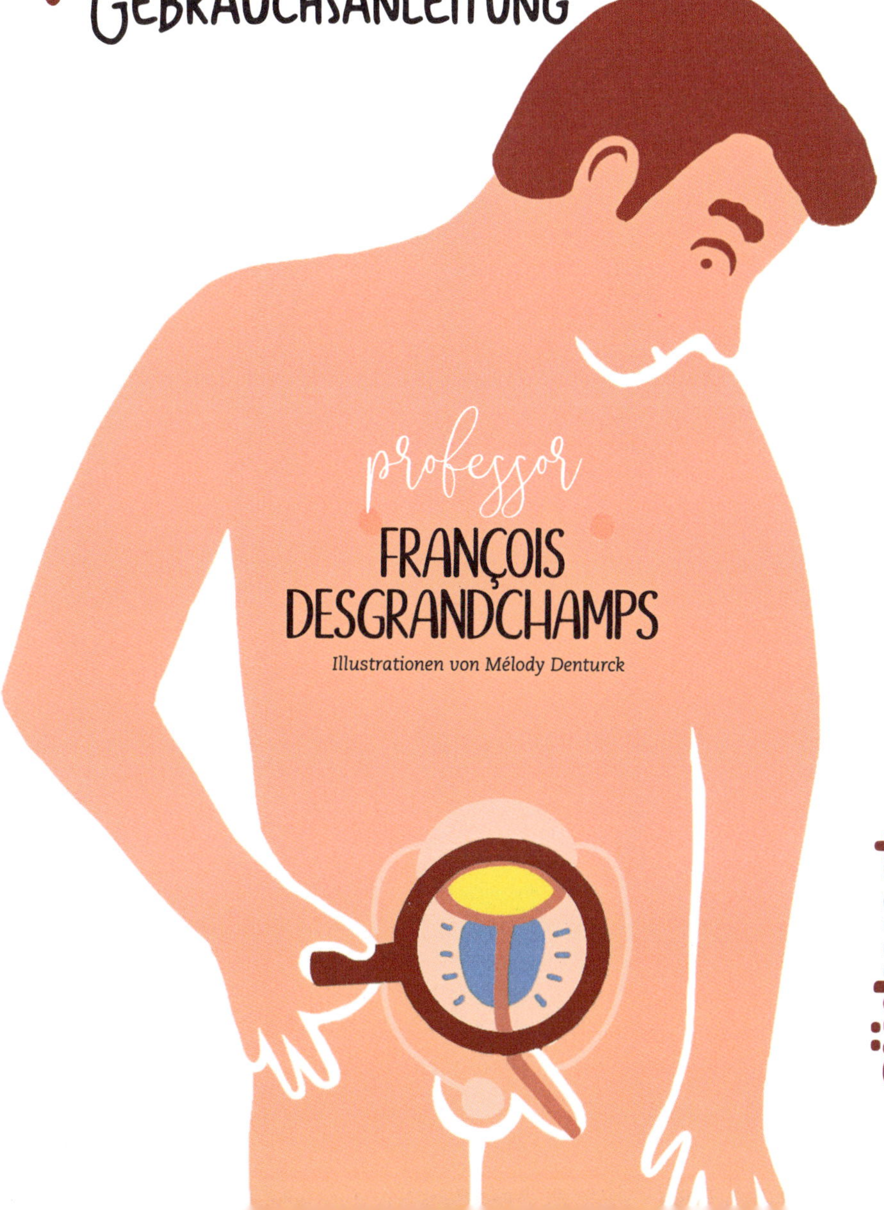

professor
FRANÇOIS DESGRANDCHAMPS
Illustrationen von Mélody Denturck

südwest

REDEN WIR ÜBER DIE PROSTATA ... ODER NICHT?

ODER WIE MAN SICH UM SEINE PROSTATA KÜMMERT

»Sobald vor meinen Augen ein Mann über 50 auftaucht, frage ich mich, ob er Probleme mit seiner Prostata hat.«
Tahar Ben Jelloun, *Der Einschnitt.*

Es war an einem Sommerabend, man saß in angeregter Unterhaltung bei einem Abendessen unter Freunden in Biarritz zusammen, da brachte mich mein Beruf als Urologe dazu, über die Prostata, mein berufliches Alltagsleben, zu sprechen. Für ein Abendessen im Urlaub wohl ein etwas deplatziertes Thema und weniger verbindend als die Wellen und das Surfen. Nachdem ich die Frauen am Tisch gefragt hatte, was die Prostata für sie bedeutete, antwortete eine von ihnen, eine etwa Dreißigjährige, sofort mit verschwörerischer Miene: »Wenn man was an der Prostata hat, kann man keinen Sex mehr haben«; und die andere, die älter war, antwortete nach einer Minute des Schweigens sachlich: »Mein Mann ist letztes Jahr daran gestorben.« Die Männer schwiegen zunächst, weil ihnen dieses Eindringen in ihre Privatsphäre peinlich war, dann begannen sie zu erzählen. Einer steht dreimal in der Nacht auf, um zur Toilette zu gehen, und es fällt ihm manchmal schwer, den Harn tagsüber zurückzuhalten; der andere macht sich Sorgen, denn man hat ihm gesagt, er müsse sich operieren lassen.

Ist das also die Prostata, eine totgeschwiegene Drüse, umgeben von Sex, Scham, Angst und Tod? Dieses Buch will allen Frauen und Männern erklären, was die Prostata ist, welche Krankheiten mit ihr verbunden sind und wie man sie vermeiden kann. Dazu will ich ein oder zwei Dinge mit Ihnen teilen, die ich über sie weiß ...

Prof. François Desgrandchamps

INHALT

ZUERST EINMAL – TESTEN SIE SICH!

Alle Angaben beziehen sich auf die letzten 4 Wochen	Niemals	Seltener als in einem von fünf Fällen	Seltener als in der Hälfte der Fälle	Ungefähr in der Hälfte der Fälle	In mehr als der Hälfte der Fälle	Fast immer	
Wie oft hatten Sie während des letzten Monats das Gefühl, dass Ihre Blase nach dem Wasserlassen nicht ganz entleert war?	0	1	2	3	4	5	
Wie oft während des letzten Monats mussten Sie nach weniger als 2 Stunden ein zweites Mal Wasser lassen?	0	1	2	3	4	5	
Wie oft während des letzten Monats mussten Sie beim Wasserlassen mehrmals aufhören und wieder neu beginnen (Harnstottern)?	0	1	2	3	4	5	
Wie oft während des letzten Monats hatten Sie Schwierigkeiten, das Wasserlassen hinauszuzögern?	0	1	2	3	4	5	
Wie oft hatten Sie einen schwachen Strahl beim Wasserlassen?	0	1	2	3	4	5	
Wie oft während des letzten Monats mussten Sie pressen oder sich anstrengen, um mit dem Wasserlassen zu beginnen?	0	1	2	3	4	5	
Wie oft sind Sie während des letzten Monats normalerweise nachts aufgestanden, um Wasser zu lassen? (Maßgebend ist der Zeitraum vom Zubettgehen bis zum Aufstehen am Morgen.)	0	1	2	3	4	5	

Gesamt-Punktzahl

Diese Gesamtzahl entspricht dem International Prostata Symptom Score (IPSS), der weltweit die Symptome und Beschwerden von Männern mit Problemen beim Wasserlassen erfasst. Im Juni 2000 wurde dieser Score bei einer internationalen Versammlung in Paris unter Schirmherrschaft der WHO der ganzen Welt vorgestellt. Ergebnisse:
IPSS 0–7: Sie haben milde oder gar keine Symptome. Mit Ihrer Prostata ist alles in Ordnung.
IPSS 8–19: Sie haben mittelgradige Symptome.
IPSS 20–35: Sie leiden an schweren Symptomen.
Dieser Score gibt eine Einschätzung über Ihr Verhalten beim Wasserlassen und eventuelle Probleme. Über 7 sollten Sie einen Arzt aufsuchen. Achtung, ein Wert unter 7 bedeutet nicht, dass Sie vor Prostatakrebs geschützt sind. Darüber kann nur der PSA-Wert Auskunft geben.

Mit einer zusätzlichen Frage wird beurteilt, inwiefern Probleme beim Wasserlassen ihre Lebensqualität beeinträchtigen.

ERMITTLUNG DES LEBENSQUALITÄTSINDEX

	Ausgezeichnet	Zufrieden	Überwiegend zufrieden	Gemischt, teils zufrieden, teils unzufrieden	Überwiegend unzufrieden	Unglücklich	Sehr schlecht	
Wie würden Sie sich fühlen, wenn sich Ihre jetzigen Symptome beim Wasserlassen künftig nicht mehr ändern würden?	0	1	2	3	4	5	6	

Ergebnis: Gehen Sie zum Arzt, wenn Sie nicht 0 oder 1 haben. Es gibt viele Behandlungsmöglichkeiten, um Probleme mit dem Wasserlassen zu beheben. Dieses Buch hat das Ziel, sie Ihnen zu erklären. Auf der gegenüberliegenden Seite finden Sie in der Abbildung eine andere Methode, um sich selbst einzuschätzen.[1]

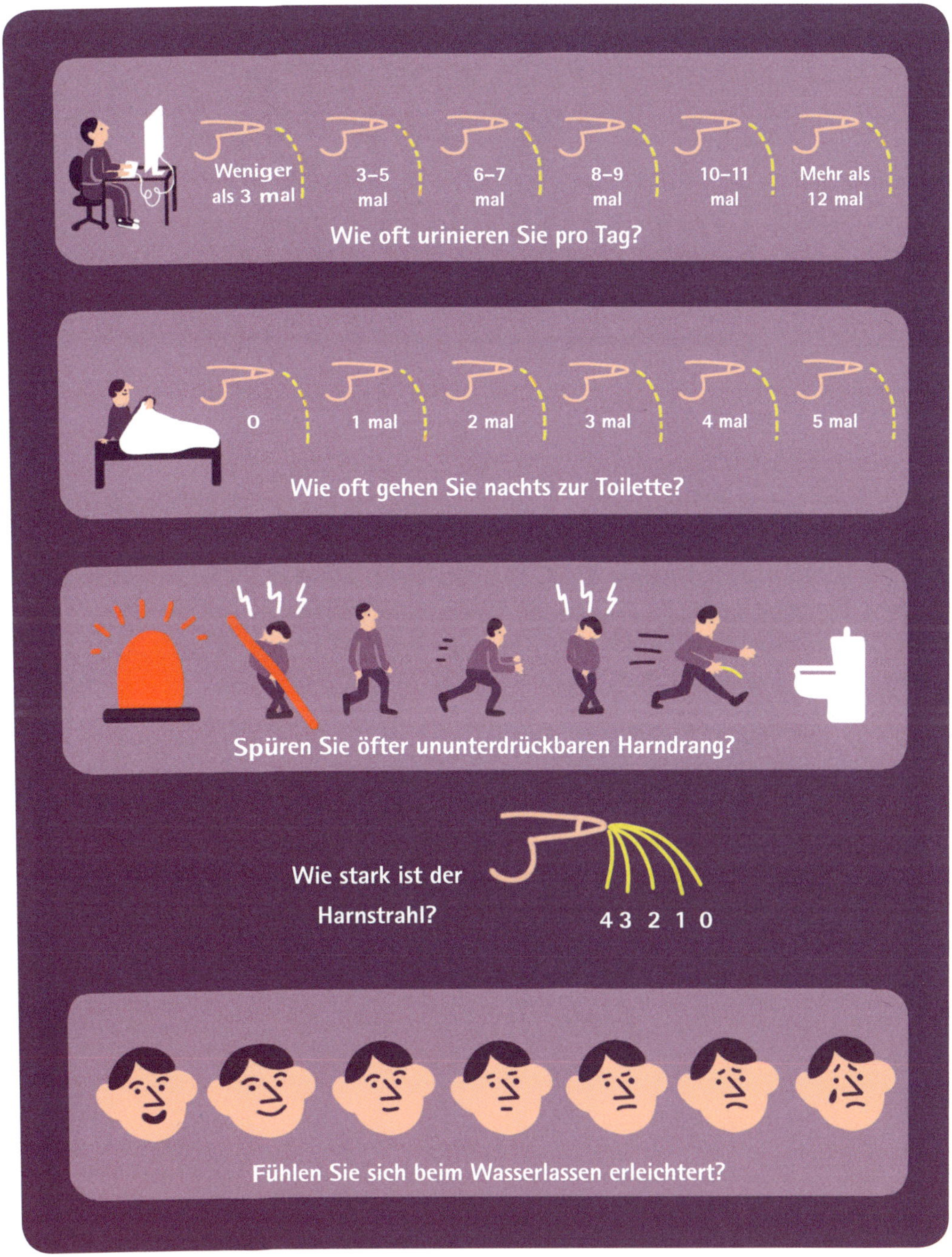
Weniger als 3 mal
3–5 mal
6–7 mal
8–9 mal
10–11 mal
Mehr als 12 mal
Wie oft urinieren Sie pro Tag?
0
1 mal
2 mal
3 mal
4 mal
5 mal
Wie oft gehen Sie nachts zur Toilette?
Spüren Sie öfter ununterdrückbaren Harndrang?
Wie stark ist der Harnstrahl?
4 3 2 1 0
Fühlen Sie sich beim Wasserlassen erleichtert?

Wenn Sie maximal sechs Mal pro Tag und ein Mal pro Nacht Wasser lassen, dann ist das normal. Ununterdrückbarer Harndrang ist nicht normal. Die Stärke des Harnstrahls muss 0 oder 1 sein. Und zu guter Letzt: Wasserlassen muss eine Erleichterung sein.

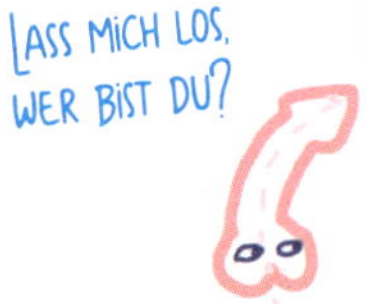
Lass mich los, wer bist du?

DIE PROSTATA: EINE MÄNNERSACHE?

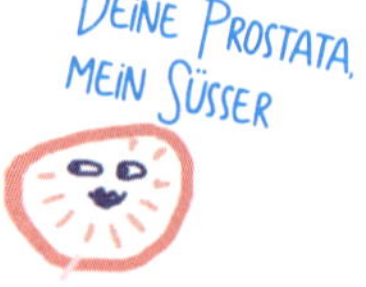
Deine Prostata, mein Süsser

Die Prostata ist eine männliche Drüse, die unverzichtbar ist für die Fortpflanzung. Aber sie produziert weder Spermien noch lagert sie sie. Ihre Aufgabe besteht einzig darin, einen Teil der Samenflüssigkeit zu produzieren, die nach ihrer Vermischung mit den Samenzellen das Sperma bildet. In der Prostataflüssigkeit findet man Zink und Zitronensäure, die eine Art Antiseptikum bilden, sowie PSA, dessen Aufgabe die Verflüssigung des Spermas nach der Ejakulation ist. Diese Verflüssigung ist notwendig, um die im Sperma eingebundenen Spermien zu befreien, sobald diese am Muttermund ankommen, und ihnen dadurch die freie Bewegung hin zur Eizelle zu ermöglichen.

WARUM DIESER NAME?

Der Begriff »**Prostata**« leitet sich vom griechischen Wort *prostrates* ab, das sich zusammensetzt aus *pro* (davor), *sta* (stehen) und der Nachsilbe *tes* (wörtlich: »der, der davorsteht«, daher auch die deutsche Bezeichnung »Vorsteherdrüse«). Er bezeichnete einen Führer, einen Präsidenten, einen Beschützer oder Wächter. Nie handelte es sich im Altgriechischen um einen medizinischen Begriff. Später entstand aus dieser griechischen Wurzel das lateinische Verb *prostare*, aus dem die heutigen Begriffe »Prostituierte« und »Prostitution« abgeleitet sind.

Gleichzeitig bezeichnete das altgriechische Wort *parastates* die Körperteile, die an der Zeugung beteiligt waren, das heißt die Be-

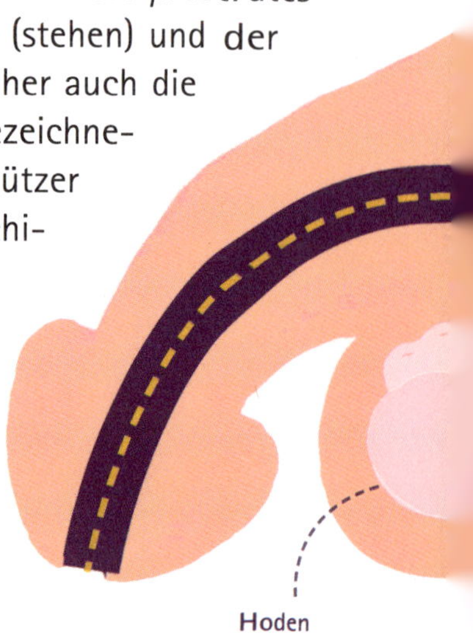

standteile des männlichen Geschlechtsorgans, Hoden und Nebenhoden. Als Herophilos später – 300 Jahre vor Christus in Alexandria – zum ersten Mal die Prostata beschreibt, nennt er sie *parastatai adenoides*, wörtlich »helfende Drüse«, also der Fortpflanzung dienende Drüse.
Warum also heißt die Prostata »Prostata«, wo sie doch nichts und niemandem vorsteht, und nicht *parastate*, was viel treffender wäre? Ganz einfach aufgrund von zwei Fehlern, die sich im Mittelalter eingeschlichen haben, wie die Professoren Marx und Karenberg vom Institut für Geschichte und Ethik der Medizin in Köln entdeckten und 2009 in einer ausführlichen Analyse

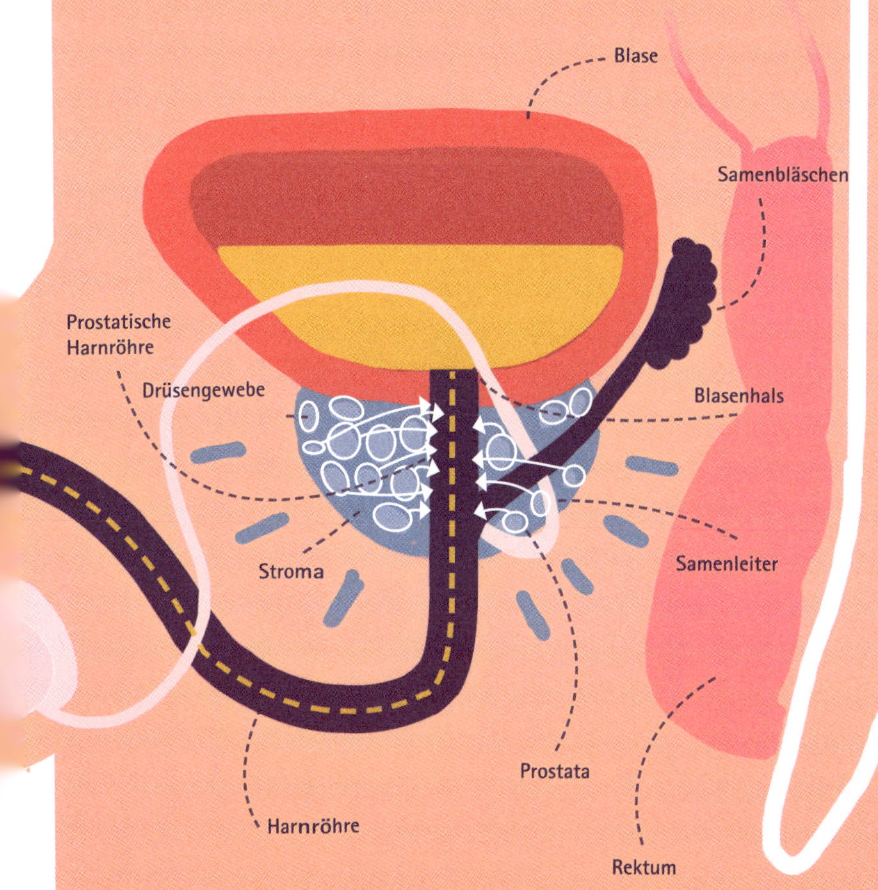

veröffentlichten, die in *The Prostate*, einer hoch angesehenen medizinischen Fachzeitschrift, erschien. Zunächst einmal kam es zu einem Transkriptionsfehler: Im Jahr 1600 beschreibt der französische Arzt André du Laurens die Prostata als »eine unter der Blase liegende Drüse, die das Sperma sammelt und aufbewahrt«, und bezeichnet sie als *prostatae* anstelle von *parastatai*. Zweiter Fehler: André du Laurens gibt ihr ein weibliches Geschlecht, während *parastatai* männlich ist.

Marx FJ, Karenberg A: History of the term prostate, The Prostate, 2009.

ANATOMIE EINER DRÜSE

Die Prostata ist folglich eine Drüse, und wie alle Drüsen des menschlichen Körpers besteht sie aus zwei Elementen:

- einem **Drüsengewebe** im engeren Sinn, das Flüssigkeit produziert; im Fall der Prostata handelt es sich um etwa 100 kleine Drüsen, die dicht aneinandergedrängt sind;

- einem **Stroma** genannten **Bindegewebe**, das alle diese kleinen Drüsen umschließt. Das Stroma wiederum besteht aus Fasern, die den Zusammenhalt der Gefäße, Arterien und Venen sicherstellen, welche die Blutversorgung gewährleisten, und aus glatten Muskelzellen. Diese Muskeln kontrahieren sich bei der Ejakulation und stoßen die in den Drüsen enthaltene Flüssigkeit aus, ungefähr so, als drücke man einen Schwamm aus. Das Stroma ist ein zentraler Bestandteil der Prostata: Ungefähr ein Viertel davon besteht aus Muskeln.

Diese beiden Bestandteile sind Ausgangspunkt für zwei der häufigsten Prostataerkrankungen: für Prostatakrebs, der von den Prostatadrüsen ausgeht, und das Prostataadenom, das wiederum im Bindegewebe seine Wurzeln hat.

Prostataadenom und Prostatakrebs sind zwei grundverschiedene Krankheiten. Das Adenom ist gutartig, und es ist auch keine präkanzeröse Erkrankung.

DER PENIS IST ZWAR KEIN KNOCHEN, ABER DIE PROSTATA BESTEHT ZUM TEIL AUS MUSKELN

Es heißt, Heinrich IV. hätte sehr lange geglaubt, sein Penis »sei ein Knochen«. Das war natürlich ein anzüglicher Scherz seinerseits: Im Penis eines Mannes gibt es keinen Knochen ... Wahr ist dagegen, dass die Prostata einen Muskelanteil hat. Mit seiner Hilfe kann sie sich bei der Ejakulation kontrahieren wie ein Schwamm, um die Samenflüssigkeit auszustoßen.

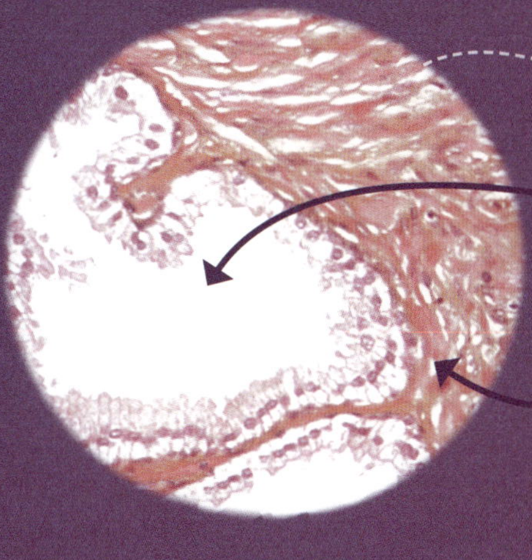

Histologischer Schnitt der Prostata unter dem Mikroskop

Drüsen mit Hohlräumen, die die von den Drüsen produzierte Samenflüssigkeit enthalten.

Prostatamuskel, der die Drüsen umgibt, durch seine Kontraktion wird die Samenflüssigkeit nach außen gestoßen.

DIE PROSTATA BEWEGT SICH MIT DER ATMUNG UND DER BLASE

Die Prostata ist nicht fixiert, sondern sie bewegt sich mit der Atmung (bis zu **3 mm** Verschiebung) und in Abhängigkeit vom Füllgrad der Blase und des Rektums. Darauf basiert die theoretische Grundlage der osteopathischen Behandlung von Prostataerkrankungen: Das Organ soll wieder beweglich gemacht werden.

Die Fortpflanzungsdrüse liegt nämlich direkt unter der Blase. Wenn die Blase entleert wird, muss der Urin mitten durch die Prostata geleitet werden. Die Drüse hat folglich einen Hohlraum im Innern, diesen zentralen Kanal, der durch sie verläuft, bezeichnet man als prostatische Harnröhre. All die kleinen Prostatadrüsen münden bei der Ejakulation direkt in diesen Kanal. Bei einer Blasenentzündung können die Keime leicht durch diese kleinen Kanäle aufsteigen und die Prostata infizieren: Das nennt man eine Prostatitis oder Prostataentzündung.

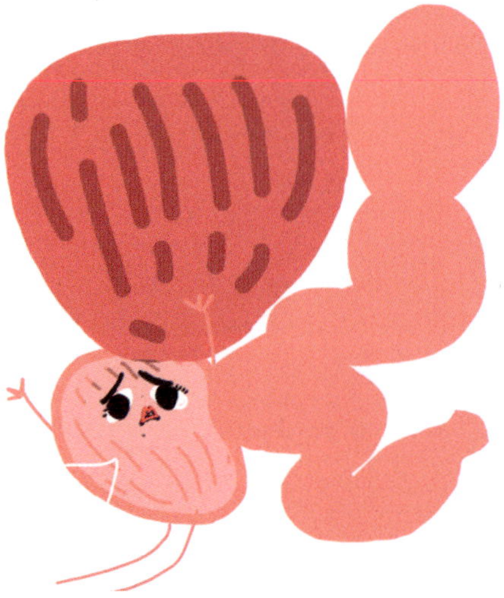

Normalerweise ist die Prostata ziemlich klein, etwa 20 Kubikzentimeter (oder 20 g: 1 ccm Prostata wiegt ungefähr 1 g). Doch mit zunehmendem Alter wird sie oft, ja sogar sehr oft größer, denn der Prozentsatz von Männern mit einer vergrößerten Prostata steigt analog zu den Jahrzehnten: 50 % der 50-Jährigen haben eine vergrößerte Prostata, 60 % der 60-Jährigen, 70 % der 70-Jährigen und so weiter. Dass die Prostata mit dem Alter größer wird, ist normal, umgekehrt ist eine normal große Prostata mit 75 Jahren ziemlich selten.

In der weit überwiegenden Mehrzahl der Fälle (80 % der Fälle, um genau zu sein) haben Männer eine vergrößerte Prostata und wissen es gar nicht. Denn solange durch die Volumenausdehnung nicht die Harnröhre verengt wird, treten keine sichtbaren Symptome auf.

SPERMAPRODUKTION UND EJAKULATION: IM ZENTRUM DES GESCHEHENS!

Unmittelbar vor dem Samenerguss bei der Ejakulation wird in der Prostata durch die Vermischung der Prostataflüssigkeit, der Spermien und der Flüssigkeit aus den Samenbläschen das Sperma gebildet. (Die Flüssigkeit wird durch die Kontraktion der Prostata aus dieser ausgestoßen. Die Prostata besteht zu ungefähr einem Viertel aus Muskelzellen, durch deren Kontraktion die in den Prostatadrüsen enthaltene Flüssigkeit in die Harnröhre gepresst wird.) Gleichzeitig verschließt sich der Blasenhals direkt oberhalb der Prostata, um ein Aufsteigen dieser Flüssigkeit in die Blase zu verhindern (s. S. 11). Der Erguss erfolgt dann durch rhythmische Kontraktionen der Beckenbodenmuskeln und des Musculus bulbocavernosus, die an der Basis des Glieds ansetzen.

Volumen und Zusammensetzung des Spermas: zwischen 2 und 5 ml je nach Dauer der Abstinenz; mit jedem abstinenten Tag erhöht sich das Volumen um 0,4 ml. Das Sperma besteht aus den Samenzellen oder Spermatozoen (10 %), der Flüssigkeit aus der Prostata (10 %) und einer aus den Samenbläschen stammenden Flüssigkeit (80 %).

10 %	Spermatozoen	stammen aus den Hoden und werden zwischen zwei Ejakulationen in den Samenleiterampullen gelagert; zwischen 20 bis 100 Millionen/ml
10 %	Prostataflüssigkeit	reich an Phosphatsäure, Zitronensäure und PSA
80 %	Sekret der Samenbläschen	reich an Fruktose

ES GIBT EINE SPERMAALLERGIE, UND IN DEN MEISTEN FÄLLEN IST DAS PROSTATASPEZIFISCHE ALLERGEN DAFÜR VERANTWORTLICH.

Eine Allergie gegen Samenflüssigkeit kommt nicht häufig vor, aber auch nicht so selten, wie man denken würde. Sie bewirkt ein Brennen der Vulva und der Vagina, verbunden mit Rötungen und lokalem Juckreiz, die unmittelbar nach der Ejakulation oder in der nächsten Stunde auftreten, manchmal auch in Verbindung mit allgemeinen Symptomen wie Hautauschlag, Atembeschwerden, die bis zum Asthmaanfall gehen können, oder zu verstopfter Nase. Die Ursache dafür ist eine Allergie gegen das prostataspezifische Antigen (s. S. 112ff.). Diese Allergie kann durch eine Desensibilisierung behandelt werden.[2]

WAS IST EINE NORMALE EJAKULATION?

Das Ejakulat besteht aus Spermien, die aus den Hoden stammen (die Samenzellen machen ca. 10 % der Menge des Ejakulats aus) sowie den Sekreten der Samenbläschen und der Prostata. Die Ejakulation verläuft in zwei aufeinander folgenden Phasen, die sich binnen weniger Sekunden abspielen: zuerst die Emissionsphase, dabei vereinen sich alle Sekrete aus den Samenbläschen, den Samenleiterampullen (wo die Spermien zwischen zwei Ejakulationen gelagert werden) und der Prostata mitten in der Prostata in der prostatischen Harnröhre. In diesem Moment beginnt die Expulsionsphase, in der die Muskeln des Beckenbodens und insbesondere der Musculus bulbospongiosus, der die Basis des Glieds umschließt, sich rhythmisch kontrahieren, um das Sperma mit großer Kraft durch die Harnröhre nach vorne zu befördern. Der Ausstoß des Spermas setzt voraus, dass sich der Blasenschließmuskel öffnet und gleichzeitig der Blasenhals, der direkt über der Prostata sitzt, hundertprozentig dicht verschlossen wird.
Die gesamte Synchronisation steht unter der Kontrolle des autonomen sympathischen und parasympathischen Nervensystems, die un-

abhängig vom bewussten Willen sind. Falls sich der Blasenhals bei der Ejakulation nicht verschließt – wie es nach Operationen von Prostataadenomen der Fall ist –, wird das Sperma in die Blase hinein befördert, man bezeichnet das als »retrograde Ejakulation«. Sobald das Sperma in die Blase gelangt ist, vermischt es sich mit dem Urin und wird später mit dem Urin ausgeschieden, ohne dass das die Blase beeinträchtigen würde.
Dies muss man unterscheiden von einer Anejakulation, bei der wie bei der retrograden Ejakulation überhaupt kein Samen beim Orgasmus ausgestoßen wird (»trockener Orgasmus«), aber in diesem Fall gibt es auch kein Sperma in der Blase: Es findet überhaupt kein Samenerguss statt. Dieser Fall tritt ein nach einer krebsbedingten Totaloperation der Prostata sowie bei der Einnahme bestimmter Medikamente gegen ein Prostataadenom (Tamsulosin oder Silodosin), die die Muskelkontraktionen lähmen.
Ob es sich nun um eine retrograde Ejakulation oder um eine Anejakulation handelt – der Effekt ist der gleiche: Es gibt keinen sichtbaren Samenerguss bei der Ejakulation, die Ejakulation ist trocken. Wenn ein Paar also eine Schwangerschaft plant, dann muss man Prostataoperationen so weit wie möglich hinausschieben, denn nach der Operation kann man keine Kinder mehr bekommen, weil es kein Sperma mehr gibt.

Achtung: Bei der retrograden Ejakulation können trotzdem zufällig ein paar Spermatropfen ausgeschieden werden, eine retrograde Ejakulation ist folglich keine Verhütungsmethode.

Das normale Volumen eines Ejakulats hängt von der Dauer der Abstinenz zwischen zwei Ejakulationen ab, aber auch vom Alter. Die Analyse des Spermas von 4867 jungen Samenspendern in Kopenhagen (mit einem Durchschnittsalter von 19 Jahren, denn die Spende wurde bei der Musterung für den Militärdienst empfohlen) bestätigte 2012 ein weiteres Mal, dass der Median der Spermamenge (die mittlere

Spermamenge) in der Allgemeinbevölkerung bei 3,3 ml liegt, wobei die Schwankungen in Abhängigkeit von den Spendern und ihrer Enthaltsamkeitsdauer von 1,3 bis 6,3 reichen.[3] Eine dreitägige Abstinenz erhöht die Spermamenge. Der Weltgesundheitsorganisation zufolge muss die normale Spermamenge 1,5 ml übersteigen.[4]

EINE FRAGE DES ALTERS ... UND DER JAHRESZEIT

Mit dem Alter nimmt die Menge des Spermas ab: Bei 3 % der Männer zwischen 50 und 54 Jahren und bei etwas mehr als einem Drittel der Männer zwischen 70 und 78 ist die Spermamenge verringert. Schuld daran ist zum großen Teil ein Prostataadenom: Wenn die Prostata sich vergrößert, dann werden die Kanäle, die die Prostataflüssigkeit in die Harnröhre befördern, komprimiert, und der Blasenhals wird aufgrund der Ausdehnung der Prostata verschoben und schließt schlecht. Diese beiden Mechanismen führen dazu, dass die Menge und die Stärke der Ejakulation abnehmen. Ejakulationsstörungen treten folglich sehr häufig auf, wenn man aufgrund eines Prostataadenoms Probleme beim Wasserlassen hat.

Die Ergebnisse einer umfangreichen internationalen Studie haben unsere Kenntnisse in diesem Bereich enorm erweitert. 12 815 Männer aus sieben verschiedenen Ländern (USA, Großbritannien, Frankreich, Deutschland, Holland, Italien und Spanien) im Alter von 50 bis 80 Jahren haben zwei Fragebögen beantwortet: Im ersten wurden sie nach Problemen beim Wasserlassen gefragt, im zweiten nach ihrer Sexualität. Alle Männer waren durch das Meinungsforschungsinstitut Ipsos so ausgewählt worden, dass sie repräsentativ für die Population des jeweiligen Landes waren.[5]

Setzt man die Antworten auf die beiden Fragebögen miteinander in Beziehung, dann wird klar ersichtlich, dass Probleme aufgrund eines Prostataadenoms Auswirkungen auf die Ejakulation haben. Männer, die unter einem Adenom leiden, haben eine schwächere Ejakulation mit geringerem Volumen. 77,9 % der Männer mit Problemen beim

Wasserlassen bestätigen, dass ihr Spermaausstoß schwächer und der Strahl kraftloser ist, und 74,4 % klagen über einen spärlicheren Samenerguss. Je gravierender die Probleme beim Wasserlassen sind, umso schlechter ist es in der Praxis um den Samenerguss bestellt, und Männer mit einer stark vergrößerten obstruktiven Prostata haben sehr häufig »tröpfelnde«, kraftlose Ejakulationen, die sich auf wenige Tropfen beschränken.
Das ist vermutlich der Grund dafür, weshalb Männer, die massiv unter ihrem Prostataadenom leiden, eine Operation (endoskopische Totalentfernung oder Adenomektomie) nur sehr selten wegen der damit verbundenen retrograden Ejakulation ablehnen: Ihre Ejakulation ist bereits sehr schlecht, und die Vorstellung einer trockenen Ejakulation beunruhigt sie daher nicht mehr sehr.

Eher belanglos ist, dass auch die Jahreszeit das Sperma beeinflussen kann: Im Winter ist es voluminöser und reichhaltiger als im Sommer, und bis jetzt kann niemand sagen, warum genau das so ist ...[6] Vielleicht, damit die Kinder im Sommer zur Welt kommen, einer Jahreszeit, die für ihre Entwicklung günstiger ist.

UND WENN DIE VAGINA DES MANNES SICH IN DER PROSTATA BEFÄNDE?

Man nennt ihn **»Utriculus prostaticus«**, aber in Wirklichkeit handelt es sich um die Vagina des Mannes.[7] Zwischen der neunten und der zehnten Woche nach der Befruchtung beginnt die geschlechtliche Differenzierung des Embryos. Beim Jungen verkümmern die Strukturen, die zur Ausbildung der weiblichen sexuellen Reproduktionsorgane (Uterus, Eierstöcke, Vagina) führen ... aber zwei von ihnen verschwinden nicht vollständig – der Utriculus prostaticus, die winzige atrophierte Vagina, und die »ungestielte Morgagni-Hydatide«, ein kleines Knötchen an der Oberfläche beider Hoden, das den verkümmerten Strukturen entspricht, aus denen die Eileiter gebildet werden sollten.[8]

Der **Utriculus prostaticus**, diese winzige verkümmerte männliche Vagina, befindet sich mitten in der Prostata. Es handelt sich um eine kleine, etwa 10–12 ml lange sackgassenartige Vertiefung, die mit einer Schleimhaut überzogen ist, die in jeder Hinsicht der der Vagina gleicht. Er hat keinerlei bekannte Funktion. Er mündet in die prostatische Harnröhre, mitten im zentralen Kanal der Prostata, auf einer kleinen Erhebung, dem Samenhügel oder »Colliculus seminalis«, der embryologisch dem weiblichen Jungfernhäutchen entspricht.

Für die Chirurgen ist diese bei einer Endoskopie gut erkennbare Struktur ein sehr nützlicher Anhaltspunkt, denn sie markiert den unteren Rand der Prostata und damit die Grenze, die bei einer endoskopischen Entfernung der Prostata nicht überschritten werden darf. Andernfalls kommt es zu einer Verletzung des nur wenig darunterliegenden Blasenschließmuskels.

AUCH FRAUEN HABEN EINE PROSTATA, WENN AUCH NUR IN VERKÜMMERTER FORM

Die weibliche Prostata ist das große Thema von Professor Milan Zaviačič, einem Anatomen aus Bratislava in der Slowakei. Nach Ansicht dieses Forschers sind die kleinen Drüsen, die sich rund um die Harnröhre der Frau befinden und Skene-Drüsen genannt werden, nur der sichtbare Teil von mikroskopisch kleinen Strukturen, die gehäuft um die Harnröhre zu finden sind. Sie sollen den Überresten der entwicklungsgeschichtlich verkümmerten Prostata entsprechen. Zaviačič kam zu diesem Schluss, nachdem er histologische Feinschnitte von bei Autopsien entnommenen, eingefrorenen Harnröhren von 150 Frauen angefertigt hatte. Er injizierte außerdem unter Druck Wachs in mehrere weibliche Harnröhren, die ebenfalls bei Autopsien entnommen worden waren.

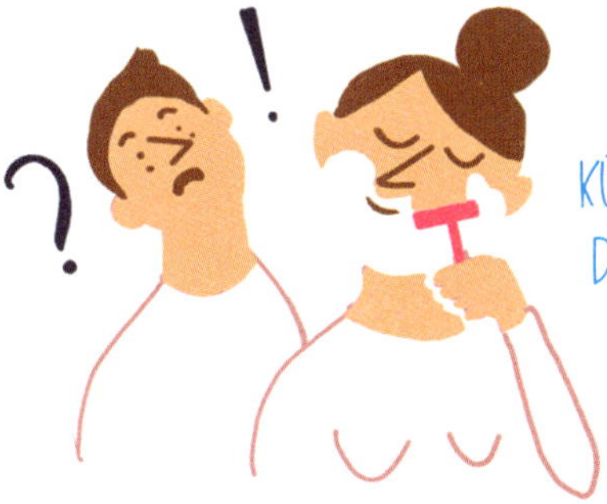
NA UND? ICH KÜMMERE MICH UM DEN MÄNNLICHEN TEIL VON MIR

Seine Schlussfolgerungen sind apodiktisch: Das injizierte Wachs dringt in eine Vielzahl kleiner Gänge ein, die direkt in die Harnröhre münden und mit bloßem Auge nicht sichtbar sind. Sie lassen an eine Vielzahl kleiner Drüsenkanäle rund um die Harnröhre denken. Und die mikroskopische Analyse der gefrorenen Schnitte zeigt, dass das Gewebe rund um die Harnröhre aus Zellen besteht, die PSA sekretieren, ebenjene Substanz, die speziell von den Prostatazellen beim Mann produziert wird. Die Frauen haben also wirklich eine Prostata, aber nur in verkümmerter, nicht entwickelter Form.

UND SIE KÖNNEN AUCH EJAKULIEREN

Die **Prostatarudimente** bei der Frau sollen auch erklären, dass diese ejakulieren können. Das ist ein weites, sehr kontrovers diskutiertes Feld: Manche Frauen ejakulieren angeblich wie Männer! Es handelt sich nicht um das Ausspritzen von Urin beim Orgasmus durch Kontraktion der Blase, **sondern um das Freisetzen einer sehr geringen Sekretmenge aus dieser verkümmerten Prostata beim Orgasmus.** Dieses Ejakulat besteht aus einer Flüssigkeit, die reich an PSA ist, und entspricht vielleicht dem, was in indischen Texten als **»Liebessaft«** bezeichnet wurde. Sie kann angeblich bei 10–70 % der Frauen beobachtet werden.
Eine Gruppe von Wiener Urologen und Gynäkologen beschrieb 2007 zwei sehr gut dokumentierte Fälle. Es handelte sich um zwei Frauen

im Alter von 44 und 45 Jahren, die über den Ausstoß von Flüssigkeit im Moment des Orgasmus berichteten. Das Wiener Team konnte im Ultraschall nachweisen, dass sich bei diesen beiden Frauen Drüsengewebe rund um die Harnröhre befand, das an eine verkümmerte Prostata denken ließ. In beiden Fällen zeigten sich bei der genauen endoskopischen Untersuchung kleine Kanalmündungen in die Harnröhre. Vor allem aber ergab die biochemische Analyse der Flüssigkeit, die bei dem durch Masturbation erzielten Orgasmus abgesondert wurde, dass diese sich grundlegend vom Urin unterscheidet und die gleichen Merkmale aufweist wie die Samenflüssigkeit.

Glaubt man diesen Autoren, dann ist die weibliche Ejakulation weitaus häufiger, als man denkt … wenn man daran glauben möchte![10]

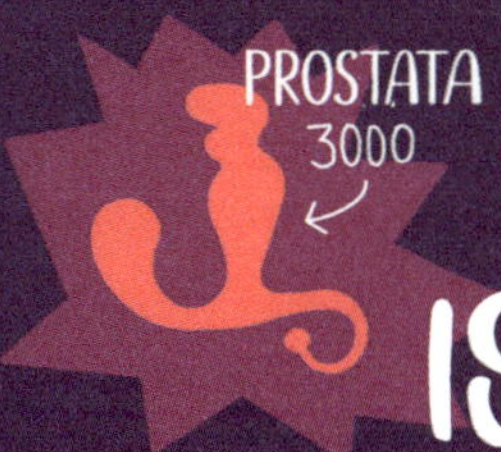

IST DIE PROSTATA DER G-PUNKT DES MANNES?

Vor einer Antwort auf diese Frage müssen wir uns mit der Existenz des G-Punkts bei der Frau befassen – die hypothetisch bleibt.

Worum geht es? Alles beginnt im Februar 1950 mit einer Veröffentlichung des New Yorker Gynäkologen Dr. Ernst Gräfenberg (daher der Begriff G-Punkt), in der dieser erklärt, dass »alle Teile des weiblichen Körpers eine sexuelle Reaktion auslösen können«, dass es am Partner liegt, die »erogenen Zonen« zu finden, und dass – eine aus eigener Erfahrung bestätigte Behauptung *(»Das kann ich aus meiner eigenen Erfahrung mit zahlreichen Frauen bestätigen«)* – »die vordere Vaginalwand entlang der Harnröhre eine immer stimulierbare erogene Zone ist«[11]. Man war noch weit von einer evidenzbasierten Medizin entfernt, und dennoch war der G-Punkt geboren; er sitzt seitdem – ganz offiziell – an der vorderen Scheidenwand einige Zentimeter über der Vulva. Doch die anatomischen Kontroversen über die Existenz einer klar abgegrenzten Zone in der vorderen Scheidenwand, deren Stimulation einen Orgasmus auslösen soll, dauern auch 75 Jahre danach unverändert an.
Diese Zone existiert vielleicht wirklich, wenn man den Ergebnissen glaubt, die eine Gruppe von Pathologen an der Université de Picardie bei einem Kongress von Anatomen 2013 in Marseille vorgestellt hat und die anschließend im *Morphologie: Bulletin de l'Association des Anatomistes* veröffentlicht wurden.[12] Diese Forscher untersuchten bis ins Detail sieben Vaginas von frischen Leichen und fanden dabei »an der Vorderwand der Vagina eine kreisförmige, rötliche Zone mit den Maßen 16 mal 14 mm, die Ähnlichkeit mit einem Nagelbett hatte. Diese Fläche befand sich 54 mm von der Hymenöffnung entfernt.« Die Forscher entdeckten in diesem Gewebe zum einen zahlreiche Nervenendigungen, die dafür sprechen, dass diese Zone ein hoch empfindsamer Punkt ist, zum anderen einige Drüsenkanäle, die verkümmertem Prostatagewebe entsprachen. Die betreffende anatomische Region entspricht in der Tat dem Ort der Prostata beim Mann, sodass es verlockend ist, eine Parallele zwischen dem G-Punkt der Frau und der Prostata des Mannes zu ziehen. Anatomisch steht allerdings fest, dass in der Prostata keinerlei Region abgrenzbar ist, die für eine besonders erregbare Zone mit einer Vielzahl von Nervenendigungen spricht, das Gleiche gilt im Übrigen auch für die Vorderwand des Rektums. Wenn Sie allerdings im Internet »G-spot Man« oder »G-spot prostate« oder »G-Punkt Mann« oder »G-Punkt Prostata« eingeben, dann stoßen Sie trotzdem auf Millionen von Einträgen und bekommen dazu verschiedene Vorschläge für Stimulationstechniken und für diverse Gegenstände zu diesem Zwecke ...

Man kann daraus den Schluss ziehen, dass der G-Punkt vielleicht anatomisch bei der Frau existiert, beim Mann ist er jedoch ein reines Phantasieprodukt. Und die Prostata hat gar nichts damit zu tun.

(1) DAS PROSTATA-ADENOM

EINE VERGRÖSSERTE PROSTATA, NA UND?

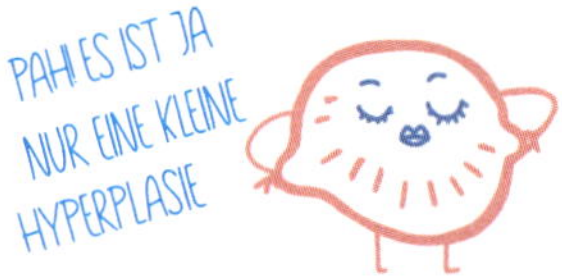

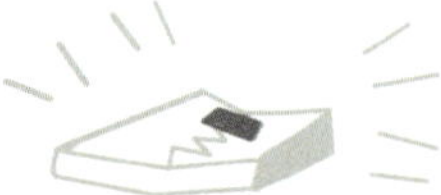

Ein Prostataadenom ist nichts weiter als eine vergrößerte Prostata. Es ist kein Krebs. Es handelt sich um eine gutartige Prostatahyperplasie (BPH), eine nicht krebsartige Krankheit, die durch ein Zuviel an Prostatazellen hervorgerufen wird, aber alle dieser Zellen sind normal.

HABEN SIE BENIGNE PROSTATAHYPERPLASIE GESAGT?

Mit zunehmendem Alter, ab etwa 40 Jahren, verändert sich die Prostata: Bei fast allen Männern nimmt die Anzahl der Zellen in der Prostata zu, ohne dass man im Übrigen wüsste, warum. Es ist, als würde die Prostata erneut zu wachsen beginnen: Alle Faktoren, die während der Embryonalphase zur Bildung der Prostata geführt haben (biologische Substanzen, die man als Wachstumsfaktoren bezeichnet) und die sich seitdem im Ruhezustand befanden, werden reaktiviert und beginnen erneut, eine Prostata auszubilden. Auf diese Weise nimmt die Anzahl der Zellen zu, das bezeichnet man als Hyperplasie. Da es sich nicht um Krebszellen handelt, spricht man von »benignen« oder gutartigen Zellen, und weil es um die Prostata geht, fügt man das Wort »Prostata« hinzu; das Ganze ergibt dann benigne Prostatahyperplasie oder im medizinischen Fachjargon »BPH« oder auch gutartige Prostatavergrößerung. Bei manchen Männern führt diese Hyperplasie zu einer Vergrößerung der Prostata (oder Hypertrophie): Man spricht dann von einer benignen Hypertrophie der Prostata oder ebenfalls von einer »BPH«!
Was man gemeinhin als »Prostataadenom« bezeichnete (und es wird noch sehr häufig so genannt) ist also de facto eine »benigne Pros-

tatahypertrophie«, die sich aus einer gutartigen Prostatahyperplasie entwickelt hat. Unterschiedliche Worte für ein und dieselbe Krankheit.

WAS SIND DIE URSACHEN?

Trotz der unglaublichen Forschungsanstrengungen der vergangenen 50 Jahre kennt man immer noch nicht die Ursache für die BPH. Man weiß allerdings, dass zwei Bedingungen für ihr Auftreten unerlässlich sind: zum einen Alterungsprozesse und zum anderen Testosteron. Testosteron ist das »männliche« Hormon, das von den Hoden produziert wird. In der Prostata wird es in Dihydrotestosteron umgewandelt, ein weiteres Hormon, das die Prostatazellen beeinflusst. Offenbar gibt es auch eine genetische Veranlagung, bis heute konnte allerdings kein spezifisches Gen identifiziert werden. Vor Kurzem wurde nachgewiesen, dass es einen Zusammenhang zwischen dem metabolischen Syndrom, der durch Bewegungsmangel verursachten Paradekrankheit unseres Jahrhunderts, und dem Prostataadenom gibt, wobei die Mechanismen dieses Zusammenhangs aktuell nicht genau bekannt sind. So gibt es keine BPH vor dem Alter von 40 bis 50 Jahren, und Männer, die vor der Pubertät kastriert wurden (durch ein Trauma beschädigte Hoden, Kastration von Haremswächtern oder nicht ausgebildete Hoden bei bestimmten Krankheiten), entwickeln in ihrem gesamten Leben nie eine BPH.

SPIELEN ERBLICHE FAKTOREN EINE ROLLE BEI DER BPH?

Die Zwillinge, die während des Zweiten Weltkriegs in der amerikanischen Armee gedient haben, beantworten uns diese Frage!
In den USA werden die Veteranen des Zweiten Weltkriegs seit dem Kriegsende durch eine spezielle Versicherung medizinisch betreut, dadurch verfügen wir über viele Jahre hinweg über ihre sämtlichen medizinischen Daten.

Zwei Teams, eines vom John Hopkins Hospital in Baltimore, das andere von der angesehenen National Academy of Sciences in Washington haben kooperiert, um die Daten von 10 000 Zwillingen ausfindig zu machen, die während des Zweiten Weltkriegs gedient hatten. Sie wählten die Zwillinge aus, von denen mindestens einer zwischen dem Kriegsende und 1985 wegen einer BPH behandelt oder an der Prostata operiert worden war. Von den 10 000 Zwillingen traf das auf 129 Paare eineiiger Zwillinge zu (die aus einem einzigen befruchteten Ei entstehen und daher exakt die gleichen Gene besitzen) und auf 112 Paare zweieiiger Zwillinge, die sich in ihrem Erbgut unterscheiden. Um die eineiigen von den zweieiigen Zwillingen zu unterscheiden, wurden Fragebögen und biologische Analysen eingesetzt. Eineiige Zwillinge haben die gleiche Haut- und Haarfarbe, die gleichen Fingerabdrücke und die gleiche Blutgruppe.
Das BPH-Risiko für eineiige Zwillinge beträgt 25 % im Vergleich zu 8,5 % für zweieiige Zwillinge. Das heißt, die Wahrscheinlichkeit, dass der Bruder eines eineiigen Zwillingspaars auch an einer BPH erkrankt, liegt bei eins zu vier, im Vergleich zu 8,5 % bei zweieiigen Zwillingen. Eine so ausgeprägte Differenz bedeutet, dass dieses erhöhte Adenomrisiko weder auf die familiäre Prägung noch auf eine unterschiedliche medizinische Versorgung zurückzuführen ist – die bei eineiigen wie bei zweieiigen Zwillingen identisch sind –, sondern eindeutig auf genetische Ursachen.[13]

DAS METABOLISCHE SYNDROM? DER WAHRE FEIND!

Ungefähr ab 50 nimmt bei der Hälfte der Männer der Bauchumfang zu. Sobald der Bauchumfang 102 Zentimeter übersteigt (normal ist bis 93 cm), wird diese Fettansammlung zum Auslöser einer ganzen Kaskade biologischer Störungen. Fett ist nämlich nicht einfach eine träge Masse, sondern es produziert bestimmte Substanzen und verarbeitet andere: Auf diese Weise führt die Fettansammlung zum einen zu einer Insulinresistenz, die verantwortlich ist für das Auftreten von

Diabetes, zum anderen zu einer Erhöhung des Triglyzeriden- und des Cholesterinspiegels. Letzteres wiederum führt zu Bluthochdruck, weil dadurch der sympathische Tonus des Körpers zunimmt (das sympathische Nervensystem kontrolliert unbewusst unseren gesamten Organismus).
Diesen Zusammenhang zwischen einem Bauchumfang über 102 cm und den damit verbundenen biologischen Störungen bezeichnet man als »metabolisches Syndrom«. Seine Ursache ist mangelnde körperliche Bewegung. Wir sprechen an dieser Stelle darüber, weil das metabolische Syndrom für eine Vergrößerung der Prostata verantwortlich ist, die auf der Umwandlung von Testosteron in Östrogen durch das Fettgewebe beruht. Diese Östrogene stimulieren das Wachstum der Prostata.
2015 baten wir 379 zufällig ausgewählte Allgemeinärzte in Frankreich, den Bauchumfang ihrer Patienten zu messen, das Vorkommen von Diabetes, Hypertriglyzeridämie, Hypercholesterinämie oder Bluthochdruck zu erfassen und sie nach Beschwerden beim Wasserlassen zu fragen. Innerhalb von drei Monaten konnten so die Daten von 4666 Patienten erhoben werden, und man fand eine hohe Korrelation zwischen dem Vorkommen eines metabolischen Syndroms und der Stärke der Harnwegsbeschwerden. Wer ein metabolisches Syndrom hat, hat auch ein höheres Risiko, störende, ja gravierende Probleme beim Wasserlassen zu bekommen. Andere Teams verglichen den Bauchumfang mit der Größe der Prostata. Auch hier gibt es einen Zusammenhang: Ein metabolisches Syndrom korreliert mit einer vergrößerten Prostata.[14]

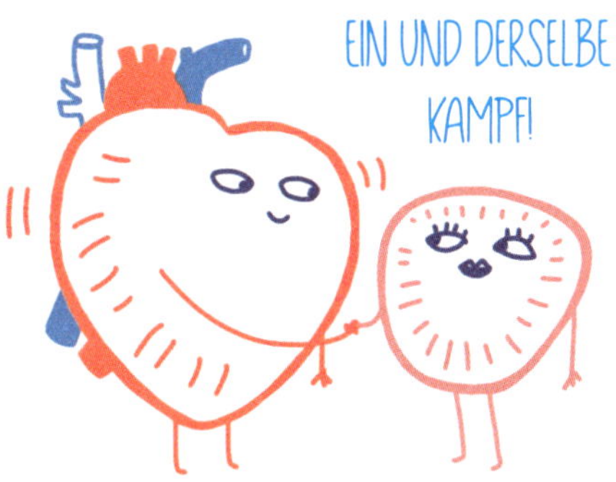

PROSTATA UND HERZ?

Wenn Sie Probleme beim Wasserlassen haben, gehen Sie zu Ihrem Kardiologen! So lautete 2016 der

Alarmruf einer hochkarätigen Gruppe von Wissenschaftlern und Statistiken aus verschiedenen Nationen. Aus der Analyse von rund 30000 Männern geht hervor, dass mäßige oder schwere Probleme beim Wasserlassen zu einem erhöhten Herzinfarktrisiko führen (das Risiko steigt um den Faktor 1,68). Es handelt sich wohl nicht um eine direkte Ursache-Wirkung-Beziehung (die Prostata ist weit vom Herzen entfernt), sondern um eine gemeinsame Ursache beider Erkrankungen. Und diese Ursache ist das metabolische Syndrom, die durch Bewegungsmangel verursachte Epidemie unserer modernen Welt.[15]

JE RUNDER DER BAUCH, DESTO GRÖSSER DIE PROSTATA

Testen Sie sich, messen Sie selbst Ihren Bauchumfang!
Sie brauchen dazu nur ein Maßband. Wickeln Sie es quer in der Mitte zwischen der letzten Rippe oben und dem Beckenkamm unten um Ihren Bauch, atmen Sie normal aus und messen Sie. Normalerweise liegt der gemessene Umfang unterhalb von 93 Zentimetern. Bei mehr als 102 Zentimetern haben Sie vielleicht ein metabolisches Syndrom, wenn Sie außerdem an mindestens zwei der folgenden Krankheiten leiden: Hypertriglyzeridämie, Hypercholesterinämie, Diabetes oder Bluthochdruck.
Sie sind nicht der Einzige, falls das zutrifft: Eine deutsche Studie hat gezeigt, dass 30–50 % der Männer über 50 in der gleichen Situation sind![16]

Aber ist eine vergrößerte Prostata wirklich eine Krankheit? Wir haben gerade gesehen, dass das ein normaler Alterungsprozess ist und dass die meisten Männer es nicht einmal spüren. Erst wenn sie es spüren, wird es eine Krankheit. Und das betrifft nur ca. 20 % der Männer mit einer vergrößerten Prostata.
Bei diesen Männern wird durch das erhöhte Volumen der Prostata der zentrale Kanal (die prostatische Harnröhre) zusammengepresst, und das behindert den Urinabfluss aus der Blase. Diese Behinderung

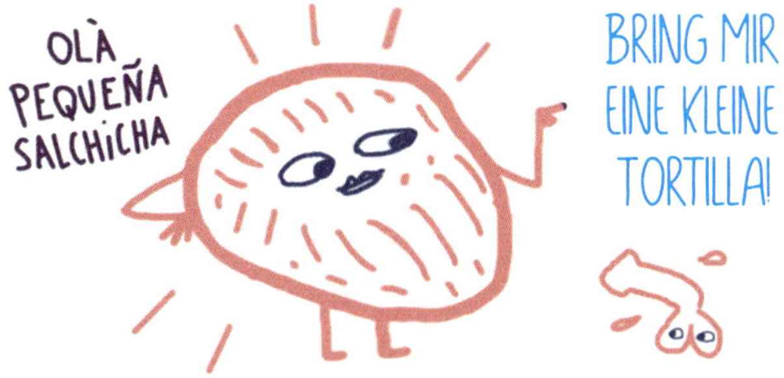

des Harnabflusses erklärt die Symptome, unter denen diese 20 % leiden. Wenn die Prostata dagegen vergrößert, ja sogar massiv vergrößert ist, dieses Wachstum aber in Richtung Peripherie (der Prostata) zielt, ohne die prostatische Harnröhre zu blockieren, dann ruft die vergrößerte Prostata keinerlei Symptome hervor.
Der Mann mit der größten Prostata wohnt in Spanien in der Nähe von Barcelona, sie wiegt beinahe vier Kilo!
Der Mann, der sie besitzt, ist 72 Jahre alt, und das ist ein Rekord. Bis heute dachte man, die größten Prostatae erreichten maximal 700 g (während die normale Prostata ungefähr 20 g wiegt). Der Mann lebt bestens damit, eine Operation steht nicht zur Debatte, denn er beklagt sich nicht darüber. Ein weiterer Beweis dafür, dass die Prostata groß, ja riesig sein kann, ohne dass ihre Entfernung notwendig wäre.[17]

HARNDRANG: EIN ERNST ZU NEHMENDES WARNZEICHEN?

Das früheste Anzeichen ist, **dass man öfter als einmal nachts aufsteht.** Einmal aufstehen gilt als normal, jeder zweite Franzose/Deutsche steht einmal nachts auf, um zu urinieren. Was bedeutet urinieren normalerweise?

- eine Häufigkeit von sechs Miktionen pro Tag und maximal einer nachts;
- der Urin kann verhalten werden;
- Wasserlassen ist einfach und schnell (die Blase leert sich in weniger als einer Minute);
- der Urin ist farblos, das Wasserlassen verschafft Erleichterung;

- pro Miktion wird eine Menge von ca. 200–300 ml ausgeschieden und insgesamt weniger als 2 l pro Tag;
- Kontinenz zwischen zwei Miktionen.

Wenn man aber zweimal in der Nacht aufsteht, um zur Toilette zu gehen, **dann ist das nicht mehr normal:** In diesem Fall muss man einen Arzt aufsuchen. Nur etwa 20 % der Deutschen über 50 stehen zwei Mal nachts auf, um zur Toilette zu gehen. Es gibt mehrere Gründe, die diese nächtlichen Toilettengänge erklären können, aber meistens liegt es an der **Prostata**. Ein Teil dieser Symptome wird von der Blase verursacht, die sich stärker zusammenziehen muss, damit der Druck ausreicht, um den Urin durch die Prostata zu pressen. Diese über Jahre hinweg wiederholten zu starken Kontraktionen verändern den Blasenmuskel; er zieht sich ganz von alleine zusammen, wenn die Blase sich füllt. Diese gehorcht nicht mehr den Entspannungsbefehlen des Gehirns. Diese Symptome nennt man **Reizsymptome**, sie sind typisch für eine **Harnspeicherstörung**: zu häufiges Urinieren tagsüber oder nachts und Probleme mit der Drangverhaltung.

EIN UNKONTROLLIERTER HARNABGANG BEDEUTET NICHT, DASS MAN EIN PROBLEM MIT DER PROSTATA HAT.

Ich erinnere mich an einen 35-Jährigen, der als Notfall in meine Praxis kam, weil er seinen Urin nicht mehr kontrollieren konnte und überzeugt war, an einem schweren Prostatakarzinom zu leiden. Ich beruhigte ihn: Wenn ein Mann ungewollt Harn verliert, dann kann das an der Prostata liegen, häufig aber ist die Blase die Ursache, und nur sehr selten liegt ein Prostatakarzinom zugrunde.

Ich untersuchte ihn und stellte beim Abtasten des Rektums fest, dass die Prostata normal groß war und nicht der geringste Verdacht auf Krebs bestand. Seine Inkontinenz war offensichtlich auf unkontrollierte Kontraktionen seiner Blase zurückzuführen, die häufig durch Stress verursacht werden. Er bestätigte dann diese Hypothese, indem er mir erzählte, er sei Direktor einer Firma, die kurz vor der Insolvenz stand und sei seit mehreren Monaten beruflich extrem angespannt.

WENN SIE GANZ DRINGEND MÜSSEN …

Die Blase ist ein ballonförmiger Muskel, der sich füllen und entleeren kann. Sie füllt sich allmählich mit dem in den Nieren produzierten Urin. Damit sie sich füllen kann, muss dieser Muskel sich entspannen. Damit sie sich entleert, muss der Muskel sich kontrahieren, der Blasenschließmuskel öffnet sich und der Harn kann abfließen. In der Blasenwand befinden sich Sensoren, die dem Gehirn permanent den Füllgrad übermitteln.

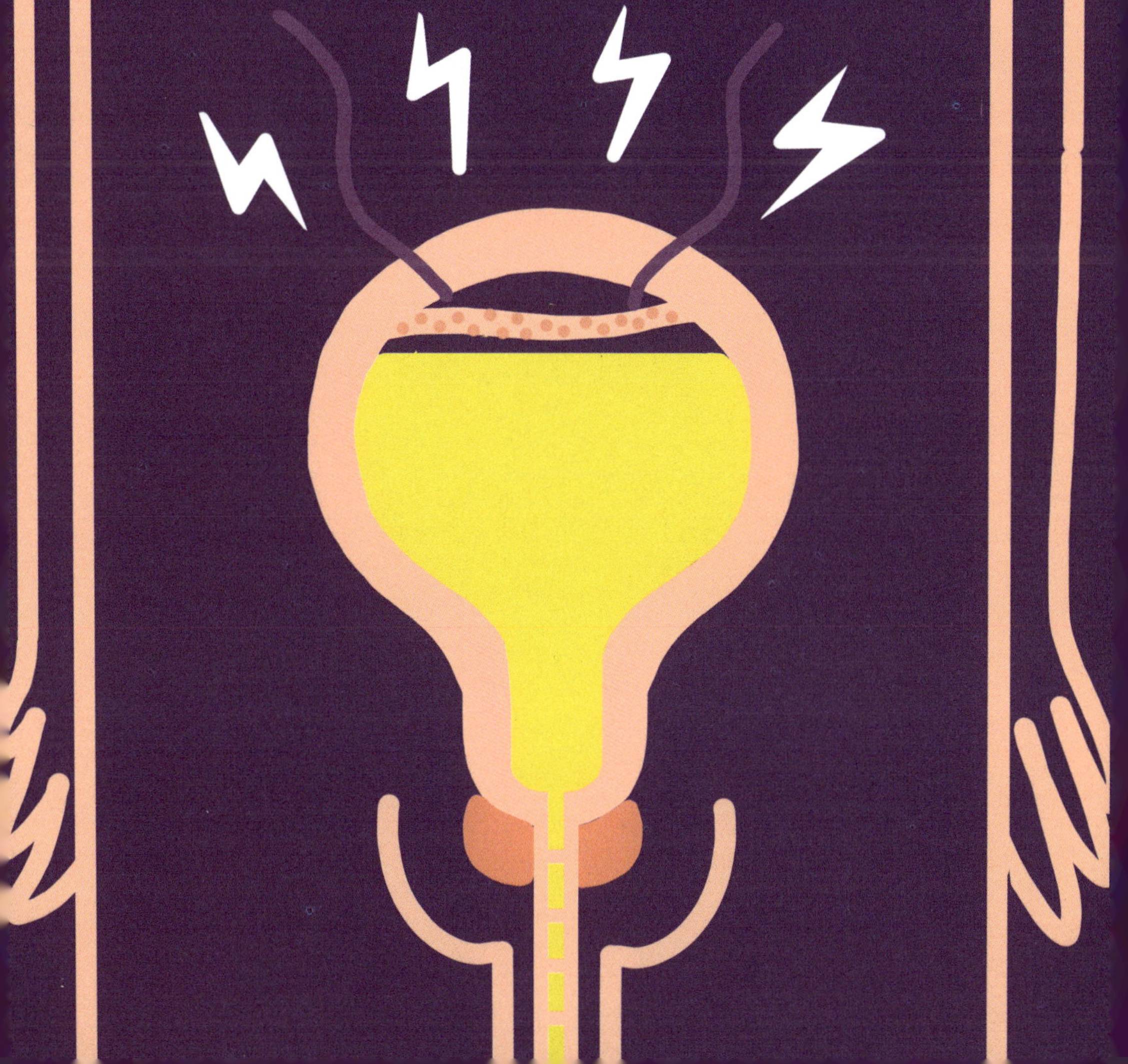

Im Prinzip schicken diese Sensoren ein starkes Signal an das Gehirn, wenn die Blase voll ist, und dann verspüren Sie das dringende Bedürfnis, Wasser zu lassen. Allerdings ist das Gehirn in der Lage, die Kontraktion des Blasenmuskels zu blockieren, damit er sich ein bisschen mehr ausdehnt, sodass Sie noch warten können, wenn Sie nicht sofort zur Toilette gehen können. Sie halten sich dann so lange zurück, bis die Bedingungen erfüllt sind, damit Sie endlich Wasser lassen können (verfügbare Toiletten, Ende der Besprechung oder des Telefonats ...). Wenn dieses System gestört ist, dann kommt beim Gehirn die Drangmeldung schon an, bevor die Blase voll ist. Die Sensoren senden ein intensives Signal, und Sie verspüren einen Harndrang, obwohl die Blase noch nicht gefüllt ist. Sie gehen also sehr häufig zur Toilette, nicht, weil Ihre Blase voll ist, sondern weil sie zu empfindlich reagiert. Man spricht dann von einer »überaktiven« Blase oder auch einer Reizblase.

Manchmal hat das Gehirn nicht genug Zeit, um die Kontraktion des Blasenmuskels zu blockieren, und der Blasenmuskel zieht sich reflexhaft zusammen. Dann verspüren Sie einen so unbezwingbaren Harndrang, dass Urin ungewollt abgehen kann. Die Ursache für diese Abgänge ist nicht etwa eine Schwäche des Schließmuskels: Er kontrahiert sich ordnungsgemäß, aber die Kontraktion des Blasenmuskels ist stärker. Die Blase ist ein dicker Muskel mit großer Kontraktionskraft, und der Urin wird einfach durch den Schließmuskel hindurch befördert, der ihn nicht blockieren kann.
Manchmal ist die Prostata schuld, meistens jedoch kennt man den Grund für diese Störung nicht. Man spricht dann von einer idiopathischen überaktiven Blase. Man weiß nicht, warum Ihre Blase zu einer Reizblase geworden ist oder warum sie es schon seit Kindertagen ist.

Diese Störung kommt recht häufig vor. In Frankreich ist jeder dritte Mann über 40 und fast jede zweite Frau davon betroffen. Mit der Zeit verändert die Reizblase Ihr Leben: Ihr Verhalten verändert sich, Sie gehen zur Toilette, obwohl Sie noch gar nicht müssen, »für den Fall, dass«, Sie urinieren systematisch, bevor Sie die Wohnung verlassen, Sie suchen sofort nach den Toiletten, wenn Sie irgendwo ankommen, beispielsweise im Restaurant oder im Kino, Sie trinken nichts aus Angst vor zu starkem Harndrang, auch Ihr Sexualleben kann gestört sein, Sie empfinden weniger Verlangen und weniger Lust wegen dieser dringenden Bedürfnisse und der Angst vor unwillkürlichem Urinverlust ... Kurz, Sie denken die ganze Zeit an Ihren dringenden Harndrang und dass Sie die ganze Zeit dran denken, macht die Sache noch schlimmer. Je mehr Sie daran denken, umso mehr verspüren Sie einen unbeherrschbaren Drang, und je mehr Sie einen unbeherrschbaren Drang verspüren, umso mehr denken Sie daran ...

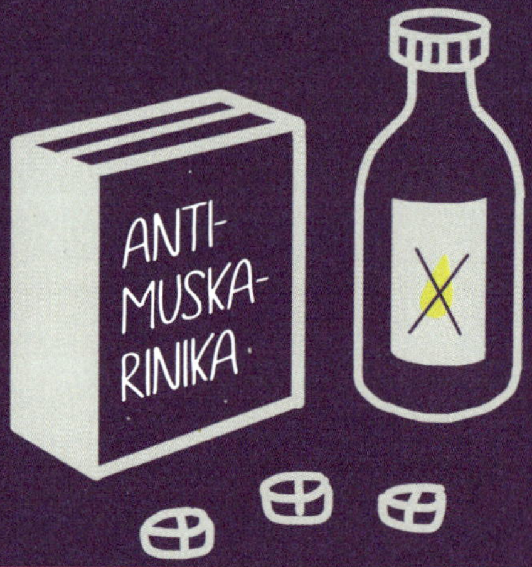

Die Therapie der Wahl sind Medikamente, die Ihnen Ihr Arzt verschreibt, aber damit sie richtig wirken können, müssen Sie auch Ihr Verhalten ändern.

JEDE FÜNFTE FRAU WÜRDE WEGEN IHRER PROSTATA BEHANDELT WERDEN, WENN SIE EIN MANN WÄRE!

Zu dieser Schlussfolgerung kam unser Team, nachdem wir Frauen nach ihren Symptomen beim Wasserlassen befragt hatten. Frauen gehen oft sehr häufig zur Toilette und leiden unter imperativem Harndrang. Diese Symptome hängen mit ihrer überaktiven Blase zusammen, während die gleichen Symptome sehr häufig bei Männern auftreten, die eine vergrößerte Prostata haben. Weshalb? Weil ein Teil der Symptome, die bei Männern mit Prostataproblemen auftreten, in Wahrheit nicht auf das Konto der Prostata gehen, sondern auf das der Blase. Was soll man daraus schlussfolgern? Dass man bei Männern, die Probleme beim Wasserlassen haben, nicht vorschnell auf die Prostata als Verursacher schließen darf, selbst wenn sie vergrößert ist, sondern das Augenmerk zuerst auf ihre Blase richten sollte. Das ist wichtig, denn die Behandlung ist nicht die gleiche, und vor allem darf man nicht vorschnell auf eine Operation dringen.

VERHALTEN DER FRANZOSEN BEIM WASSERLASSEN

Viele Franzosen stehen nachts auf, um auf die Toilette zu gehen (SOFRES-Untersuchung 2003). Beim französischen Urologenkongress 2003 in Paris vorgestellte Ergebnisse:
– 3877 Männer zwischen 50 und 80 Jahren erhielten den Fragebogen per Post;
– 3158 haben ihn beantwortet, d. h., die Rücksendequote beträgt 81,5 %.
Datenerhebung: vom 18.04.2003 bis 27.05.2003, alle Daten sind persönliche Angaben der Befragten.

• Wie oft sind Sie im vergangenen Monat durchschnittlich nachts aufgestanden, um zur Toilette zu gehen (zwischen dem Schlafengehen am Abend und dem endgültigen Aufstehen am Morgen)?

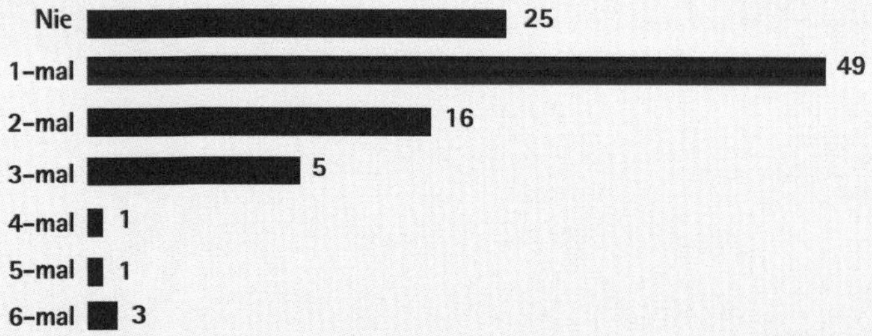

• Wie oft mussten Sie im vergangenen Monat weniger als 2 Stunden, nachdem Sie auf der Toilette waren, wieder Wasser lassen?

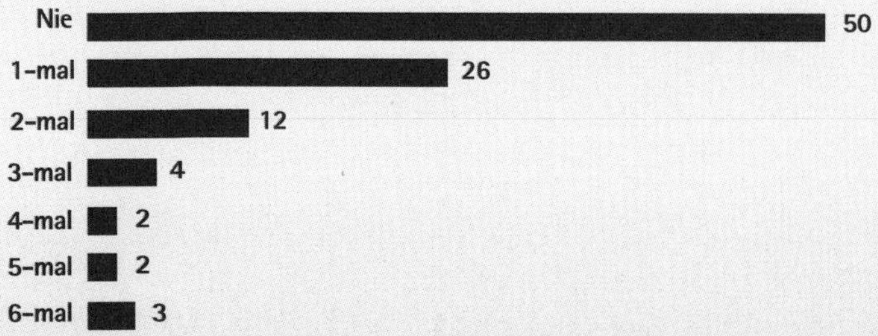

• **Wie oft mussten Sie im vergangenen Monat beim Wasserlassen mehrmals aufhören und wieder beginnen?**

Nie 77
1-mal 11
2-mal 5
3-mal 4
4-mal 2
5-mal 2
6-mal 3

• **Wie oft hatten Sie im vergangenen Monat Schwierigkeiten, das Wasserlassen hinauszuzögern?**

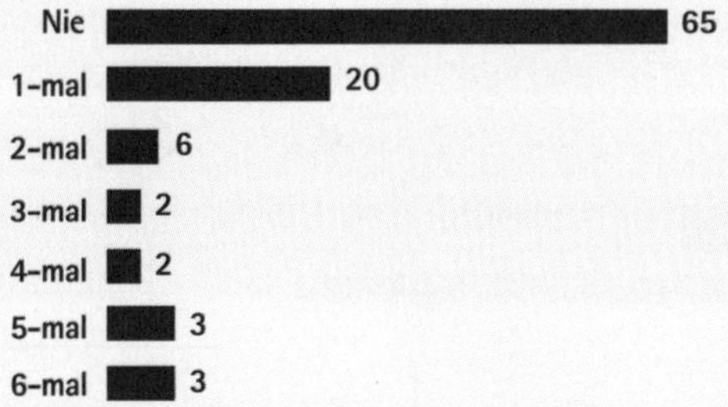

• **Wie oft hat die Größe oder die Stärke des Harnstrahls im vergangenen Monat abgenommen?**

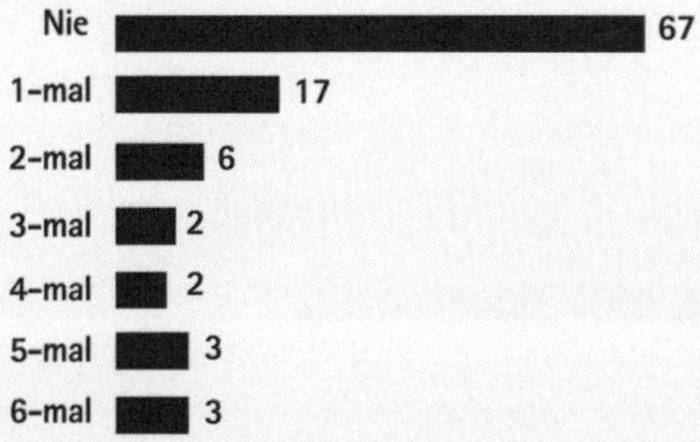

In den anderen Symptomen spiegelt sich die Behinderung des Harnflusses durch die Prostata wider, als ob ein Korken die Harnröhre teilweise verstopfen würde. Diese Symptome sind: Schwierigkeit, mit dem Wasserlassen zu beginnen, Urinieren mit Hilfe von Druck auf den Bauch, ein schwacher oder auch unterbrochener Harnstrahl oder wiederholte Anläufe beim Urinieren sowie Nachträufeln.

Alle diese Symptome können durch einen einzigen Wert gemessen werden: den **IPSS** oder **»International Prostate Symptom Score«**, der durch einen Fragebogen erhoben wird. Normalerweise liegt der Wert unter 7 Punkten (s. Testen Sie sich, S. 8).

Die Stärke des Harnstrahls ist folglich ein guter Indikator für die Prostataobstruktion. Dieser kann durch eine Harnstrahlmessung (Uroflowmetrie) gemessen werden. Sie urinieren in ein spezielles Gefäß mit einer Turbine, das die ausgeschiedene Urinmenge in Abhängigkeit von der Zeit misst. Normalerweise liegt dieser Wert über 25 ml/Sekunde, und das Wasserlassen insgesamt dauert weniger als eine Minute. Sie können Ihre Werte ganz einfach mit verschiedenen Harnstrahlprofilen vergleichen, um zu sehen, ob Ihres normal aussieht (s. Testen Sie sich, S. 9). Wenn die Behinderung schließlich zu stark wird, wird die Blase blockiert: Der Urin kann nicht mehr entleert werden, es kommt zum Harnverhalt.

Dieser Harnverhalt kann durch ein äußeres Ereignis ausgelöst werden, in zwei von drei Fällen tritt er jedoch spontan auf. In den Wochen vor der Blockade werden die Symptome stärker, die Urinausscheidung fällt immer schwerer und mit einem Schlag kann man überhaupt nicht mehr Wasser lassen. Das ist eine sehr schmerzhafte Angelegenheit, die auf der Stelle behandelt werden muss: Entweder die Blase wird mit Hilfe eines Katheters entleert, der mit Gewalt durch die Prostata bis in die Blase geschoben wird, oder die Blase wird direkt durch die Unterbauchdecke punktiert. Oft muss man nach diesem Eingriff operieren.

Über die Ursache für diesen spontanen Harnverhalt ist wenig bekannt. Manchmal vermutet man einen partiellen Prostatainfarkt oder einen Entzündungsschub der Prostata. Im Allgemeinen schätzt man, dass das Risiko eines Manns über 60, vor dem Alter von 80 Jahren einen akuten Harnverhalt zu erleiden, bei 23 % liegt.

Weitaus seltener kommt es zu einer schleichenden und chronischen Blockade. Die Blase ist dann permanent gefüllt, und bei stoßartigem Druck auf den Bauch (Husten oder z.B. Aufstehen) kommt es zu einem unwillkürlichen Harnabgang. Diese Inkontinenz verleitet zu dem Glauben, dass der Urin gut, eigentlich sogar zu gut abfließt, während es sich in Wahrheit um einen Harnverhalt handelt. Man spricht dann von einer Überlaufkontinenz: Die Blase ist voll und läuft über. Auch hier ist eine Operation unumgänglich. Wenn man bei einem akuten oder chronischen Harnverhalt nichts unternimmt, besteht natürlich die Gefahr, dass die Schmerzen und die Inkontinenz andauern. Aber auch die Nieren können in Mitleidenschaft gezogen werden und sich ausdehnen, weil sie sich nicht mehr in die Blase entleeren können. Am Ende steht die **Urämie** (Harnvergiftung) und damit **der Tod durch akutes Nierenversagen** binnen weniger Tage (akuter Harnverhalt) oder durch chronische Niereninsuffizienz binnen weniger Monate (chronischer Harnverhalt).

WIE KANN MAN EINEN HARNVERHALT VERHINDERN?

Auf der Grundlage einer gigantischen weltweiten Untersuchung, die wir 2011 durchgeführt haben, konnten die Risikofaktoren für einen Harnverhalt bestimmt werden. Ärzte aus Frankreich, Asien, Südamerika, Algerien und dem Nahen Osten trugen mehr als 6000 sukzessive Fälle von Harnverhalt zusammen. Durch die Analyse dieser Daten konnten wir feststellen, dass man in einem Drittel der Fälle einen Faktor finden kann, der den Harnverhalt fördert. Manchmal handelt es sich um vorhersehbare, kaum vermeidbare Ursachen wie eine postoperative Phase, eine Harnwegsinfektion oder anorektale Schmerzen (wie eine Analthrombose).

Häufig jedoch spielen andere, vermeidbare Ursachen eine Rolle: etwa exzessiver Alkoholkonsum (im Wesentlichen von großen Mengen Bier), der bewirkt, dass Sie unbemerkt mit übervoller Blase einschlafen – wenn die Blase aber erst einmal überdehnt ist, kann sie sich nicht mehr kontrahieren; oder die Einnahme bestimmter Medikamente, die die Blase blockieren oder den Blasenschließmuskel schließen, insbesondere bestimmte Medikamente gegen Schnupfen (lesen Sie genau die Beipackzettel, wenn Sie ein Prostataproblem haben, damit Sie eventuelle Warnungen vor Nebenwirkungen beachten); oder auch eine schwere Verstopfung mit vollem Rektum und das Zurückhalten des Harns über lange Zeit.

Diese Gefahr besteht besonders bei langen Flugreisen, bei denen Männer genüsslich die Fläschchen auf ihrem Tablett konsumieren und dann, etwas schläfrig und weit weg vom Gang sitzend, den Gang zur Toilette hinausschieben und den Urin verhalten. Wenn sie zu lange gewartet haben, ist ihre Blase überdehnt und kann sich nicht mehr kontrahieren. Also, meine Herren mit einer vergrößerten Prostata: Wählen Sie einen Platz in Gangnähe und schieben Sie den Weg zur Toilette nicht hinaus, wenn Sie eine lange Flugreise antreten. Und schämen Sie sich nicht, Ihren Nachbarn zu stören, indem Sie systematisch zur Toilette gehen, sicherheitshalber alle zwei Stunden.

Kurz, um eine Blockade der Blase zu verhindern, dürfen Sie sich nicht beim Wasserlassen zurückhalten, denn je voller die Blase ist, umso schwächer ist ihre Kontraktion und umso schwieriger ihre Entleerung.

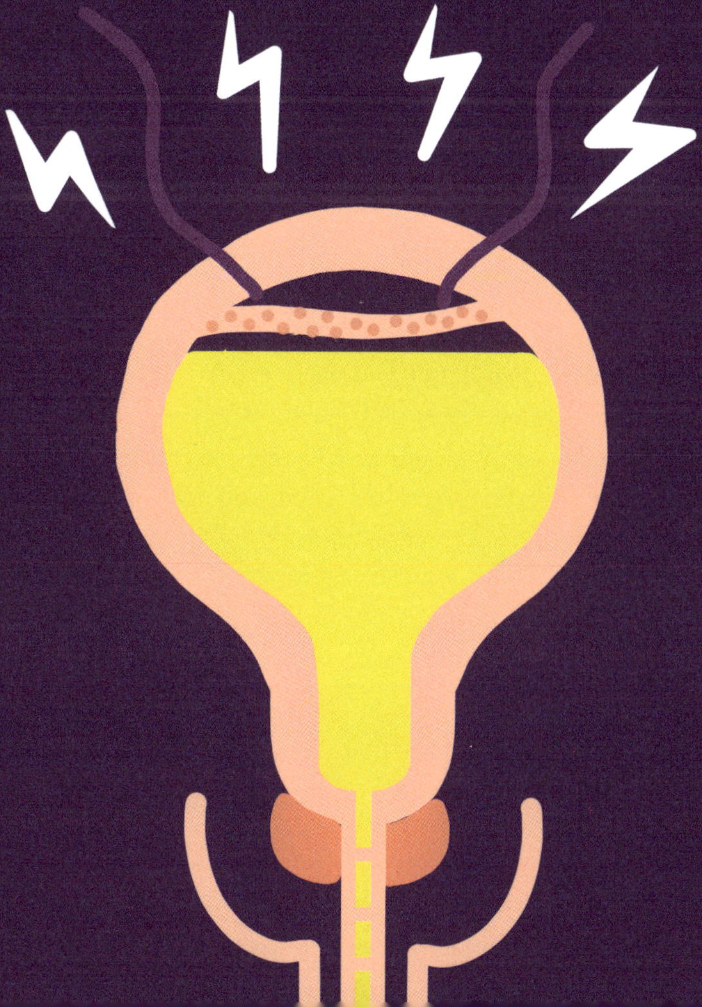

WANN IST EINE REKTALE UNTERSUCHUNG NÖTIG?

Männer sind oft schamhaft und gehen nicht gerne zum Urologen. Oft kommen sie, weil ihre Frau sie dazu gedrängt hat. Ihr ist aufgefallen, dass sie oft nachts aufstehen, dass sie eine lange Zeit auf der Toilette verbringen, dass die Unterwäsche schmutzig ist … kurz, dass etwas sich verändert hat. Und oft läuft es auch sexuell nicht mehr so wie früher.

UND WENN ES SIE TRÄFE?

Was diese Männer fürchten, wenn sie in die Praxis des Urologen kommen, ist die sogenannte digitale rektale Untersuchung (DRU). Dabei tastet der Urologe die Prostata ab, indem er seinen Zeigefinger in den Anus einführt. Zwei oder drei Zentimeter oberhalb des Anusrands kann man durch die Wand des Rektums sehr gut die Oberfläche der Prostata abtasten. Man kann ihre Größe beurteilen und spüren, ob ein Verdacht auf Krebs besteht oder nicht.

Es handelt sich folglich um eine Untersuchung, die auch angesichts der Fortschritte in der Biologie und in den bildgebenden Verfahren sehr nützlich ist. Manche Männer fühlen sich dabei in ihrem Schamgefühl verletzt, aber meiner eigenen Erfahrung nach haben weniger als zehn Patienten in den letzten 30 Jahren diese Untersuchung abgelehnt. Tatsächlich kommt es nur sehr selten vor, dass die rektale Tastuntersuchung verweigert wird, wenn die Patienten aufgeklärt und von ihrem Sinn überzeugt sind. In jedem Fall muss man die Patienten aufklären und ihr Einverständnis einholen. Das scheint normal zu sein, und außerdem entspricht es den gesetzlichen Vorschriften. Der Paragraf 8 der deutschen Musterberufsordnung für Ärzte schreibt vor, dass die Einwilligung des Patienten zur Untersuchung oder Behandlung in jedem Fall einzuholen ist.

IN WELCHER POSITION?

Die Vorlieben der Patienten sind offenbar länderspezifisch. In Curitiba in Brasilien wurde bei 200 Patienten auf verschiedene Weise eine DRU durchgeführt; bei 117 in London und bei 120 in Uttar Pradesh in Indien. Ergebnis? In Brasilien liegt man am liebsten auf der Seite; in England steht man am liebsten in der Hocke mit den Ellbogen auf den Knien, und in Indien liegt man mit überkreuzten Beinen auf dem Rücken. Und in Frankreich? Hier wird die rektale Untersuchung gewöhnlich flach auf dem Rücken liegend durchgeführt.

KANN MAN ES SELBST MACHEN? Die Antwort lautet: Ja, aber das Problem ist nicht, ob man es selbst macht oder nicht. Zur Durchführung genügt es, den Finger in den Anus zu stecken und dabei auf den Nabel zu zielen, damit es weniger wehtut, und dazu ist jeder fähig. Aber man braucht eine Ausbildung, um das, was man spürt, auch zu erkennen.

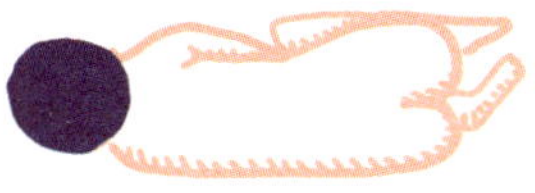

AUF DER SEITE LIEGEND

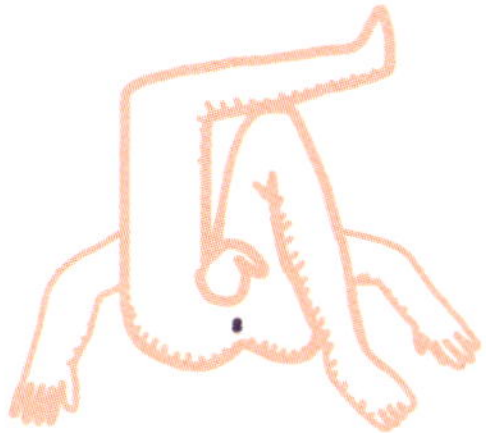

MIT ÜBERKREUZTEN BEINEN AUF DEM RÜCKEN LIEGEND

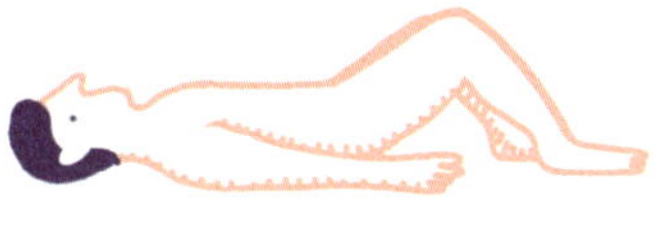

FLACH AUF DEM RÜCKEN

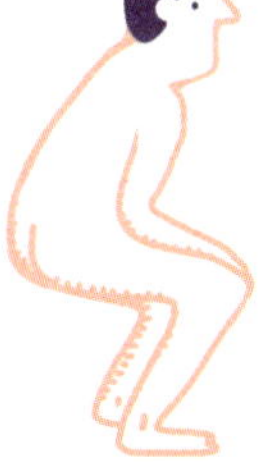

IN DER HOCKE, MIT DEN ELLBOGEN AUF DEN KNIEN

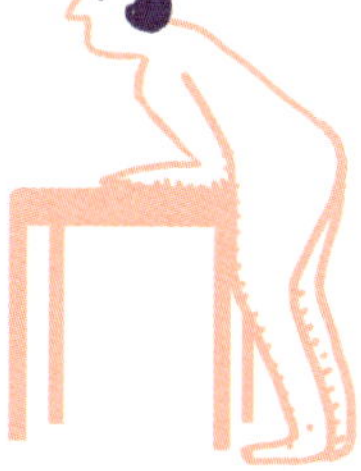

AN EINEN TISCH GELEHNT

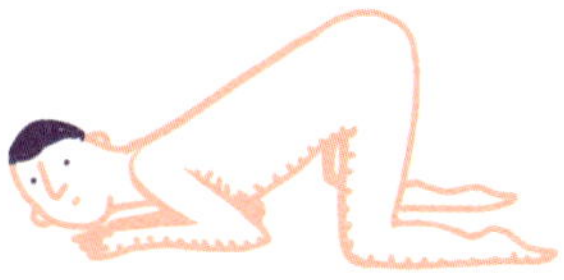

AUF DEN KNIEN

PROBLEME BEIM WASSERLASSEN UND SEXUALITÄT: EIN TEUFLISCHES PAAR

Im Allgemeinen kommt das Gespräch in der Praxis irgendwann auf die Sexualität. Und meistens geschieht das am Ende der Unterredung: Wenn der Mann Vertrauen gefasst hat, spricht er endlich über seine Sexualität. Typischerweise steht er vom Untersuchungstisch auf, zieht sich an und während er wieder Platz nimmt, kommt ein schüchternes: »... Und wissen Sie, Herr Doktor, sexuell ist es auch nicht mehr das Gleiche. Ich habe weniger Lust, und meine Erektionen halten nicht lange an.« Etwa jeder zweite Mann mit Problemen beim Wasserlassen hat auch sexuelle Schwierigkeiten.

WENN ZWEI BEDÜRFNISSE AUFEINANDERPRALLEN ...

Lange Zeit hat man den Zusammenhang zwischen Problemen beim Wasserlassen und sexuellen Probleme zwar nicht bestritten, aber auch nicht verstanden. Bei Kongressen hörte man oft ein scheinbar wissendes »Das ist ganz normal, ein Mann, der dreimal in der Nacht aufsteht, um zur Toilette zu gehen, kann an nichts anderes mehr denken ...« Oder ein schulmeisterliches »Es ist normal, gleichzeitig Schwierigkeiten beim Wasserlassen und bei Erektionen zu haben, das kommt einfach vom Alter«.
Das alles änderte sich 2003 nach der wegweisenden Arbeit einer Gruppe deutscher Urologen aus Köln. Darin wurde nachgewiesen, dass Probleme beim Wasserlassen und sexuelle Schwierigkeiten so

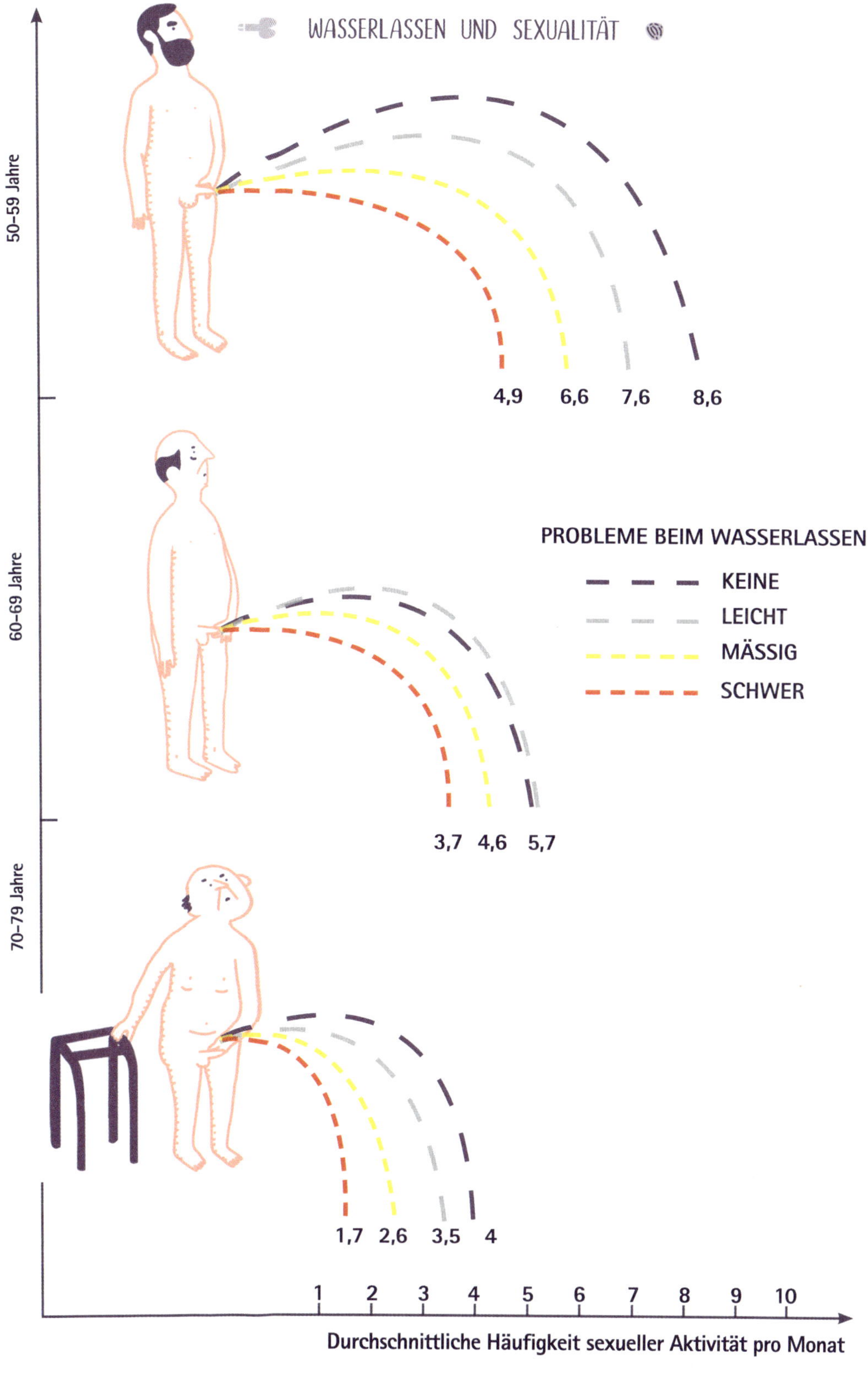

WASSERLASSEN UND SEXUALITÄT
50–59 Jahre
60–69 Jahre
70–79 Jahre
4,9
6,6
7,6
8,6
PROBLEME BEIM WASSERLASSEN
KEINE
LEICHT
MÄSSIG
SCHWER
3,7
4,6
5,7
1,7
2,6
3,5
4
1
2
3
4
5
6
7
8
9
10
Durchschnittliche Häufigkeit sexueller Aktivität pro Monat

eng miteinander verknüpft waren, dass das kein Zufall sein konnte. Diese Veröffentlichung basierte auf den Antworten von 4000 Kölnern auf einen Fragebogen, in dem es um ihr Sexualleben und ihr Verhalten beim Wasserlassen ging. Die Ergebnisse beeindruckten damals die gesamte wissenschaftliche Gemeinschaft: Wie sich zeigte, sind Probleme beim Wasserlassen ein weitaus wichtigerer Risikofaktor für sexuelle Schwierigkeiten als Diabetes, Bluthochdruck, Rauchen oder Alkoholabhängigkeit. Zwei Drittel aller Männer mit sexuellen Problemen geben an, ebenfalls Probleme beim Wasserlassen zu haben!
Ende des gleichen Jahres erschien eine weltweite Untersuchung von 12815 Männern zwischen 50 und 80 Jahren. Beinahe jeder Zweite davon berichtete über sexuelle Probleme. Diese Studie zeigte zum einen, dass die sexuelle Aktivität mit dem Alter nachlässt, was bereits bekannt war. Massive Probleme beim Wasserlassen führen jedoch in jeder Altersgruppe dazu, dass die sexuelle Aktivität der von Männern der zehn Jahre älteren Altersgruppe entspricht! Im Klartext: Die Häufigkeit sexueller Aktivitäten liegt in der Altersgruppe von 50 bis 59 bei 8,6 Mal pro Monat, von 60 bis 69 bei 5,7 Mal pro Monat und von 70 bis 79 bei 4 Mal pro Monat. Bei einem Mann zwischen fünfzig und neunundfünfzig mit massiven Problemen beim Wasserlassen jedoch sinkt die Häufigkeit sexueller Aktivitäten auf 4,9 pro Monat, das entspricht der Häufigkeit der zehn Jahre älteren Gruppe. Damit war der Beweis erbracht: Die beiden Krankheiten – Prostataadenom und erektile Dysfunktion hängen zusammen, und zwar unabhängig vom Alter.

DER GLEICHE MECHANISMUS: MUSKELRELAXATION

Es dauerte noch ein paar Jahre, bis dazu eine plausible Hypothese aufgestellt wurde: Die beiden Krankheiten sind miteinander verbunden, weil sie einen gemeinsamen Entstehungsmechanismus haben, nämlich eine fehlende Muskelentspannung. Man weiß in der Tat, dass die Prostata zu einem Viertel aus Muskeln besteht und dass dieser

Muskel sich entspannen muss, um den Urin passieren zu lassen. Das Gleiche gilt für die Erektion; die Penismuskeln müssen sich entspannen, damit das Blut einströmen kann und eine Erektion möglich wird. Eine der Hauptursachen für diese fehlende Relaxation ist die Hypertonie des Sympathikus (ein Teil des unbewussten vegetativen Nervensystems) aufgrund eines metabolischen Syndroms.

Durch die Behandlung der erektilen Dysfunktion mit Muskelrelaxantien (insbesondere Tadalafil, s. S. 72–73) bessern sich im Übrigen auch Probleme beim Wasserlassen.

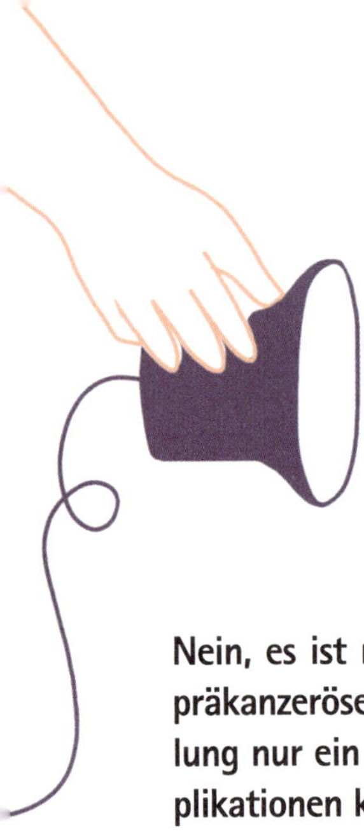

IST ES SCHLIMM, HERR DOKTOR?

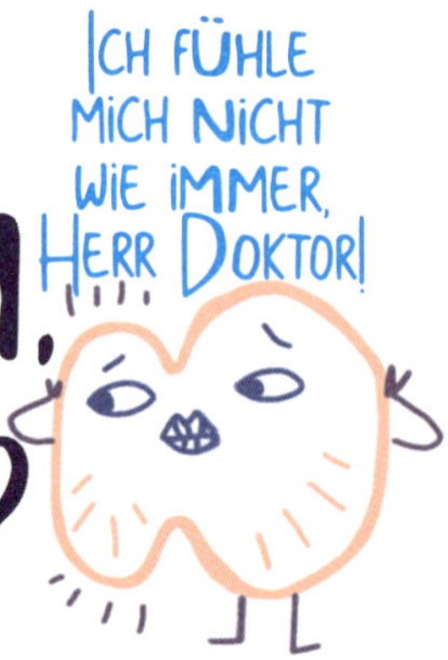

Nein, es ist nicht schlimm. Zum einen ist das Prostataadenom keine präkanzeröse Erkrankung. Zum anderen besteht selbst ohne Behandlung nur ein geringes Risiko, dass es zu ernsten Problemen und Komplikationen kommen könnte.

DIE ZEIT ARBEITEN LASSEN

Das Risiko, dass bei Nichtbehandlung nach vier Jahren eine Verschlechterung eintritt, beträgt nur 20 %. Das war das Ergebnis einer groß angelegten nordamerikanischen Untersuchung im Jahr 2003. Dabei wurden vier Gruppen von Patienten mit einem Prostataadenom gebildet und miteinander verglichen. Drei Gruppen erhielten vier Jahre lang verschiedene Behandlungen und eine nur ein Placebo. Nach vier Jahren stellte man bei 80 % der Patienten aus der Placebogruppe keine Zunahme der Beschwerden fest, und bei den 20 %, bei denen die Situation sich verschlechtert hatte, hatten sich im Wesentlichen die Symptome verschlimmert. Das Risiko eines Harnverhalts oder einer Operation lag nur bei wenigen Prozent. Tatsächlich kann es sogar im Lauf der Zeit zu einer spontanen Besserung anstatt zu einer Verschlechterung kommen. Das ist bei etwa einem Drittel der Patienten der Fall; fünf Jahre nach der ersten Konsultation haben sie keinerlei Beschwerden mehr, und zwar ohne irgendeine Behandlung. Das wurde für Schotten und Österreicher nachgewiesen, aber es trifft gleichermaßen auf Deutsche zu.

Man braucht gar nicht fünf Jahre zu warten, denn es ist bekannt, dass Probleme beim Wasserlassen jahreszeitenabhängig sind: Im Winter treten sie häufiger auf als im Sommer, ohne dass man sich den Grund dafür erklären kann. Eine Hypothese lautet, dass die Transpiration in der warmen Jahreszeit das Urinvolumen und damit die Häufigkeit der Miktionen reduziert, aber sie kann bei Weitem nicht alles erklären. Tatsächlich variieren die Beschwerden beim Wasserlassen aufgrund eines Prostataadenoms einfach so spontan mit dem Wetter. Und auch während einer Jahreszeit gibt es Phasen, wo es einem besser geht als in anderen Momenten. Wenn Sie also im Januar Beschwerden haben, warten Sie auf den Frühling, dann sieht alles vielleicht schon ganz anders aus.[21, 22, 23]

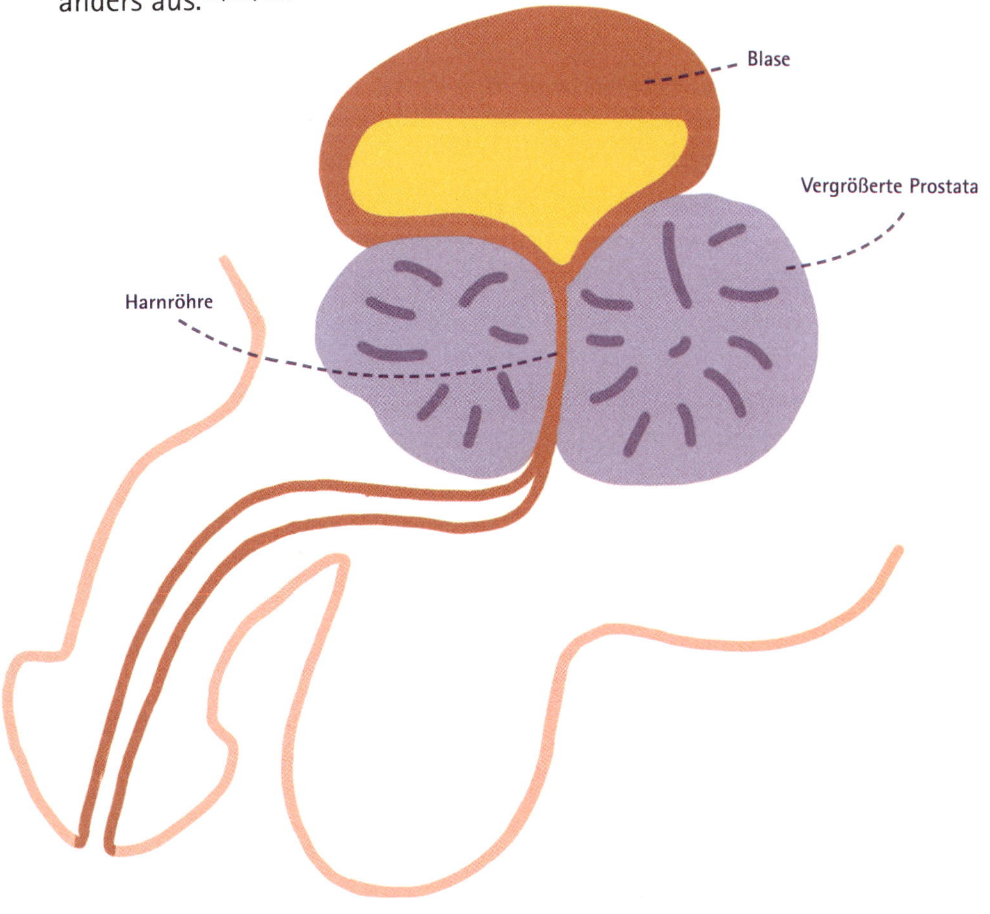

WIE VERHINDERT MAN EIN PROSTATAADENOM?

Um es klar zu sagen: Das kann man nicht. Um kein Prostataadenom zu bekommen, muss man entweder aufhören, alt zu werden (nicht einfach!), oder vor der Pubertät kastriert worden sein (was nicht so häufig ist). Kurz, nichts kann die Prostata daran hindern, bei beinahe jedem mit der Zeit unerbittlich zu wachsen. Aber auch wenn man diese Entwicklung nicht verhindern kann, so kann man sie doch durch einen adäquaten Lebensstil verlangsamen (s. ab S. 56).

IST EINE OPERATION UNUMGÄNGLICH?

Die wahre Frage und die wahre Angst, die sich hinter der Frage **»Ist es schlimm, Herr Doktor?«** verbirgt, lautet »Muss ich irgendwann operiert werden?«. Wenn man den geringen Prozentsatz der Männer betrachtet, die tatsächlich operiert wurden, dann kann man ein Risikoprofil für eine Operation daraus ableiten. Es handelt sich um die **ältesten**, die **mit der stärksten Vergrößerung, dem schwächsten Urinabfluss** und der **größten Menge an Restharn**. Kurz, je ausgeprägter die Symptome, umso größer das Operationsrisiko, aber nur, weil die Prostata vergrößert ist, muss sie noch lange nicht entfernt werden. Summa summarum wird jeder zehnte Patient operiert. Bei den neun anderen **genügen Medikamente**, auch wenn die Prostata vergrößert ist. Allerdings müssen sie auch eingenommen werden. Ein unbehandeltes Adenom kann mit der Zeit die Blase schädigen und zum Harnverhalt führen. In England, das für seine langen Wartezeiten bei medizinischen Behandlungen bekannt ist, ist der Harnverhalt mittlerweile zum Hauptgrund einer Adenomoperation geworden.

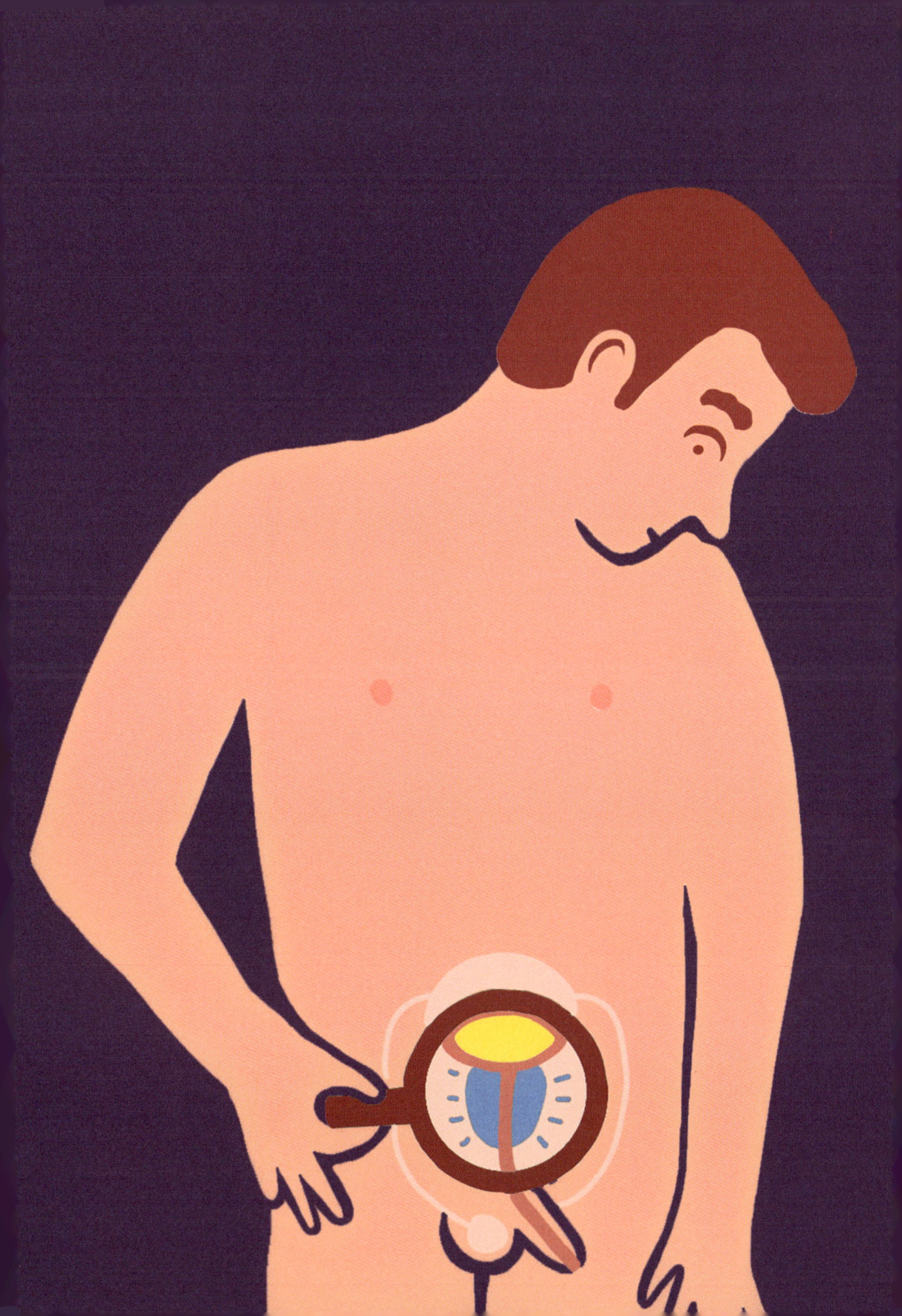

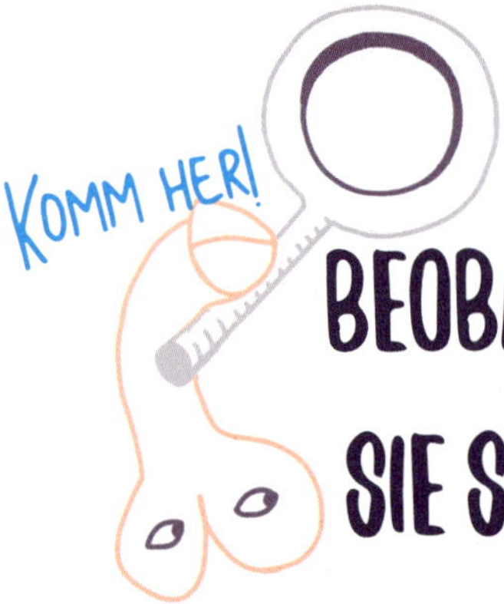

BEOBACHTEN SIE SICH, BEVOR SIE SICH BEHANDELN LASSEN

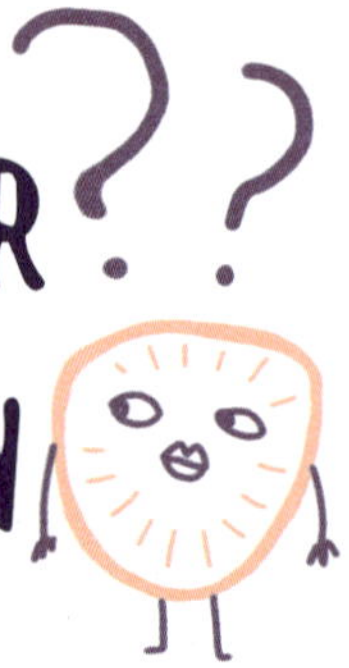

Vor einer Behandlung muss man sicherstellen, dass die Beschwerden beim Wasserlassen wirklich durch die Prostata verursacht werden. Typischerweise lassen sich die Symptome eines Prostataadenoms in zwei Kategorien unterteilen. Auf der einen Seite stehen die obstruktiven Beschwerden, bei denen die Prostata die Blase an der problemlosen Entleerung hindert (der Harnstrahl ist schwächer als früher), und auf der anderen Seite stehen die Auswirkungen dieser Blockade auf die Blase, nämlich häufiger Harndrang und geringere Urinmengen als früher (man muss tagsüber wie nachts häufiger zur Toilette und die Mengen sind geringer – unter 250 ml).

VORSICHT IST BESSER ALS NACHSICHT ...

Wenn Sie nur an einem Typ von Symptomen leiden und am anderen nicht, dann ist Vorsicht geboten. Es kann auch andere Ursachen dafür geben als die Prostata. Ein schwacher Harnstrahl ohne häufiges Wasserlassen spricht für eine Verengung der Harnröhre (in diesem Fall bildet sich das Hindernis schnell, während es beim Prostataadenom langsam entsteht. Die Blase hat daher keine Zeit, um sich zu verändern; daher ein schwacher Harnstrahl, aber kein häufiges Wasserlassen). Häufiges Wasserlassen in Kombination mit einem normalen Harnstrahl dagegen deutet entweder auf eine überaktive Blase hin – ohne bekannten Grund oder wegen neurologischer Probleme

wie Parkinsonkrankheit oder multipler Sklerose (wenn das Volumen gering ist) oder auf zu viel Flüssigkeit (wenn das Volumen erhöht ist). Vermehrter nächtlicher Harndrang bei normalem Harndrang während des Tages deutet auf eine mögliche Schlafapnoe oder eine Herzschwäche hin.
Oft ist es ganz einfach herauszufinden, womit man es zu tun hat: Es genügt, 24 Stunden lang bei jedem Toilettengang die Urinmenge zu messen. Im Fall eines Prostataadenoms kommt es typischerweise zwei bis drei Mal pro Nacht und sechs bis acht Mal am Tag zum Wasserlassen bei einer Menge zwischen 150 bis 200 ml und einer Gesamturinmenge von maximal zwei Litern in 24 Stunden; der Strahl ist schwach und man braucht länger zum Urinieren. Wenn man sich nicht sicher ist in Bezug auf seinen Harnstrahl, dann kann man ihn anhand eines Schemas einschätzen oder beim Urologen messen lassen (Harnstrahlmessung, Uroflowmetrie). Wenn man nicht recht weiß, woran man ist, dann nimmt man Medikamente, als handelte es sich um ein Adenom, und wenn sie nicht helfen, dann weiß man, dass es vielleicht etwas anderes ist.

WENN EIN MANN NACHTS AUFSTEHT ...

Wenn ein Mann nachts zu häufig aufsteht, dann liegt das nicht unbedingt an Problemen mit der Prostata. Wenn ein Mann nachts aufsteht, dann kann das vier Gründe haben:

1. **Die Prostata behindert den Abfluss des Harns:** In diesem Fall ist der Harnstrahl auch tagsüber abgeschwächt.

2. **Die Reizblase kann nicht vollständig gefüllt werden:** In diesem Fall geht der Mann auch tagsüber zu häufig auf die Toilette und die Urinmenge ist jedes Mal gering, oder er verliert sogar unwillkürlich Urin.

3 Ein schlechter Schlaf: Man wird wach und man geht auf die Toilette, weil man daran denkt, oder wegen einer Schlafapnoe. Das trifft auf schwere Schnarcher zu, deren Atmung nachts aussetzt; während dieser Pausen scheidet der Organismus ein Diuretikum aus, das sie zum Wasserlassen animiert.

4 Ein schwaches Herz: Wenn das Herz etwas schwach ist, dann pumpt es das Blut, das in den unteren Gliedmaßen stagniert, tagsüber nur schlecht nach oben. Sobald der Mann sich abends hinlegt, zirkuliert das Blut besser, es wird von den Nieren gefiltert, die dann ihre Arbeit verrichten und den Urin ausscheiden. In diesem Fall findet man ein erhebliches Urinvolumen nachts.

Testen Sie sich, wenn Sie zu häufig Wasser lassen müssen (oder wenn Sie das Gefühl haben): Erstellen Sie selbst einen Miktionskalender (ein Blasentagebuch), dann wissen Sie, warum Sie so oft Wasser lassen müssen.

Dazu benötigen Sie einen skalierten Küchenmessbecher mit 500 ml Fassungsvermögen. Urinieren Sie in dieses Glas und notieren Sie die Uhrzeit und die Menge, die Sie ausgeschieden haben, leeren Sie dann das Glas in die Toilette. Wiederholen Sie das jedes Mal, wenn Sie auf die Toilette gehen, und zwar 24 Stunden lang, von acht Uhr morgens bis acht Uhr morgens am folgenden Tag.
Nun bilden sie zwei Spalten, eine für die Uhrzeit, die andere für die Menge. Tragen Sie auch ein, um welche Uhrzeit Sie schlafen gehen und wann Sie aufstehen. (Es existieren auch Apps für Ihr Smartphone, mit denen Sie einen Miktionskalender führen können.)
Danach zählen Sie zusammen. Zählen Sie, wie oft sie auf der Toilette waren, die Gesamturinmenge während des Tages, die durchschnittliche Menge pro Miktion und die Menge, die Sie nachts ausgeschieden haben.

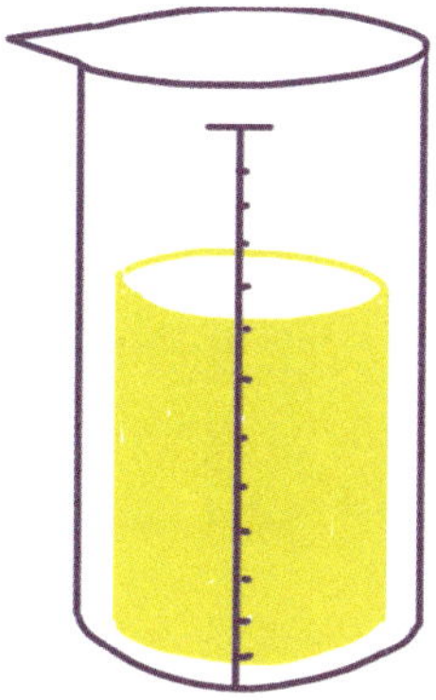

- **Normalerweise geht man fünf bis sieben Mal pro Tag auf die Toilette;** bei über 50-Jährigen gilt ein nächtlicher Toilettengang als normal (80 % der Männer und 50 % der Frauen über 50 stehen einmal nachts auf, um zur Toilette zu gehen).

- **Wenn Sie mehr als zwei Liter Urin pro Tag ausscheiden,** dann trinken Sie zu viel. Reduzieren Sie Ihre Flüssigkeitsaufnahme, damit Sie **auf insgesamt zwei Liter maximal** kommen. Das kann an zu viel Tee am Morgen liegen, einer permanent vorrätigen Flasche Wasser in der Tasche oder im Büro ... Die ganze Flüssigkeit, die Sie trinken, muss am Ende wieder ausgeschieden werden, und wenn Sie doppelt so viel trinken wie alle anderen, dann werden Sie auch doppelt so viel Wasser lassen wie alle anderen. Das Problem ist, dass der Organismus sich an diese großen Flüssigkeitsmengen, die Sie trinken, gewöhnt, er speichert weniger Wasser und Sie haben wirklich Durst, wenn Sie trinken. Es ist ein Teufelskreis: Je mehr Sie trinken, desto mehr Durst haben Sie. Man muss die Getränke also schrittweise reduzieren. Beschränken Sie sich zum Beispiel auf ein halbes Glas, wenn Sie ein Glas Wasser trinken. Der Organismus braucht Wasser, um zu funktionieren, aber etwa fünf bis sechs Gläser pro Tag, das heißt ca. 1,5 l, genügen.

- **Die normale Urinmenge pro Wasserlassen beträgt ungefähr 250 ml.** Wenn das Volumen geringer ist oder gar sehr niedrig, zwischen 50 und 100 ml, dann haben Sie wahrscheinlich eine Reizblase.

- **Die nächtliche Urinmenge darf nicht höher sein als ein Drittel der täglichen Gesamtmenge** (Tag + Nacht). Wenn sie darüberliegt, dann leiden Sie vielleicht an einer Schlafapnoe (fragen Sie Ihren Partner, ob Sie schnarchen und ob nachts die Atmung bei Ihnen aussetzt), oder an einem schlechten Blutrückfluss aus den unteren Gliedmaßen.

GIBT ES EINEN BLASEN-JETLAG?

Vielleicht leiden Sie an einem Blasen-»Jetlag« … Normalerweise funktioniert die Blase wie alle Organe des menschlichen Körpers und folgt in ihrer Funktionsweise dem Tag-Nacht-Rhythmus. Im Prinzip schläft sie nachts, damit wir acht Stunden durchschlafen können, ohne zur Toilette zu müssen. Sobald es Nacht wird, scheidet die Blase in der Blasenwand ein Protein aus, das **Connexin 43**. Diese Substanz kann die Kontraktionen der Blase blockieren, sodass sie sich bis zum Morgen nicht mehr kontrahiert. Das ist allerdings bisher nur für die Maus nachgewiesen. Man vermutet, dass es beim Menschen – in Analogie dazu – ebenso zutrifft.

Eine Forschergruppe aus Kyoto in Japan hat in der Tat 2012 gezeigt, dass der Connexin-43-Spiegel nachts anstieg und die biologische Uhr der Blase bei der Maus regulierte. Mäuse urinieren daher mehr oder weniger häufig in Abhängigkeit von der Menge dieses Proteins in ihrer Blase. Beim Menschen gibt es keinen direkten Beweis dafür, denn das Protein befindet sich nicht im Urin, wo es leicht gemessen werden könnte, sondern in der Blasenwand. Allerdings schildern Männer oft, dass ihr Harnstrahl nachts und beim ersten Wasserlasen am Morgen abgeschwächt ist, danach jedoch wieder kräftig wird. Liegt das womöglich daran, dass ihre Blase nachts schläft und morgens noch nicht ganz wach ist? Wahrscheinlich ist es so, und deswegen ist es ganz normal.

Aber es ist nur ein kleiner Schritt von dieser Feststellung zu der Überlegung, dass womöglich die innere biologische Uhr der Blase gestört ist, wenn man nachts zu oft Wasser lassen muss – ein Schritt, den viele Forscher aktuell zu machen versuchen. Bestimmt wird ihnen das bald gelingen, und wir dürfen gespannt auf neue Behandlungen für das nächtliche Aufstehen zur Unzeit warten.[23]

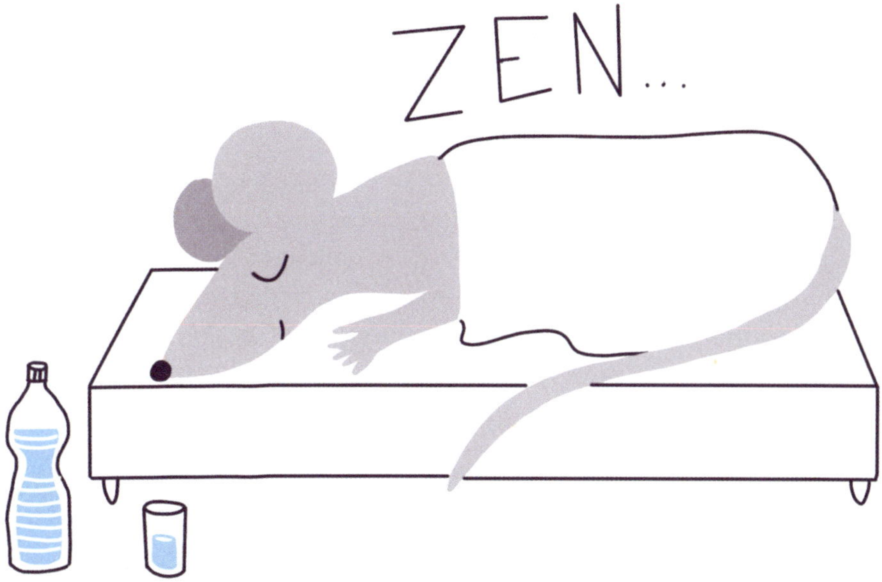
ZEN...

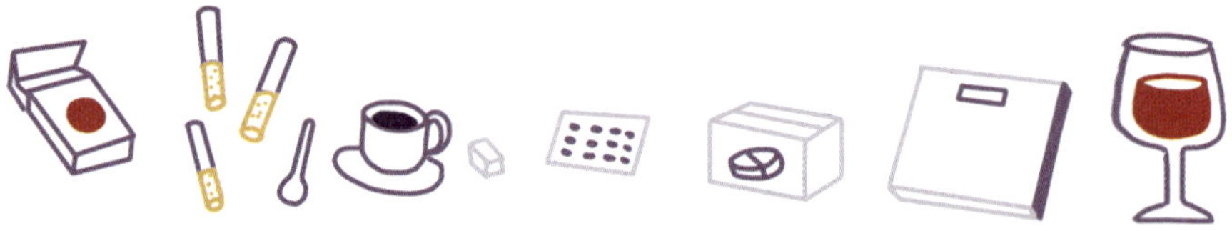

UND WENN SIE MEHR AUF IHRE LEBENSWEISE ACHTEN WÜRDEN?

Man kann das Prostataadenom medikamentös oder chirurgisch behandeln, aber man kann seine Situation auch ohne Medikamente verbessern. Organisieren Sie Ihr Leben rund um Ihr häufiges Bedürfnis, Wasser zu lassen? Gewinnen Sie die Kontrolle über Ihre Blase und Ihre Freiheit zurück!

REDUZIEREN SIE ALLES, WAS IHRE BLASE »AUFREGT«

- **Nehmen Sie ab,** wenn Sie zu viel wiegen. **Hören Sie mit dem Rauchen auf,** allein oder mit Unterstützung Ihres behandelnden Arztes.

- **Trinken Sie nicht mehr als 1,5 bis 2 Liter** pro Tag.

- **Streichen oder reduzieren Sie Kaffee, Tee, grünen Tee, Alkohol** (insbesondere bestimmte Weißweine und Champagner), kohlensäurehaltige Getränke und Softdrinks. Koffein und Tein stimulieren den Harndrang, denn sie sind Diuretika (sie erhöhen die Harnerzeugung in den Nieren) und verstärken die Kontraktionen des Blasenmuskels. Die Katechine im grünen Tee haben den gleichen Effekt. Auch die Sulfite in Weißwein verstärken die Kontraktionen des Blasenmuskels. Softdrinks enthalten oft Koffein und Süßstoffe, die die Kontraktionen des Blasenmuskels erhöhen. Ersetzen Sie Bier, das man in großen Mengen trinkt, durch kleinere Mengen von Wein.

• **Trinken Sie zwei Stunden vor dem Schlafgengehen nichts mehr.**

• **Reduzieren Sie Ihren Flüssigkeitskonsum vor langen Reisen oder vor Situationen, in denen ein Toilettenbesuch schwierig ist,** wie etwa Kino, Theater ...

• **Achten Sie auf die Medikamente, die Sie aus anderen Gründen nehmen:** Das gilt besonders im Fall von Bluthochdruck, wo häufig Diuretika verschrieben werden. Nehmen Sie sie nicht am Abend, sondern morgens oder, noch besser, sprechen Sie mit Ihrem Kardiologen oder Ihrem Allgemeinarzt, um sie wegzulassen und durch einen anderen Blutdrucksenker zu ersetzen.

• **Bringen Sie Ihre Darmpassage in Ordnung,** wenn Sie an Verstopfung leiden, zum Beispiel indem Sie Ihre Ernährung verändern (mehr Ballaststoffe, das heißt Gemüse, Zusatz von Kleiebrot, Pflaumen etc.) und indem Sie morgens nüchtern ein großes Glas Wasser trinken. Auch hier kann Ihr behandelnder Arzt Ihnen helfen. Verstopfung und überaktive Blase hängen zusammen.

• **Setzen Sie sich beim Wasserlassen hin, anstatt zu stehen, um die Dammmuskeln zu entspannen,** und warten Sie, bis die letzten Tropfen ausgeschieden sind. Bei einer schlechten Blasenentleerung haben Sie häufiger das Bedürfnis, zur Toilette zu gehen, sie begünstigt außerdem Infektionen. Man muss also seinem Bedürfnis, zur Toilette zu gehen, nachgeben, und die Blase beim Urinieren vollständig entleeren.

• **Machen Sie kleine mentale Übungen zur Blasenumerziehung:** Zählen Sie von 100 rückwärts bis null oder zählen Sie die Monate des Jahres rückwärts auf, wenn Sie ein dringendes Bedürfnis verspüren ... **Gewinnen Sie die mentale Kontrolle über Ihre Blase zurück:** Befolgen Sie die Ratschläge in diesem kleinen Handbuch zur Verhaltensänderung.

1/ Zwingen Sie sich, eine bestimmte Zeitspanne zwischen zwei Toilettengängen einzuhalten und dehnen Sie diese Schritt für Schritt aus. Aus dem Miktionskalender können Sie ersehen, ob Sie im Durchschnitt jede Stunde oder alle eineinhalb Stunden, alle zwei oder drei Stunden zur Toilette gehen (ab vier Stunden ist es ein normaler Rhythmus).

Halten Sie sich nun an diesen Rhythmus, selbst wenn Sie kein Bedürfnis verspüren und selbst wenn Sie nur ein paar Tropfen oder überhaupt nichts ausscheiden. Stellen Sie sich als Hilfe einen regelmäßigen Alarm an Ihrem Handy oder Ihrem Wecker ein. Nun müssen Sie diesem Rhythmus gehorchen, den Sie sich auferlegt haben. Wenn Sie vor der geplanten Frist ein dringendes Bedürfnis verspüren, dann müssen Sie sich widersetzen:

- **Zuerst einmal, stürzen Sie nicht auf die Toilette;** gehen Sie mit ruhigen Schritten hin, selbst wenn der Druck groß ist;

- **Versuchen Sie, den Drang zu übergehen.** Wenden Sie Ihre Aufmerksamkeit anderen Dingen zu, denken Sie an etwas anderes. Zählen Sie rückwärts von 100 herunter, sagen Sie ein Gedicht auf (lernen Sie eines auswendig, wenn Sie keines kennen), beschäftigen Sie sich (machen Sie Ihre Abrechnungen, schalten Sie den Fernseher ein, basteln Sie, stricken Sie, gärtnern Sie, schreiben Sie einen Brief ...), setzen Sie sich hin und atmen Sie fünf Mal tief ein (konzentrieren Sie sich auf Ihre Atmung und nicht auf Ihre Blase), schlucken Sie mehrmals Ihren Speichel ...

- **Versuchen Sie, positive Gedanken zu formulieren** wie etwa: Ich bestimme hier, nicht meine Blase; ich habe die Kontrolle, ich bin stärker als meine Blase ...

- **Wenn alles nichts hilft, gehen Sie natürlich auf die Toilette, damit es nicht zu einem ungewollten Harnabgang kommt,** aber kehren Sie danach zu dem festgelegten Zeitplan zurück. Nach ein paar Wochen werden Sie es schaffen, die Zeitspanne zu respektieren, die Sie sich vorgenommen haben. Dann ist es an der Zeit, dieses Intervall schrittweise, pro Woche um 15 bis 30 Minuten, auszudehnen, bis Sie drei bis vier Stunden zwischen zwei Toilettengängen warten können, was normal ist.

2/ Senken Sie die Häufigkeit drängender Bedürfnisse, indem Sie Ihre Beckenbodenmuskulatur kräftigen. **Kontrahieren Sie Ihre Beckenbodenmuskeln,** indem Sie den Anus zusammenpressen, als würden Sie eine Blähung unterdrücken. Machen Sie fünf Mal hintereinander fünf schnelle Kontraktionen, warten Sie zehn Sekunden, und fangen Sie von vorne an. Machen Sie das systematisch morgens und abends fünf Minuten lang, und sobald Sie können, auch in der Arbeit, beim Warten auf den Bus oder beim Lesen dieses Ratgebers ...

- **Verfolgen Sie Ihre Fortschritte. Erstellen Sie jeden Monat einen Blasenkalender, so können Sie mühelos die Anzahl Ihrer Toilettengänge überprüfen.**

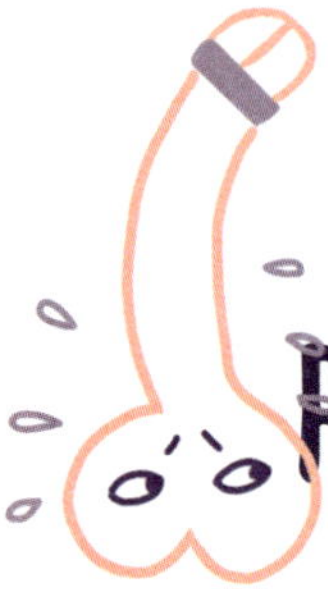

IHRE PROSTATA IST EIN SPIEGELBILD IHRER PHYSISCHEN VERFASSUNG

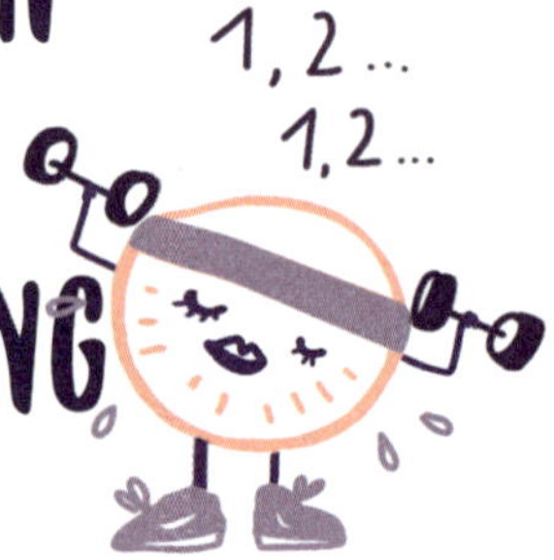

Man muss abnehmen, wenn man an Übergewicht leidet, und sich körperlich betätigen, denn das Prostataadenom ist oft Teil eines metabolischen Syndroms. Der Feind Nummer eins ist der Bewegungsmangel, und das weiß man seit langer Zeit. Je mehr Zeit man auf seinem Sofa vor dem Fernsehapparat verbringt, desto größer wird das Risiko eines Prostataadenoms und damit die Gefahr einer Prostataoperation.

DAS SOFA IST DER FEIND!

Um genau zu sein: Ein Fernsehkonsum von mehr als **vierzig Stunden pro Woche**, das heißt **sechs bis sieben Stunden pro Tag**, erhöht das Risiko um das Eineinhalbfache, während Männer, die **zwei bis drei Stunden pro Woche** fernsehen, ein um 25% geringeres Risiko für eine Prostataoperation haben.[24, 25, 26]

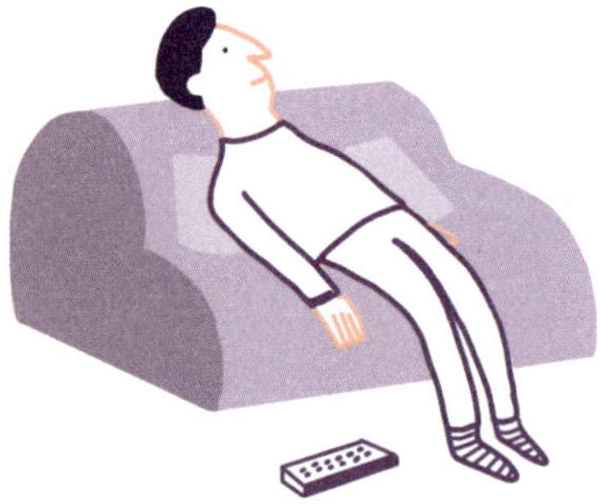

Es gibt noch keine Daten über den Einfluss von Videogames auf die Prostata der jungen Generationen, aber wahrscheinlich ist ein Bildschirm so gut wie der andere ... Bewegung wird bei allen Stubenhockern die Situation verbessern. **Je mehr man sich bewegt, umso weniger Ärger mit der Prostata hat man.** Das kann sich in einfachen Maßnahmen niederschlagen wie etwa eine Station früher auszusteigen, wenn man öffentliche Verkehrsmittel für den Arbeitsweg benutzt, oder sich, falls man einen Chauffeur hat, wie ein Patient von mir einmal antwortete, **1000 Meter vor dem Zielort** absetzen zu lassen.

DAS GEWICHT IN DER WAAGSCHALE

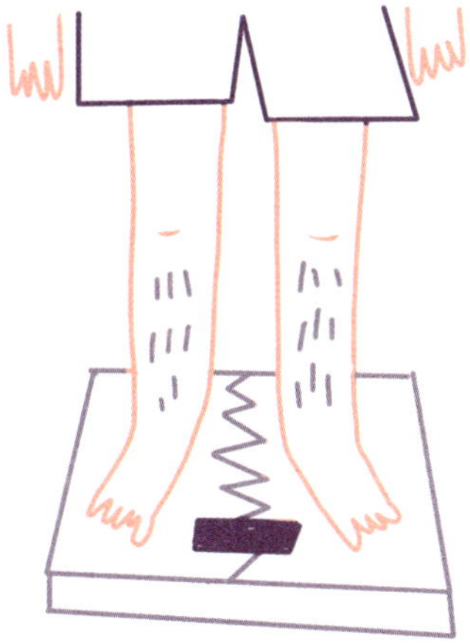

Abnehmen ist ebenfalls empfehlenswert. Seit einigen Jahren weiß man, dass es einen Zusammenhang zwischen dem Körpergewicht und der Größe der Prostata gibt. Im Allgemeinen ist die Prostata umso größer, je dicker man ist. Warum? Eine Erklärung dafür, wenn auch sicher nicht die einzige, ist, dass Fett ein hormonell aktives Gewebe ist, eine Art überzähliges Organ. Es scheidet Substanzen aus, ein wenig vergleichbar mit einer Drüse, und transformiert andere. Fett ist keinesfalls eine träge Masse, sondern eine gefährliche Ansammlung von Zellen, die das biologische Gleichgewicht unseres Organismus durcheinanderbringt. Für die Prostata ist besonders wichtig, dass es Testosteron in Östrogene (Östradiol) umwandelt. Es bewirkt außerdem eine Insulinresistenz des Organismus (und begünstigt so das Auftreten von Diabetes), die wiederum zur Überproduktion eines anderen biologischen Faktors führt (des insulinähnlichen Wachstumsfaktors 1). Zusammen mit dem Östradiol führen beide zu einer Vergrößerung der Prostata. Das Gleiche trifft übrigens auch auf das Verhältnis zwischen Übergewicht und Erektionsstörungen zu, und zwar aus den gleichen Gründen: Das Fett produziert und transformiert Substanzen, die sich negativ auf die Erektionen auswirken.

Das Problem ist, dass niemand je nachweisen konnte, dass eine vergrößerte Prostata wieder kleiner wird, wenn man Gewicht abnimmt. Dennoch bessern sich die Symptome rund um das Wasserlassen, wenn der Sympathikotonus sinkt. Das Gleiche gilt für die Erektionsstörungen, sie bessern sich, wenn man abnimmt.

ÜBER DIE WOHLTATEN VON THERMALKUREN

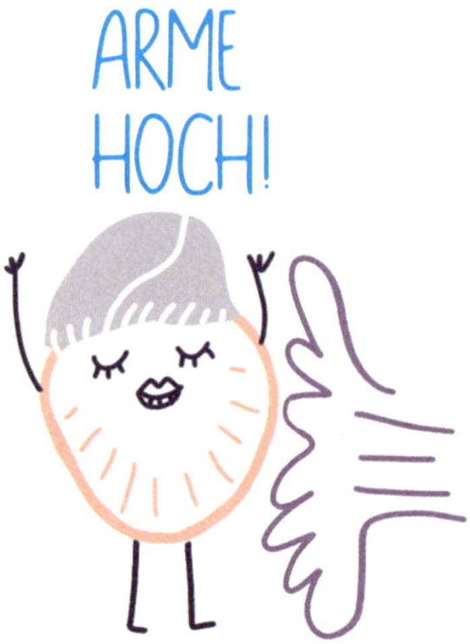

Das Erste, was im Fall eines Adenoms also zu tun ist, ist abnehmen und sich mehr bewegen. Um die Patienten bei diesem Vorhaben zu unterstützen, habe ich mit drei Freunden eine App erfunden, mit deren Hilfe die Kalorienaufnahme genau erfasst und die körperliche Aktivität eingeschätzt werden kann, um eine Gewichtsabnahme zu erleichtern (Kcalme, auf dem iPhone®). Thermalkuren wirken sich vermutlich wegen des damit verbundenen Gewichtsverlusts und der körperlichen Bewegung positiv auf ein Adenom aus, unabhängig von der möglichen speziellen Heilkraft des verwendeten Wassers.

Thermalkuren werden besonders in romanischen Ländern als **Krenotherapie** bezeichnet, gemeint ist damit die Nutzung von Thermalwasser am Ort seines Ursprungs (vom griechischen *Krene*, »Quelle«). Thermalkuren sind gut für die Prostata! Bestimmte Quellen wie etwa die von **La Preste** haben sogar einen besonders guten Ruf. In diesen Einrichtungen kämpft man gegen das metabolische Syndrom, und wir haben bereits gesehen, welche Rolle es bei der benignen Prostatahyperplasie spielt. Eine ausgeglichene Ernährung, Reduktion der Kalorienzufuhr und körperliche Betätigung – das alles sind positive

Faktoren, die in Kombination mit den Heilwirkungen des Thermalwassers das tägliche Leben der Männer, die Probleme beim Wasserlassen haben, verbessern werden.

Bei der Sitzung der Französischen Gesellschaft für medizinische Hydrologie und Klimatologie am 12. Februar 1997 haben Dr. P. Jeanjean und Dr. J. M. Benoit ihre Arbeiten zu diesem Thema vorgestellt. Sie baten 61 Männer, die zur Kur nach La Preste gekommen waren, ihr Harnvolumen bei ihrer Ankunft und bei ihrer Abreise zu messen (s. S. 52–53). **Im Durchschnitt nahm die Stärke des Harnstrahls um 2,5 ml/Sekunde zu.** Dass ist alles andere als unerheblich und entspricht der Wirkung der effektivsten Medikamente bei der Behandlung des Prostataadenoms.

In der gleichen Sitzung (deren Arbeiten in der Zeitschrift *La Presse Thermale et Climatique* 1998 veröffentlicht wurden) präsentierten dieselben Autoren die Ergebnisse ihrer Untersuchung von 53 Patienten mit rezidivierender akuter oder chronischer Prostatitis. **Nach zwei Kuren hatten 67,7 % der Patienten mit akuter Prostatitis keinen Rückfall mehr;** bei den 23 Patienten, die an chronischer Prostatitis litten, brachte die Kur eine durchschnittliche Besserung der Intensität ihrer Schmerzen um 72,3 %. Diese Ergebnisse bestätigten somit die Resultate früherer Untersuchungen der Autoren. Bei 13 Patienten war es möglich, das Prostatasekret zu analysieren, und diese Analyse zeigt eine Zunahme des Zinks im Samen im Lauf der Kuren. Das erklärt vielleicht den Effekt des Heilwassers von La Preste für die Prävention von Prostatitis-Rezidiven.

2015 analysierte die Forschungsabteilung der Chaîne Thermale du Soleil neun Monate nachdem sie sich wegen Harnwegserkrankungen einer Kur unterzogen hatten, die Befragungsdaten von 243 Kurgästen. Aus der Analyse dieser Daten wird ersichtlich, dass die Patienten ab dem dritten Monat eine Besserung spüren und dass 74 Prozent der

Kurgäste neun Monate nach der Kur von einer Abnahme der Häufigkeit und der Intensität der schmerzhaften Episoden berichten, wobei die Intensität der Schmerzen um ein Drittel reduziert war. 54 % der Kurteilnehmer können dadurch ihre Medikamentendosis verringern (www.chainethermale.fr/bienfaits-therapeuthiques-appareil-urinaire).

WIE STEHT ES MIT DER ERNÄHRUNGSWEISE?

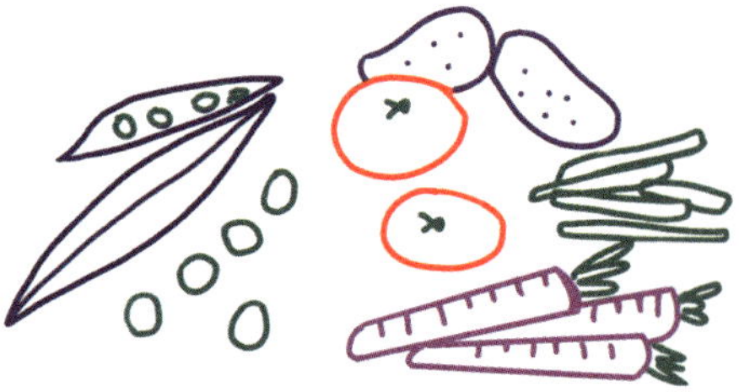

Es gibt keine Anti-Prostataadenom-Ernährungsweise im engeren Sinne. Die wenigen Studien, über die wir verfügen, sprechen für ein höheres Risiko bei einer Ernährung, die reich an tierischen Proteinen (Geflügel, Rind, Fisch, Eier), Cerealien und Brot sowie Milchprodukten ist, während gekochtes Gemüse, Hülsenfrüchte (Erbsen, Bohnen, Linsen) und Obst eher eine schützende Wirkung haben sollen. Insgesamt ist es schwierig, diese statistischen Daten in alltägliche Kochrezepte umzusetzen. Unter den Mikronährstoffen besitzt offenbar besonders Lycopin eine Schutzwirkung.

ALKOHOL UND TABAK IN MASSEN

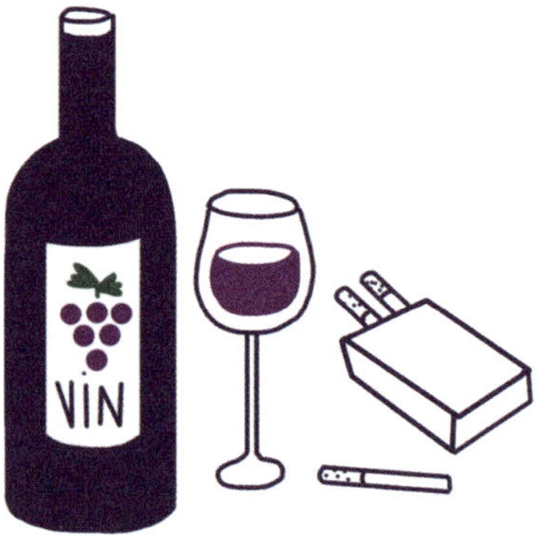

Was nun kommt, ist ein bisschen provokativ: **Alkohol und Tabak reduzieren offenbar das Risiko für ein Prostataadenom** ... Achtung, das heißt nicht, dass man bei Prostataproblemen anfangen soll zu trinken und zu rauchen, aber in den meisten Studien wurde nachgewiesen, dass Männer, die regelmäßig wenig Alkohol trinken und wenig rauchen, ein geringeres Risiko für ein Prostataadenom haben als die anderen. Diese Ergebnisse stammen aus der ganzen Welt, aus den Vereinigten Staaten ebenso wie aus der Schweiz, Italien oder Korea. Der Konsum von **30–60 g Alkohol** pro Tag halbiert das Risiko für ein Adenom, ohne dass man recht weiß, warum. Es widerspricht sogar der intuitiven Vermutung, denn Alkohol hat viele Kalorien, die zur Gewichtszunahme führen, und er hat eine diuretische Wirkung, die einen stärkeren Harndrang auslöst.

Hier ein paar Angaben, damit Sie sich ein Bild über den Alkoholgehalt verschiedener Getränke machen können: ein Glas Wein (100 ml) mit 12,5° Alkoholgehalt enthält 10 g Alkohol und eine Dose Bier (500 ml) mit 5° enthält 20 g. Nur 19 % der Männer (und 7 % der Frauen) in Frankreich geben an, täglich zu trinken. Der angegebene durchschnittliche Konsum liegt bei 2,8 Gläsern pro Tag, das entspricht ca. 30 g Alkohol (Quelle: alcool-info-service.fr).

Daraus folgt jedoch keinesfalls der Ratschlag, man sollte nun anfangen zu trinken. Denn auch wenn Männer, die regelmäßig wenig Alkohol trinken, weniger Probleme mit Adenomen haben als andere, so hat doch niemand bewiesen, dass jemand, der nicht trinkt und mit Adenomproblemen konfrontiert wird, geheilt wird, wenn er zu trinken beginnt. Aber wenn man es gewohnt ist, von Zeit zu Zeit etwas Alkohol zu trinken, und ein Adenom hat, dann lohnt es sich schlichtweg nicht, damit aufzuhören.

Noch heikler ist es, das Rauchen zu empfehlen, wenn man die katastrophalen Folgen von Tabak für die Gesundheit kennt. Trotzdem scheint das Rauchen bei einem Adenom eher eine Schutzwirkung zu haben, solange man nicht mehr als eine Packung pro Tag raucht. **Doch auch hier muss man aufgrund des Nutzen-Risiko-Verhältnisses mit Nachdruck zum Tabakverzicht raten.**[27]

MIT PFLANZEN HEILEN

Große pharmazeutische Entdeckungen verdanken wir den Pflanzen: Aspirin, ein fiebersenkendes und Blut verdünnendes Mittel aus der Rinde der Trauerweide; Chinin, ein Malariamedikament, gewonnen aus der Rinde des Chinarindenbaums in Südamerika; Colchicin, ein Derivat von Colchicum (aus der Herbstzeitlosen), das zur Behandlung der Gicht eingesetzt wird; aber auch Krebsmedikamente wie Navelbine gegen Leukämien, das aus dem Madagaskar-Immergrün gewonnen wird, und in jüngster Zeit Taxotere, das bei Brust- und Prostatakrebs eingesetzt wird und aus der Rinde der Eibe gewonnen wird.

Zur Behandlung des Prostataadenoms sind zahlreiche pflanzliche Substanzen in Heilkräuterhandlungen oder im Internet verfügbar. Meiner Praxiserfahrung nach schätzen die Patienten besonders Kürbiskerne, *Serenoa repens* (Sägepalme) und *Pygeum africanum* (Afrikanischer Pflaumenbaum).

Pflanzenextrakte erfreuen sich großer Beliebtheit, man schätzt, dass mehr als die Hälfte der Patienten, die wegen eines Prostataadenoms behandelt werden, sie ergänzend zur Behandlung ihres Arztes nehmen ... und sehr häufig, ohne ihn darüber zu informieren. Sie gelten als außerordentlich gut verträglich und unbedenklich. Ihre Wirkungsweise ist nicht im Detail bekannt, meistens aber haben die verschiedenen Pflanzenextrakte einen entzündungshemmenden Effekt, und manche davon wirken bei Zellkulturen im Labor antifibrotisch *(Pygeum africanum)*, als 5-Alpha-Reduktasehemmer *(Serenoa repens)* oder antiproliferativ *(Hypoxis rooperi)*. Es gibt nicht viele wissenschaftliche Beweise für Ihre Wirksamkeit, aber immerhin für mindestens drei von ihnen schon: für *Serenoa repens* (Extrakt aus den Beeren einer kleinen, in den USA heimischen Palme namens Sägepalme), *Pygeum africanum* (Extrakt der Rinde des Afrikanischen Pflaumenbaums) - beide sind in Deutschland in Apotheken erhältlich und rezeptpflichtig (als Permixon und Tadenan) - sowie für Beta-Sistosterin, ein dem Cholesterin ähnliches Phytosterin, das aus dem Afrikanischen Milchstern, *Hypoxis rooperi*, aus Südafrika sowie aus bestimmten Kiefern und Fichten gewonnen wird. Abgesehen von *Secale cereale* (Roggen), das eigentlich kein Pflanzenextrakt ist, sondern eine durch mikrobielle Verdauung gewonnene Substanz aus den Gräserpollen von acht verschiedenen Pflanzen aus Schweden und der Schweiz, die unter der Bezeichnung Pollstimol vertrieben wird. Auch hier ist die Wirkungsweise nicht vollständig geklärt (möglicherweise eine Reduktion der Aktivität der 5-Alpha-Reduktase im Laborversuch), so wenig wie das Ausmaß der Wirkungen.

Was kann man also Patienten raten, die sich selbst mit Pflanzen behandeln möchten? Es ist durchaus möglich, dass sich ihre Beschwerden durch diese Selbstmedikation - zu der sie sehr oft greifen - bessern, aber sie sollten deswegen auf keinen Fall der Praxis ihres Arztes den Rücken kehren. Denn abgesehen von den oben aufgeführten Pflanzenextrakten weiß man nichts über die Langzeitwirkungen dieser Behandlungen auf das Adenom. Der Arzt muss beurteilen, ob dabei die Gefahr einer Blockade oder einer Schädigung der Blase besteht oder nicht. Schlussfolgerung: Man kann sich durchaus selbst behandeln, aber nicht ganz alleine!

Bevor man eine Behandlung mit Pflanzenwirkstoffen beginnt, muss man sich drei Prinzipien vor Augen halten:

1. Nicht alle auf dem Markt befindlichen Extrakte ein und derselben Pflanze sind gleich: Sie variieren von einem Hersteller zum anderen, weil die Zusammensetzung ihrer potenziell aktiven Stoffe vom Erntezeitpunkt sowie von den Trocknungs- und Konservierungsmethoden abhängt.
2. Es besteht die Gefahr einer Kontamination durch andere Pflanzen oder andere Substanzen. Man denke nur an das Drama in Belgien Anfang der 1990er Jahre zurück, als zahlreiche Frauen erkrankten, nachdem sie, um abzunehmen, eine Mischung aus chinesischen Kräutern eingenommen hatten, die irrtümlich auch eine für die Nieren giftige Pflanze enthielt

(Aristolochia fangchi).[28] Man muss also sehr genau auf die Herkunft und die Kontrollen der Pflanzen, die man einnimmt, achten. Eine Sicherheitsgarantie bieten hingegen Pflanzenextrakte, die verschreibungspflichtig sind.

3. Schließlich ist ihr Wirkungsgrad individuell verschieden. Jeder ist sein eigener Richter, und man muss selbstkritisch sein; wenn es nicht wirkt, hört man auf damit. Das Prinzip funktioniert folgendermaßen: Ein Monat mit, ein Monat ohne und wieder ein Monat mit: Wenn man einen Unterschied merkt, dann liegt es an der Behandlung, man sollte sie fortsetzen; wenn nicht, eine andere beginnen.[29]

Liste der weltweit zur Behandlung des Prostataadenoms eingesetzten Pflanzenextrakte, nach Keehn A., Can J Urol, 2015.

Allium sativum	Knoblauchextrakt
Althea officinalis	Extrakt der Wurzel des Echten Eibisch, ursprünglich aus Afrika
Arctostaphylos uva-ursi	Extrakt der Echten Bärentraube (nördliche Halbkugel)
Asteracantha longifolia	Extrakt aus den Samen und Wurzeln von Kokilaksha, Indien
Curcubita pepo	Extrakt aus Kürbiskernen
Curculigo orchioides	Extrakt der Blüten dieser asiatischen Pflanze
Echinacea spp.	Extrakt der Wurzeln der Blühpflanze (Asteraceae) aus Nordamerika
Epilobium spp.	Extrakt der Blühpflanze aus den gemäßigten tropischen Zonen
Equisetum arvense	Extrakt der krautigen Pflanze (Ackerschachtelhalm) der Nordhalbkugel
Ganoderma lucidum	Extrakt des asiatischen Pilzes (Reishi)
Hypoxis rooperi	Extrakt aus der aus Südafrika stammenden Blühpflanze
Lactuca scariola	Extrakt der Wildform unseres Kopfsalats, Europa und Nordafrika
Lycopersicum esculentum	Wirkstoff in der Tomate, auch als Lycopin bekannt
Opuntia ficus-indica	Extrakt des Feigenkaktus, beheimatet in halbtrockenen Regionen
Orbignya speciosa	Extrakt aus der Rinde und den Wurzeln der brasilianischen Babassupalme
Parmelia perlata	Extrakt aus Flechten der gemäßigten Breiten
Phellodendron amurense	Extrakt aus der Rinde des Amur-Korkbaumes aus Südasien
Pinus pinaster	Extrakt der Meerkiefer, im südwestlichen Mittelmeerraum beheimatet
Pygeum africanum	Extrakt des immergrünen Laubbaums aus Afrika südlich der Sahara
Roystonea regia	Extrakt aus der Königspalme, Ursprung in Florida und Mexiko
Saxifraga stolonifera	Extrakt aus der asiatischen Pflanze (hängender Steinbrech)
Secale cereale	Roggenextrakt
Serenoa repens	Extrakt aus den Beeren der Sägepalme aus dem Südosten der USA
Telfairia occidentalis	Extrakt aus der in Westafrika angebauten Liane (und ihren Samen)
Urtica dioica	Brennnesselextrakt (Europa und Asien)
Vaccaria segatalis	Extrakt aus der krautigen Pflanze (Kuhnelke) aus Eurasien
Zea mays	Maisextrakt

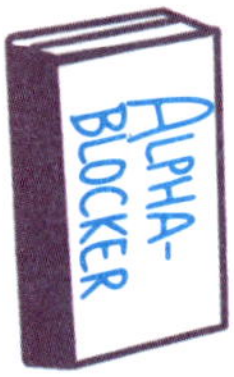

MEDIKAMENTE WOZU?

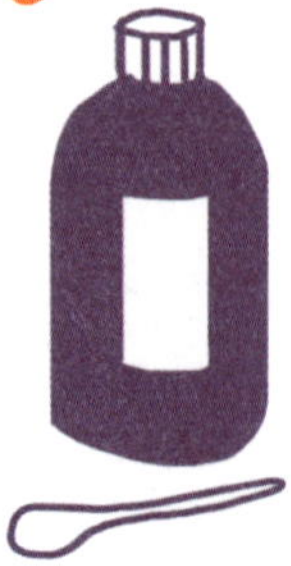

Etwas mehr als eine Million und 400 Franzosen nehmen täglich eine Tablette, um ihre Beschwerden aufgrund eines Prostataadenoms zu behandeln. Die am häufigsten verwendeten Medikamente sind Alphablocker, sie machen 60 % der verschriebenen Medikamente aus, sowie Pflanzenextrakte, die etwa in 30 % der Fälle verordnet werden. Die zehn verbleibenden Prozent verteilen sich auf die anderen Substanzen, die in diesem Fall angewandt werden können.[30]

DREI GRUPPEN VON MEDIKAMENTEN

Abgesehen von Pflanzenextrakten gibt es noch viele weitere Medikamente zur Behandlung eines Prostataadenoms. Sie lassen sich in drei Gruppen unterteilen.

- **Medikamente, die die Muskulatur der Prostata entspannen:** die Alphablocker, die wir bereits erwähnt haben, und die Phosphodiesterase-5-Hemmer (PDE-5-Hemmer);

- **Medikamente, die die Größe der Prostata verringern:** die 5-Alpha-Reduktase-Hemmer;

- **Medikamente, die die Blase entspannen:** Parasympatholytika und Beta-2-Sympathomimetika.

Diese drei Medikamentengruppen können in unterschiedlichen Verbindungen kombiniert sein, das erhöht die Chancen, den Symptomen jedes einzelnen Patienten gerecht zu werden.

NICHT ALLE ÄPFEL SIND ROT ODER GLEICH GROSS: AUCH WIR SIND NICHT ALLE GLEICH.

In der Natur gibt es Äpfel in allen Farben und Größen. Auch wir Menschen ähneln uns, aber wir **sind alle verschieden**. Diese individuelle Diversität wirft ein Problem auf, wenn man ein Medikament für eine Krankheit testen will. Denn dann müssen alle Kranken sich wirklich möglichst ähnlich sein, das heißt, sie müssen alle in guter Verfassung sein, zwei gute Nieren und eine gute Leber haben, damit das Medikament gut vom Organismus verarbeitet werden kann, sie dürfen keine andere Krankheit haben als die, an der das neue Medikament erprobt wird, und sie dürfen vor dem Beginn der Studie keine eigenen Medikamente einnehmen.

Man muss die Patienten also auswählen, um für die Untersuchung »perfekte« Kranke zu haben. Diese Selektion ist sehr scharf: Beim Prostataadenom beispielsweise sind nur 16 Patienten von 100 »perfekt« und erfüllen alle Kriterien, um in die Studie aufgenommen zu werden. An diesen 16 Patienten wird das neue Medikament gegen ein Adenom erprobt. Je nach Ergebnis kann das neue Medikament vermarktet und öffentlich verkauft werden, wenn es wirksam und gut verträglich ist. So nehmen am Ende »x-beliebige« Patienten ein Medikament, dessen Wirksamkeit und Verträglichkeit nur an 16% von ihnen erprobt wurde, die zwangsläufig nicht repräsentativ für die Gesamtheit der Bevölkerung sind. Man muss also nach der Marktzulassung eines Medikaments die Studienregister zu Folgeuntersuchungen über ihre Wirksamkeit und Verträglichkeit im »wahren Leben« anhalten; glücklicherweise werden solche Follow-ups regelmäßig durchgeführt.[31]

VARIANZ DER ANZAHL DER WEGEN EINES PROSTATADENOMS BEHANDELTEN MÄNNER ABHÄNGIG VOM WOHNORT. IN DER REGION PROVENCE-ALPES-CÔTE D'AZUR WIRD MAN HÄUIFIGER BEHANDELT ALS IN DER BRETAGNE: EINE SCHLICHTE FRAGE DES KLIMAS?

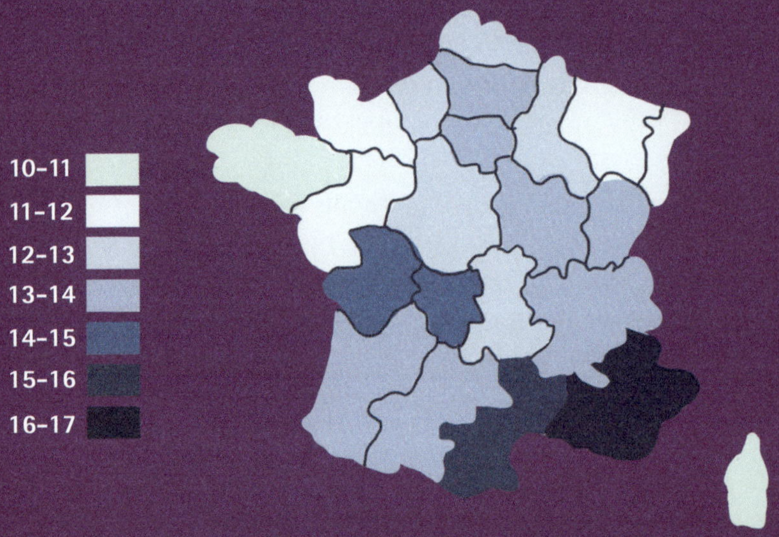

Quote der medikamentösen Behandlungen bei 100 000 Männern über 50 Jahre.

DIE MUSKULATUR DER PROSTATA ENTSPANNEN

• Die Alphablocker: **Alfuzosin, Tamsulosin, Doxazosin, Terazosin, Silodosin**

Diese Medikamente entspannen den Basistonus der Prostatamuskeln. Sie wirken zugleich auf die Muskeln der Arterienwände. Tatsächlich wurden sie ursprünglich zur Behandlung von **Bluthochdruck** entwickelt, doch bei Bluthochdruck sind sie nicht effektiv genug. Die Entspannung der Prostatamuskulatur erleichtert das Abfließen des Harns. Die Stärkung des Harnstrahls ist fast sofort sichtbar, schon eineinhalb Stunden nach der Einnahme der ersten Tablette ist der Strahl stärker.

Man nimmt täglich eine Tablette, morgens oder abends. In der weit überwiegenden Mehrzahl der Fälle werden diese Medikamente gut vertragen, sie können jedoch manchmal Schwindelgefühle oder einen Blutdruckabfall auslösen sowie einen Schwächeanfall beim Wechsel von Liegen zum Stehen. Dieser Effekt beruht auf dem durch die Medikamente ausgelösten Blutdruckabfall, die ursprünglich ja eben Blutdrucksenker waren. Diese Schwächeanfälle können zu Stürzen führen und erhöhen damit das Risiko eines Oberschenkelhalsbruchs bei älteren Menschen. Man muss die Behandlung also vorsichtig einleiten, damit der Körper sich anpassen kann. Beim Aufstehen sollte man zuerst einen Moment sitzen bleiben, bevor man sich wirklich auf die Beine stellt.

Bestimmte **Alphablocker (Tamsulosin** und **Silodosin)** beeinflussen auch die Ejakulation, indem sie die Kontraktion der Samenbläschen blockieren. Dadurch verringert sich die Samenmenge bei der Ejakulation, ja es kommt zu »trockenen« Ejakulationen ohne Spermienausstoß. Man spricht dann von einer Anejakulation. Diese Folgen sind sofort nach Beendigung der Behandlung reversibel.[32, 33, 34]

- Die **Phosphodiesterase-5-Hemmer (PDE-5-HEMMER)**

Der Name sagt Ihnen nichts, aber wenn man Ihnen verrät, dass es sich um die Viagra-Gruppe handelt, dann fällt Ihnen schon mehr dazu ein. Aber was hat ein Medikament, das die Erektion verbessert, bei der Behandlung des Adenoms zu suchen? Es handelt sich um eine neue Behandlungsform des Adenoms, die erst seit wenigen Jahren

DIE ANTWORT LIEGT IM URIN ...

Kommt es infolge der Medikamente zu einer retrograden Ejakulation oder zu einer Anejakulation? Viele Jahre lang hat man sich diese Frage gestellt. Wenn man zur Behandlung eines Prostataadenoms bestimmte Alphablocker (insbesondere Tamsulosin und Silodosin) einnimmt und daraufhin eine Reduktion der Spermienmenge oder gar das vollständige Verschwinden feststellt, handelt es sich dann um eine retrograde Ejakulation, bei der Sperma zwar existiert, aber nicht austritt, weil es beim Orgasmus in die Blase ausgestoßen wird? Oder handelt es sich um eine Anejakulation, bei der kein Sperma mehr produziert wird?
Zwei Urologen aus New Orleans, Louisiana, Dr. Wayne J. G. Hellstrom und Dr. Suresh C. Sikka, fanden die Lösung: Es handelt sich um eine Anejakulation. Wie haben sie das nachgewiesen? Sie baten 48 bezahlte Freiwillige zu masturbieren, dann vier Tage lang einen Alphablocker (Tamsulosin oder Alfuzosin) oder ein Placebo zu nehmen und dann erneut zu masturbieren. Jedes Mal wurde unmittelbar nach der Ejakulation der Urin eingesammelt.
Unter Tamsulosingabe ist die Spermamenge am fünften Tag deutlich geringer als zu Beginn und bei einem Drittel der Freiwilligen gibt es überhaupt kein Sperma mehr. Gleichzeitig findet man aber auch kein Sperma im Urin. Das beweist, dass die Abnahme der Spermamenge nicht auf eine retrograde Ejakulation zurückzuführen ist (dann hätte man Sperma im Urin gefunden), sondern auf eine durch die Behandlung ausgelöste Anejakulation. Q.e.d. Unter Alfuzosin oder einem Placebo ist keine nennenswerte Veränderung der Ejakulation feststellbar.

angewandt wird. Ihre Wirkung bei Erektionsstörungen beruht darauf, dass sie das Muskelgewebe der Schwellkörper des Penis erschlaffen lässt. Durch diese Muskelentspannung kann das Blut besser einfließen und das Glied versteift besser. Von den Muskeln der Schwellkörper bis zu denen der Prostata ist es, wenn man so sagen darf, nur ein Schritt. Und dieser Schritt wurde gemacht: Ein Medikament aus dieser Gruppe, das Tadalafil (Handelsname Cialis), entspannt gleich-

zeitig die Muskeln der Schwellkörper und die der Prostata, es bessert damit zugleich Erektionsstörungen und das Prostataadenom.
Um das zu beweisen, wurde **Tadalafil** in einer großen Studie mit 500 Patienten mit einem Alphablocker (Tamsulosin) verglichen. Beide Mittel haben eine vergleichbare Wirkungskraft bei Problemen beim Wasserlassen, aber Tadalafil verbessert zusätzlich die Erektionen der Patienten. Man kann dabei nur Tadalafil und nicht die anderen Substanzen dieser Gruppe (Sildenafil, Vardenafil, Avanafil) einsetzen, denn nur bei Tadalafil hält die Wirkung so lange an, dass eine Tablette pro Tag ausreicht.

Die Behandlung wird sehr gut vertragen. Bisher setzte vor allem der hohe Preis (80 € pro Monat, nicht erstattet von der Krankenkasse) dem Einsatz des Medikaments Grenzen. Die vor kurzer Zeit erfolgte Zulassung von günstigeren Generika dürfte dazu führen, dass es nun immer häufiger verwendet wird. Denn jeder zweite Mann mit Problemen beim Wasserlassen aufgrund eines Adenoms hat gleichzeitig auch Erektionsstörungen, und dieses Medikament wirkt gleichzeitig bei beiden Problemen.[35]

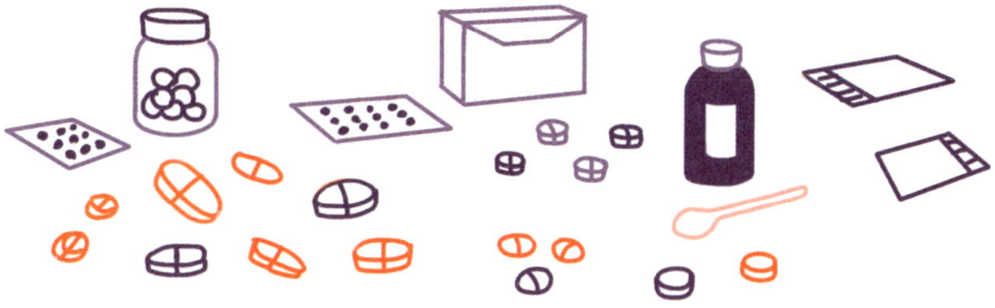

DIE GRÖSSE DER PROSTATA VERRINGERN: DIE 5-ALPHA-REDUKTASE-HEMMER: FINASTERID UND DUTASTERID

Um es gleich vorwegzunehmen: Kein Medikament kann die Prostata schrumpfen lassen und Ihnen die Prostata eines jungen Mannes zurückgeben. Im besten Fall kann die Medikamentengruppe, um die es hier geht, die Prostata um 20–25 % verkleinern. Das ist schon nicht schlecht, und oft bessern sich dadurch bereits die Beschwerden. Dabei war es eine Revolution, als dieses Medikament nach Jahren der Erprobung endlich auf den Markt kam. Endlich hatte man ein Mittel gefunden, das Prostataoperationen wegen eines Adenoms ersetzen konnte. Mit dieser Behandlung sollte die Prostata so viel kleiner werden, dass nie wieder eine Operation nötig wäre ... Seitdem sind wir um einige Illusionen ärmer, denn große Untersuchungen an mehreren Tausend Patienten haben gezeigt, dass das Prostatavolumen zwar reduziert wurde, aber zum einen nicht bei jedem, und zum anderen maximal um 20–25 %. Die gleichen Studien ergaben außerdem, dass die Behandlung eine Operation nicht ersetzen kann, aber immerhin senkt sie das Risiko einer Operation um 25 %.[36-37]

Beide beschriebenen Medikamente reduzieren außerdem das Risiko eines Harnverhalts um 25 %. Das ist ein sehr bedeutsamer Effekt, wenn man weiß, was für ein Drama eine Harnverhaltung im Leben eines Patienten sein kann. Beide Medikamente werden einmal täglich eingenommen und bessern die Beschwerden beim Wasserlassen, aber nicht sofort. Im Gegensatz zu den Alphablockern, die eine unmittelbare Wirkung zeigen, muss man etwa sechs Monate warten – so lange, bis die Prostata sich verändert –, um eine Wirkung der 5-Alpha-Reduktase-Hemmer zu sehen. Der Patient sollte ein Kondom benutzen, wenn seine Partnerin potenziell schwanger sein könnte, denn im Sperma findet man Spuren des Medikaments, und das kann Anomalien in der Entwicklung des Genitalapparats des Fötus auslösen.

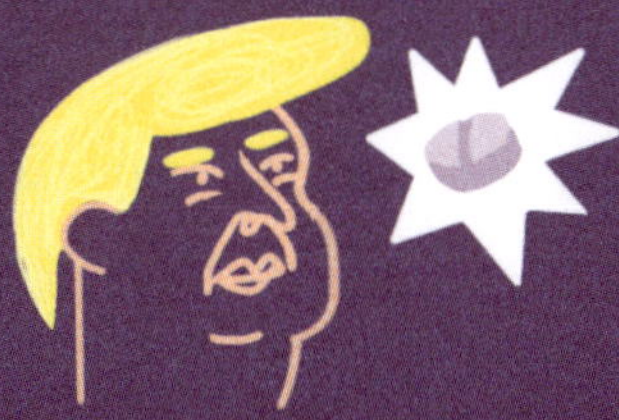

VOM GEHEIMNIS DER »MACHIHEMBRAS« IN DER DOMINIKANISCHEN REPUBLIK ZU EINEM MEDIKAMENT GEGEN PROSTATA-ADENOME … DAS DONALD TRUMPS HAARE WACHSEN LÄSST!

1974 entdeckte man das Geheimnis der **»Machihembras«.** Die Machihembras, wörtlich **»zuerst Frau, dann Mann«**, auch bekannt als **»gueve-doces«**, das bedeutet **Penis mit zwölf Jahren**, sind Pseudo-Hermaphroditen aus der Dominikanischen Republik. Sie kommen mit weiblichen äußeren Geschlechtsorganen auf die Welt und machen ab der Pubertät eine männliche Geschlechtsentwicklung mit Wachstum eines Penis durch, behalten aber ihr ganzes Leben lang eine verkümmerte Prostata. Bis 1974 wusste niemand, warum das so war. In diesem Jahr wurde nachgewiesen, dass dieser Pseudohermaphroditismus auf einen Erbdefekt zurückging: ein Enzym namens 5-Alpha-Reduktase, das das männliche Hormon Testosteron in Dihydrotestosteron umwandelt. Das Dihydrotestosteron wirkt auf die Prostata und initiiert ihre Entwicklung. Die Erkenntnis, dass das Fehlen der 5-Alpha-Reduktase bei den erwachsenen Machihembra für eine Atrophie der Prostata verantwortlich war, brachte die Forscher der Pharmaindustrie auf die Idee, ein Medikament zu erfinden, das dieses Enzym blockiert und bei Männern zur Rückbildung der Prostata eingesetzt werden könnte.

Achtzehn Jahre waren nötig, bis aus einem Molekül, das diese Blockade bewirken konnte, ein Medikament wurde: Finasterid, ein 5-Alpha-Reduktase-Hemmer. Nach zahlreichen sehr umfangreichen Studien an mehreren tausend Patienten wurde Finasterid zur Behandlung der BPH zugelassen. Unter Finasterid verringert sich das Volumen der Prostata, die nicht mehr durch Testosteron stimuliert wird, tatsächlich ein wenig, und die Beschwerden beim Wasserlassen bessern sich.

Die androgenetische Alopezie (Haarausfall) ist eine weitere Anomalie, die mit Testosteron zusammenhängt und mit Finasterid behandelt werden kann: Es handelt sich um junge Männer, die vorzeitig eine Glatze bekommen, dabei beginnt der Hausausfall an den sogenannten »Geheimratsecken«. Schon die geringe tägliche Gabe von Finasterid, 1 mg/Tag im Vergleich zu 4 mg für die Prostata, lässt ihre Haare wieder wachsen.

Glaubt man den Enthüllungen von Dr. Harold Bornstein, die vom Express veröffentlicht, aber nicht vom Weißen Haus bestätigt wurden, dann nimmt der Präsident der Vereinigten Staaten es seit vielen Jahren …[38]

Die 5-Alpha-Reduktase-Hemmer blockieren, wie ihr Name schon sagt, die 5-Alpha-Reduktase, also das Enzym, das in den Zellen der Prostata Testosteron in Dihydrotestosteron umwandelt. Dihydrotestosteron stimuliert das Wachstum der Prostatazellen. Wenn man einen 5-Alpha-Reduktase-Hemmer einnimmt, dann blockiert man folglich das Wachstum der Prostatazellen. Das führt zu einer Senkung des PSA-Werts, denn das PSA spiegelt die Aktivität der Prostatazellen wider. Durch die Behandlung wird der PSA-Wert ungefähr halbiert. Dieser Rückgang des PSA maskiert jedoch nicht eine eventuell zugrunde liegende Krebserkrankung. Im Gegenteil, der PSA-Spiegel muss unter einer solchen Behandlung sinken und er darf nicht wieder ansteigen. Wenn er unter der Behandlung ansteigt, dann muss man wirklich nach einem möglichen Krebsgeschehen forschen.[39]

Diese Wirkung auf das PSA ist besonders nützlich im Fall einer Kombination aus vergrößerter Prostata und erhöhtem PSA-Wert: Wenn der PSA-Spiegel durch die Behandlung sinkt und nicht wieder ansteigt, dann ist der erhöhte PSA-Wert eindeutig ausschließlich auf das Adenom zurückzuführen. Steigt der PSA-Wert dagegen nach einigen Behandlungsmonaten wieder an, dann beruht der erhöhte PSA-Wert möglicherweise auf einer damit verbundenen Krebserkrankung, nach der man dann suchen muss.

5-Alpha-Reduktase-Hemmer begünstigen daher nicht die Entstehung von Prostatakrebs und sie maskieren ihn auch nicht. Sie erleichtern ganz im Gegenteil die Erkennung eines bereits existenten Karzinoms anhand des PSA-Werts. Bei einer Behandlung mit 5-Alpha-Reduktase-Hemmern muss also der PSA-Wert regelmäßig kontrolliert werden, zu Beginn alle sechs Monate, nach zwei Jahren dann einmal pro Jahr. Eben weil diese Substanzen die Früherkennung von Krebs erleichtern, fand man unglücklicherweise in Studien bei den Patienten, die diese Medikamente nahmen, mehr aggressive Karzinome als bei den Patienten, die sie nicht einnahmen. Diese Beobachtung wurde zu den gesetzlich vorgeschriebenen Informationen auf dem Beipackzettel der Medikamente hinzugefügt. Man kann dem Beipackzettel außerdem entnehmen, dass mit ihrer Einnahme ein geringes Brustkrebsrisiko verbunden ist. Dieses Risiko ist sehr gering, falls es überhaupt existiert, denn in jüngeren Untersuchungen konnte es nicht nachgewiesen werden.

Diese Medikamente können das Sexualleben beeinträchtigen: Bei 20 % der Männer führen sie zu Erektionsstörungen und einem Rückgang der Libido. Diese Nebenwirkungen treten, falls überhaupt, in den ersten sechs Monaten der Behandlung auf. Wird die Behandlung gut vertragen, dann bleibt das auch nach Ablauf dieser Zeitspanne so. Falls allerdings solche Nebenwirkungen festgestellt werden, muss das Medikament sofort abgesetzt werden, denn manchmal bestehen sie auch danach noch weiter. Vor allem bei niedrig dosiertem Finasterid, das zur Anregung des Haarwachstums eingesetzt wird, wurde über ein solches Fortbestehen berichtet (s. S. 75).

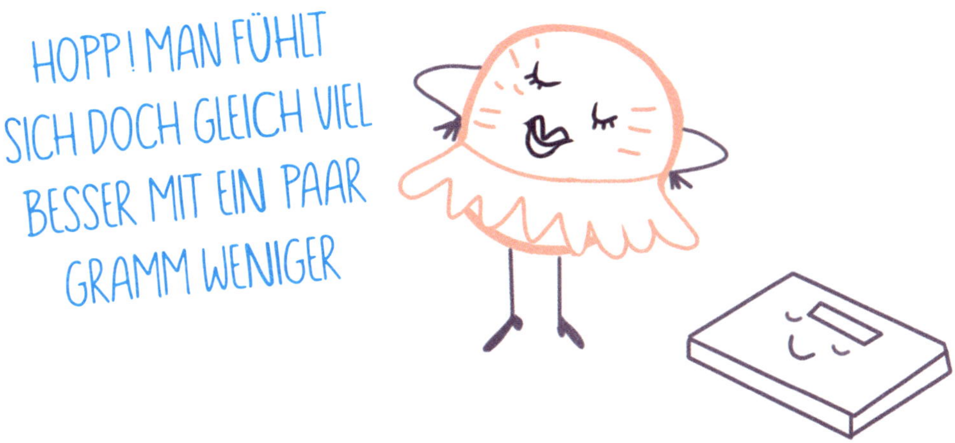
HOPP! MAN FÜHLT SICH DOCH GLEICH VIEL BESSER MIT EIN PAAR GRAMM WENIGER

DIE BLASE ENTSPANNEN: PARASYMPATHOLYTIKA UND BETA-2-SYMPATHOMIMETIKA

Wie wir gesehen haben, muss sich **die Blase bei einem obstruktiven Prostataadenom stärker kontrahieren, um sich zu entleeren** und den Urinabfluss durch die Prostata zu ermöglichen. Diese wiederkehrenden starken Kontraktionen bei jedem Wasserlassen, täglich über Jahre hinweg, verändern schließlich das Verhalten der Blase: Sie wird immer sensibler und erträgt es immer weniger, voll zu sein, man spricht dann von einer Reizblase. Das äußert sich in häufigerem, drängenderem, ja unbeherrschbarem Harndrang, es kann sogar zu einem unwillkürlichen Harnabgang kommen, so stark und ununterdrückbar ist der Drang. Diese Kontraktionen sind nicht mehr kontrollierbar, sie sind gewissermaßen ein Reflex, der einsetzt, sobald der Harn die Blase zu füllen beginnt.

Medikamente, die die Prostata entspannen oder ihr Volumen verringern, erleichtern die Passage des Harns durch die Prostata. Sie ändern jedoch nichts an den Anomalien der Blasenkontraktionen – jedenfalls nicht schnell und nicht vollständig.

Man muss folglich auf ergänzende Medikamente zurückgreifen, um den reflexartigen Kontraktionen der Blase entgegenzuwirken. Dabei gibt es zwei Ansatzpunkte: Entweder man blockiert die Kontraktion, oder man stimuliert die Entspannung. Damit bieten sich zwei Typen von Medikamenten an; die einen beeinflussen die Nerven, die die Kontraktion der Blase steuern, die anderen die, die die Entspannung kontrollieren.

Achtung: Wenn man die Kontraktionen blockiert oder die Entspannung verringert, dann werden die Blasenkontraktionen schwächer, das kann eine Blockade auslösen. Bevor man eine solche Behandlung beginnt, muss man sicherstellen, dass die Blase sich gut entleert, das heißt, dass nach dem Wasserlassen weniger als 200 ml Restharn in der Blase verbleiben.

Die Blasenkontraktion wird vom autonomen Nervensystem des Parasympathikus gesteuert. Wenn man diesen blockiert, dann blockiert man die Kontraktion. Genau das tun die sogenannten **»Parasympatholytika«**. Das sind die ältesten Medikamente gegen Störungen der Blasenkontraktion. Sie enthalten die Wirkstoffe Oxybutinin, Solifenacin, Tolterodin oder Trospiumchlorid. Diese Medikamente sind sehr effektiv, sie haben aber erhebliche Nebenwirkungen, weil sie auch andere Funktionen des Parasympathikus im Organismus hemmen. Wenn man sie einnimmt, besteht daher die Gefahr, dass man einen trockenen Mund bekommt, weil der Parasympathikus auch das Speichelsystem reguliert, oder dass man an Verstopfung leidet, weil er auch die Darmkontraktionen steuert.

Das parasympathische System spielt auch bei der Steuerung höherer Funktionen eine Rolle, insbesondere beim Gedächtnis. Äußerste Vorsicht ist bei der Einnahme von Parasympatholytika geboten, wenn man an der Parkinsonkrankheit oder unter Gedächtnisstörungen leidet. In diesen Fällen können die Medikamente die Erinnerungsdefizite verschlimmern[40–41] oder sogar – innerhalb einiger Jahre – bei

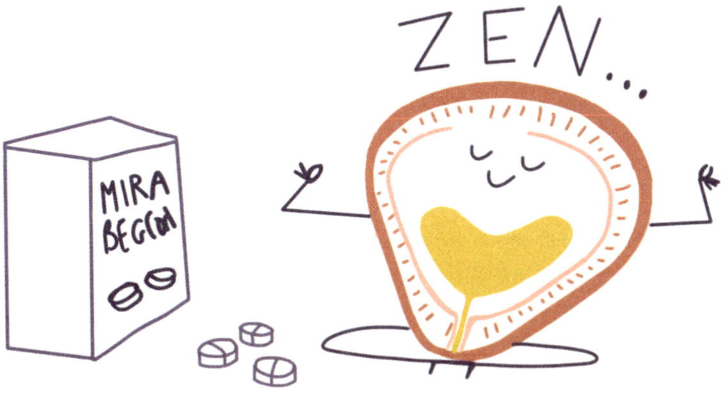

Parkinsonkrankheit (s. S. 80-81) die Gefahr einer Demenz erhöhen. Schließlich darf man diese Medikamente nicht nehmen, wenn man an einem Glaukom, das heißt unter einem erhöhten Augeninnendruck, leidet, denn sie verschlimmern die Situation.

Die Entspannung der Blasenmuskulatur wird dagegen vom Sympathikus gesteuert. Wenn man diesen stimuliert, dann erschlafft die Blasenmuskulatur. Darauf beruht die Wirkung von Mirabegron, einem Beta-3-Rezeptor-Agonisten. Er ist derzeit der einzige seiner Art.

Mirabegron (Handelsname **Betmiga 50**, tägliche Dosis eine Tablette) ist offenbar genauso wirksam wie ein Parasympatholytikum, allerdings ohne dessen Nebenwirkungen. Die Patienten nehmen es oft lieber als Anticholinergika ein. Zur Steigerung der Effektivität kann es mit Parasympatholytika kombiniert werden, und es funktioniert auch dann, wenn die Parasympatholytika nicht effizient genug sind. Es wird nur eingeschränkt angewendet, weil es nicht von der Krankenkasse erstattet wird.[42, 43]

UND WENN EINE PARKINSONKRANKHEIT DAHINTERSTECKT UND KEIN PROSTATAPROBLEM?

Die Parkinsonkrankheit ist die zweithäufigste neurodegenerative Krankheit nach der Alzheimerkrankheit. Sie betrifft 2 % der Männer über 65 Jahren, und häufig wird sie begleitet von Problemen beim Wasserlassen (80 % der Fälle) in Form von häufigem Toilettengang, überfallartigem Harndrang oder unwillkürlichem Urinverlust.

Diese Symptome können in allen Stadien der Krankheit auftreten, sogar schon von Anfang an, manchmal sind sie gar das erste verräterische Anzeichen der Krankheit. Ein Mann klagt, dass er zu häufig Wasser lassen muss und es ihm schwerfällt, sich zu beherrschen ... und man bemerkt ein leichtes Zittern der Hände oder eine gewis-

se Steifheit beim Gehen: Diese Indizien sprechen deutlich für diese Krankheitsdiagnose, die bis dato nicht bekannt war.
Der Grund, weshalb der Patient einen so häufigen und imperativen Drang verspürt, ist, dass die Parkinsonkrankheit auf dem Verlust bestimmter (dopaminerger) Neuronen beruht, die die Bewegungen steuern, aber auch die Blasenkontraktionen. Mit der Behandlung der Parkinsonkrankheit verschwinden auch die Blasenprobleme. Man darf nur mit Vorsicht Anticholinergika geben, falls das nicht vollständig gelingt, denn bei Parkinsonkrankheit können sie das Risiko einer Demenz nach einigen Jahren erhöhen. Einer schon älteren norwegischen Studie zufolge verdoppelt sich das Demenzrisiko, wenn man unter Parkinson leidet und Antiparasympatholytika einnimmt.[44] Die Alternative ist Mirabegron, ein Sympathomimetikum, das keinerlei Nebenwirkungen auf höhere Gehirnfunktionen hat, es besteht keine Gefahr für eine Gedächtnisstörung oder Demenz.

Ein Mann kann außerdem an einer **Parkinsonkrankheit** und einem **Prostataadenom** leiden. In diesem Fall muss er gleichzeitig häufig auf die Toilette und hat einen schwachen Harnstrahl, und die Behandlung der Parkinsonkrankheit ändert nichts an den Problemen beim Wasserlassen. Unter diesen Umständen ist größte Vorsicht geboten, denn eine Prostataoperation bei bestehender Parkinsonkrankheit birgt wegen der mangelhaften Kontrolle der Blasenkontraktionen ein hohes Inkontinenzrisiko nach der Operation. Um die Situation richtig zu beurteilen, kann man die Operation simulieren, indem man einen Stent in die Prostata einsetzt, um sie zu öffnen. Wenn es dem Patienten mit dem Stent besser geht und er keinen Urin verliert, dann kann man gefahrlos operieren (s. S. 100).

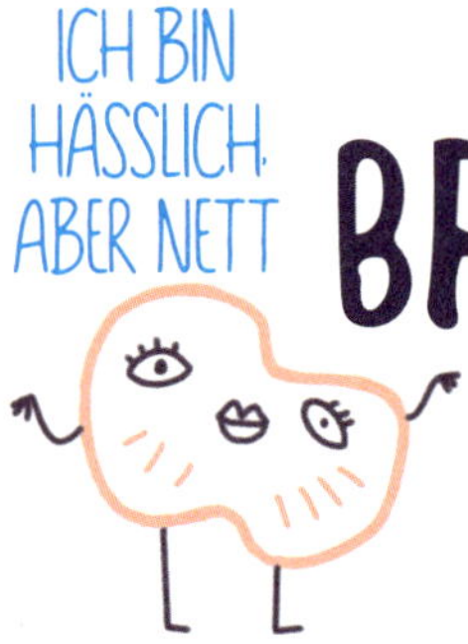

BRAUCHEN SIE EINE BEHANDLUNG?

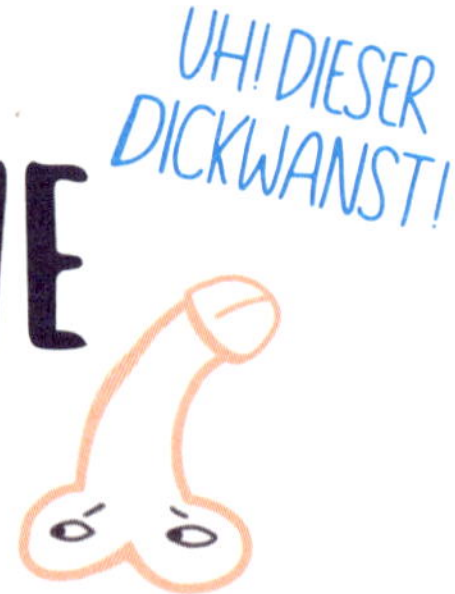

Ein Prostataadenom ist an sich noch kein Grund für eine Behandlung: Man behandelt keine Prostata, nur weil sie vergrößert ist. Ein Patient wird nur dann behandelt, wenn die vergrößerte Prostata ihn stört, was – wie wir gesehen haben – nur auf etwa 20% der Betroffenen zutrifft.

SAG MIR, WO DU WOHNST ...

Überraschenderweise variieren die Behandlungsquoten wegen eines Adenoms je nach Wohnsitz in Frankreich ganz erheblich, während das Risiko für Prostatabeschwerden überhaupt nicht von diesem Parameter abhängt. Möglicherweise herrscht in manchen Regionen ein Mangel an Urologen oder die Betroffenen achten weniger auf ihre Gesundheit und konsultieren deshalb seltener einen Spezialisten.

WELCHE MEDIKAMENTE SOLL MAN NEHMEN?

Im Prinzip beginnt man mit einem rezeptpflichtigen Pflanzenextrakt (*Pygeum africanum* oder *Serenoa repens*) oder einem Alphablocker. Und wenn das nicht wirkt, ändert man die Behandlung.

- Wenn der Harnstrahl weiterhin schwach und das Wasserlassen schwierig ist und zudem die Prostata vergrößert ist, **dann kombiniert man Alphablocker und 5-Alpha-Reduktase-Hemmer.**

- Wenn der weiterhin ein häufiger und imperative Drang zum Wasserlassen auftritt, dann kombiniert man Alphablocker und Anticholinergika oder Beta-3-Adreno-Rezeptor-Agonisten.

- Wenn weiterhin Erektionsstörungen bestehen, dann ersetzt man die Behandlung durch einen Phosphodiesterase-5-Hemmer.

MUSS MAN DAS GANZE LEBEN LANG MEDIKAMENTE NEHMEN?

Ziel einer Behandlung des Prostataadenoms ist natürlich die Besserung der Symptome, über die man klagt, aber man versucht auch eine Verschlimmerung und damit die Notwendigkeit einer Operation zu vermeiden.

Lange Zeit glaubte man, kein Medikament sei in der Lage, den Lauf der Dinge zu beeinflussen, und kein Medikament könne etwas daran ändern, dass der Patient später an der Prostata operiert werden musste, egal, was man ihm verordnet hatte.

Die Dinge kamen erst in Bewegung, als vor etwa 15 Jahren die 5-Alpha-Reduktase-Hemmer auf den Markt kamen, die das Risiko einer Operation und eines Harnverhalts senken, und als die Alphablocker entwickelt wurden, die Patienten mit Harnverhaltung wieder das Wasserlassen ermöglichen.

Daraus ergibt sich logischerweise, dass man in erster Linie nur Patienten, bei denen das Risiko einer Verschlechterung im Laufe der Zeit besteht, langfristig Medikamente verordnet, um ebendiese Verschlechterung zu vermeiden. Im Klartext: Sinnvollerweise sollte man nur dann eine lebenslange Behandlung in Betracht ziehen, wenn langfristig die Gefahr einer Verschlechterung besteht. Wie wir gesehen haben, sind es die ältesten Patienten, bei denen die Prostata am stärksten vergrößert, das Harnvolumen am niedrigsten und der Restharn am größten ist, bei denen eine lebenslange Behandlung wünschenswert ist.

»Offiziell und statistisch« steigt das Risiko ab 62 Jahren, ab einem IPSS-Wert über 17, einer Prostatagröße über 31 g, einem PSA-Wert über 1,6 ng/ml, einer maximalen Harnmenge unter 10,6 ml/Sekunde und einer Restharnmenge über 39 ml. Man muss jedoch betonen, dass diese Werte nur statistische Werte sind, die für den Einzelfall keine Aussagekraft besitzen, und dass das Risiko bei Überschreiten dieser Werte nur schwach steigt.

Es handelt sich um eine Tendenz: **Je älter man ist und je größer und störender die Prostata ist, umso größer ist mit der Zeit das Risiko für Komplikationen und umso eher neigt man dazu, zu einer lebenslangen Behandlung zu raten.**

In den anderen Fällen bleibt die Situation entweder im Laufe der Zeit gleich oder sie bessert sich spontan. Bei diesen Patienten, bei denen langfristig nur ein geringes Risiko für eine Verschlechterung besteht, kann man die Behandlung nach drei Monaten unterbrechen und nur dann wieder aufnehmen, wenn die Symptome erneut auftreten.

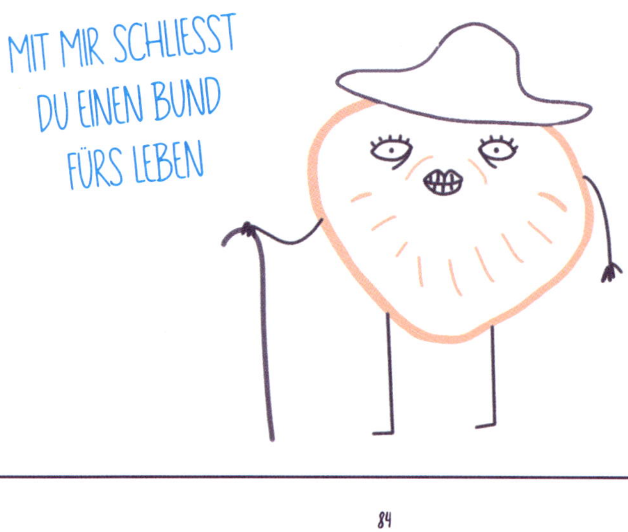

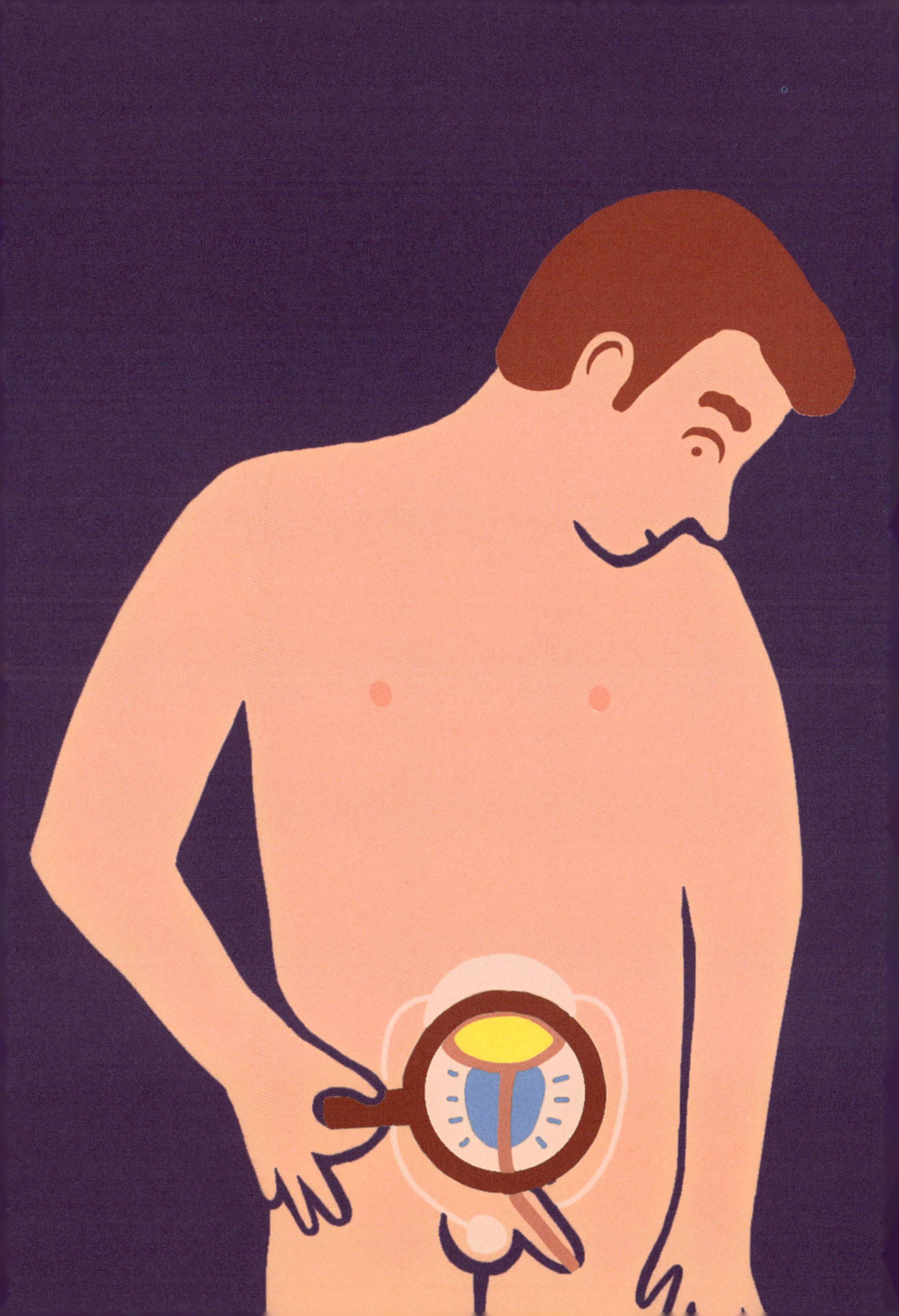

DER NÄCHSTE BITTE!

WENN MAN UNTER DAS MESSER MUSS

WENN ES SEIN MUSS: DANN MUSS MAN ES HINTER SICH BRINGEN

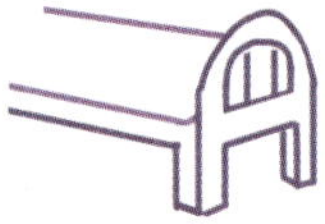

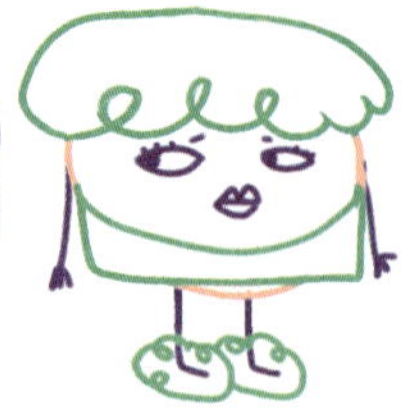

Bei der Operation wird das Prostataadenom, das heißt der Auswuchs, der den Blasenausgang blockiert, entfernt. Im Gegensatz zum Prostatakarzinom entfernt man also nicht die ganze Prostata, sondern nur das Adenom, das sich in ihrem Innern gebildet hat. Tatsächlich ist die Grenze zwischen dem Adenom, das im Zentrum der Prostata gewachsen ist, und der Prostata selbst darum herum – die man aus diesem Grund als periphere Prostata bezeichnet – sehr deutlich zu erkennen.

MUSS MAN OPERIEREN?

Grob gesagt muss man in zwei Situationen operieren:

1. **Bei Komplikationen** (vollständiger Harnverhalt, Blasensteine, starke Blutungen oder wiederholte Infektionen) oder bei Gefahr von Komplikationen (chronischer Harnverhalt mit erheblichem Restharn). **In diesem Fall rät der Arzt zur Operation.**

2. Wenn die Beschwerden beim Wasserlassen (Pressen, um zu urinieren, häufiger Harndrang) trotz medikamentöser Behandlung fortbestehen. In diesem Fall will der Patient operiert werden, weil er es nicht mehr aushält, so zu leben.

WENN DER SCHEIN TRÜGT: VORSICHT VOR FALSCHEM RESTHARN

Der Restharn ist das, was nach dem Wasserlassen in Ihrer Blase zurückbleibt. Normalerweise muss diese Menge unter 200 ml liegen. Eine erhöhte Restharnmenge ist ein Anzeichen dafür, dass die Blase sich nicht vollständig entleeren kann und auf Dauer geschädigt wird. Für den Urologen ist sie ein Kriterium, das für eine Operation des Adenoms spricht.

Achtung: Verfälschen Sie nicht die Fakten, indem Sie vor der Untersuchung, wie vom Arzt angeordnet, einen Liter Wasser trinken, damit Ihre Blase schön gefüllt ist, bevor der Radiologe einen Ultraschall macht. Die Blase ist dann überdehnt und kann sich nur schwer entleeren, wenn man Sie plötzlich auffordert, auf die Toilette zu gehen und so schnell wie möglich wieder zurückzukommen, damit der Restharn gemessen wird. Vor allem, wenn die Toiletten direkt in den Warteraum gehen und alle Welt sich fragt, wann Sie endlich wieder herauskommen. Dann fällt es Ihnen schwer zu urinieren, es kommen nur ein paar Tropfen, und nach Ihrer Rückkehr schreibt der Urologe, nachdem viel Harn in Ihrer Blase zurückbleibt, dass der Restharn beträchtlich ist.
Aber kaum sind Sie aus der Praxis, gehen Sie im ersten Café auf die Toilette und dann entleeren Sie Ihre Blase vollständig. Die Berechnung Ihres Restharns wurde durch die Untersuchungsbedingungen verfälscht, und es besteht die Gefahr, dass Sie grundlos operiert werden!

Die Blase muss vor der Untersuchung nicht voll sein, wenn man den Restharn bestimmen will. Trinken Sie nichts. Und wenn der Radiologe Ihnen Vorwürfe macht, weil Ihre Blase leer ist und er sie nicht sieht, dann haben Sie gewonnen. Das wollten Sie hören: Sie haben keinen Restharn.

WAS PASSIERT BEI DER OPERATION?

In den ersten Jahren meines Medizinstudiums **fand ich, dass die Urologen wirklich sehr gute Chirurgen waren, weil sie das Adenom, das die Harnröhre umgibt, entfernten, ohne diese zu beschädigen.** Ich war enttäuscht, als ich erfuhr, dass die Harnröhre an dieser Stelle im Zentrum der Prostata liegt und durch die Prostata selbst gebildet wird. Es handelt sich nicht um eine Röhre, die die Prostata durchzieht, sondern die Prostata selbst ermöglicht die Passage des Harns. So kommt es, dass diese Passage sich verengt, wenn die Prostata sich vergrößert. Um die Passage wieder freizulegen, entfernt man das Adenom, und der Kanal ist sofort erweitert. Die neue »Wand« der Harnröhre wird durch die periphere Prostata gebildet, die übrig bleibt.

Stellen Sie sich vor, Sie seien auf einem Schiff auf dem Canal du Midi. Plötzlich hindert eine Geröllhalde an der Böschung Sie an der Weiterfahrt. Sie bewaffnen sich mit Schaufeln und Hacken und tragen den Schutt ab, damit Sie durchfahren können, oder aber die zuständige Behörde beordert einen Schwimmbagger herbei, um den Schutt an der Böschung abzutransportieren. Genau das machen im übertragenen Sinn die Urologen, wenn sie das Adenom eines Patienten entfernen: Sie steigen vom Blasenauslass am Ende der Eichel durch die Harnröhre auf, und wenn sie an der durch den Auswuchs der Prostata gebildeten Geröllhalde ankommen, dann benutzen sie weder Schaufeln, noch Hacken, noch Schwimmbagger, sondern eine kleine elektrische Drahtschlinge, und tragen das Gewebe der Prostata von innen in kleinen Scheiben ab, um den Durchgang zu erweitern. Diese Operation wird als »Transurethrale Resektion der Prostata« (TURP) bezeichnet. Die Schnipsel werden anschließend mit einer dicken Spritze abgesaugt.

Die transurethrale Resektion der Prostata ist eine der häufigsten Operationen in Frankreich, etwa 60 000 Franzosen werden jedes Jahr wegen eines Adenoms operiert. Die Anzahl der Operationen variiert in den verschiedenen Regionen Frankreichs, ohne dass man den genauen Grund dafür wüsste. Man sollte meinen, dass das Risiko, abhängig vom Alter wegen eines Prostataadenoms an Beschwerden zu leiden, überall gleich ist, egal, wo man in Frankreich lebt. Doch es gibt große Unterschiede von einer Region zur anderen. Eine mögliche Erklärung dafür könnte die unzureichende Versorgung mit Urologen in bestimmten Regionen sein.

ANZAHL DER WEGEN EINES PROSTATAADENOMS BEHANDELTEN MÄNNER IN ABHÄNGIGKEIT VON IHREM WOHNORT: BEINAHE DOPPELT SO VIELE OPERATIONEN WEGEN EINES PROSTATAADENOMS IN DER REGION CHAMPAGNE-ARDENNE WIE IM BENACHBARTEN NORD-PAS-DE-CALAIS.

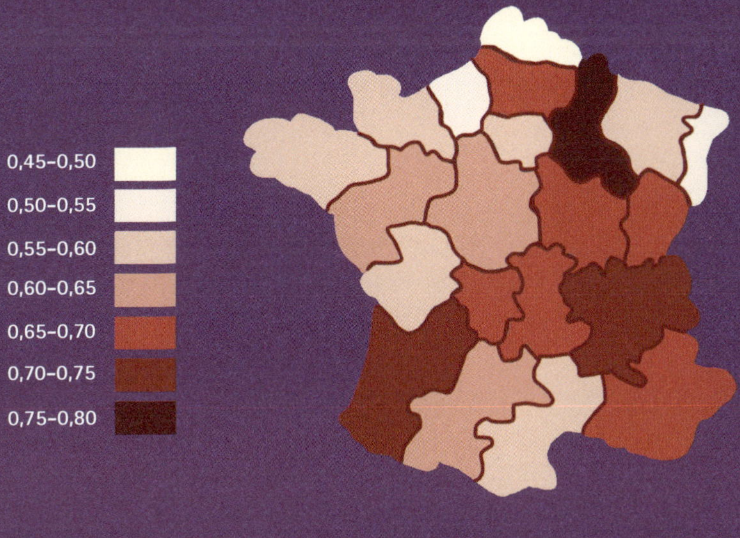

Operationsquote von 100 000 Männern über 50 Jahren.

ADENOMOPERATIONEN IN DER PRAXIS

Es gibt zwei Operationsmethoden:

1 **Die transurethrale Prostataresektion:** Wir haben ihre Funktionsweise bereits kennengelernt, dabei wird eine Drahtschlinge durch die Harnröhre eingeführt und das Prostatagewebes wird »abgehobelt« und entfernt. Tatsächlich handelt es sich bei diesem Eingriff um eine endoskopische (d. h. »ärztliche Untersuchung von innen heraus«) Resektion (d. h. »Entfernung«) der Prostata. Man kann das Abtragen durch eine elektrische Drahtschlinge (Resektion) auch durch die Verdampfung des Adenoms mit einem Laser ersetzen. Das Prinzip ist gleich, es ändert sich nur das Instrument, das der Chirurg verwendet.

Diese Operation wird unter Vollnarkose oder mit einer Spinalanästhesie (Rückenmarksnarkose) durchgeführt. Sie dauert etwa eine Stunde und kann unter bestimmten Bedingungen auch ambulant durchgeführt werden, sodass der Patient abends nach Hause kann. Nach dem Eingriff legt der Chirurg einen Blasenkatheter und sorgt gegebenenfalls für eine Dauerspülung durch den Katheter mit Kochsalzlösung, bis die Blutung aufhört.

Wenn die Prostata sehr klein ist – das kommt vor, denn auch ein kleines, aber »schlecht platziertes« Adenom kann den Harnabfluss blockieren -, dann beschränkt sich der Eingriff manchmal auf einen schlichten Einschnitt in die Prostata. Durch diesen Spalt in der Prostata lockert sich der Ring, den sie bildet, und die prostatische Harnröhre erweitert sich, dadurch kann der Urin besser abfließen. Man bezeichnet das als »transurethrale Prostatainzision«. Dabei setzt der Chirurg mehrere kleine Einschnitte an der Kapsel der Prostata sowie am Blasenhals, denn auch letzter kann zu eng sein.

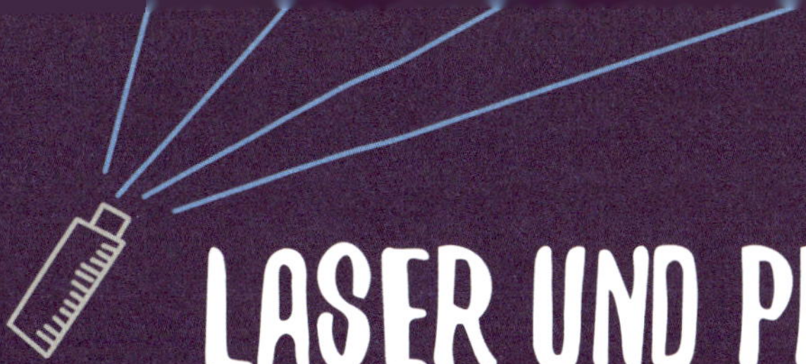

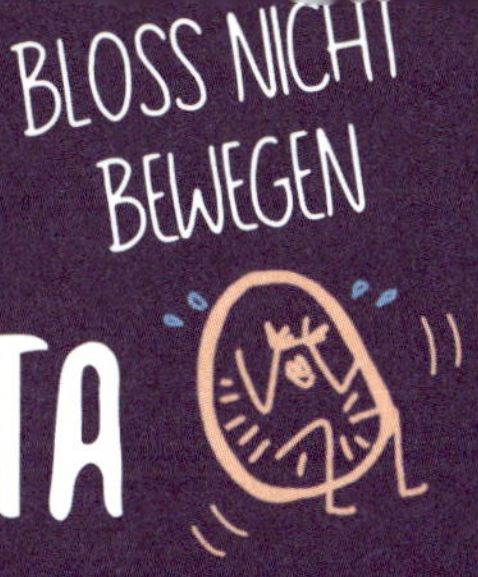

LASER UND PROSTATA

Der Laser gehört zu den großen Mythen unserer modernen Gesellschaft, es ist zugleich Symbol und Synonym für Spitzentechnologie und garantierte Effektivität.

Ein Laser ist, wie sein Name, der eine Abkürzung ist *(light amplification by stimulated emission of radiation)* besagt, nichts weiter als ein spezielles Licht, das aus einer einzigen Farbe besteht. Wenn der Lichtstrahl auf einen Gegenstand trifft, dann wird die darin eingeschlossene Energie von diesem Hindernis absorbiert und in Wärme umgewandelt. Mit einem Laser kann man also Gewebe verbrennen, aber er verbrennt auch alles, was er auf dem Weg dorthin passiert. Im Raum zwischen einem Laser und der zu verbrennenden Struktur darf sich daher nichts befinden.

Bei der Prostata ist es problemlos möglich, eine Laserfaser mit einem Endoskop durch die Harnröhre einzuführen, um einen Kontakt mit der Prostata herzustellen und sie zu verbrennen. Tatsächlich ist die abgegebene Energie so enorm, dass das Prostatagewebe nicht einfach verbrannt wird, sondern auf der Stelle verdampft. Im Vergleich mit einer transurethralen Resektion fallen keine Schnipsel an, die entfernt werden müssen; es gibt keine Prostata mehr, sie verdampft ... Zumindest theoretisch, denn in der Praxis kann trotzdem ein Rest Prostata übrig bleiben: Jeder dritte Mann muss nach einer Laservaporisation der Prostata aufgrund erneuter Prostatabeschwerden innerhalb von fünf Jahren wieder operiert werden, im Vergleich zu jedem zehnten Mann nach einer elektrischen Resektion.

Auf eine Laservaporisation folgt häufig eine unangenehme Phase mit Irritationen im kleinen Becken, imperativem Harndrang und Brennen beim Urinieren. Diese Symptome verschwinden nach einigen Wochen.

In den ersten Jahren nach der Operation ist die Laservaporisation ebenso wirksam wie die transurethrale Resektion, langfristig fehlen jedoch noch Daten. Offenbar ist das Risiko einer erneuten Behandlung größer (s. oben).

Laser wie urethrale Resektion führen zu einer retrograden Ejakulation, beide haben jedoch keinen Einfluss auf Erektionen und Orgasmus. Warum also eine Laseroperation? Der einzige erwiesene Vorteil gegenüber der elektrischen Resektion ist die Verringerung des Blutungsrisikos. Aber wie man weiß, ist das Risiko einer Blutung bei einer transurethralen Resektion im Durchschnitt nicht höher als bei einer Blutspende.

Patienten, die Blutgerinnungshemmer nehmen, müssen gesondert betrachtet werden, denn in manchen Fällen ermöglicht der Einsatz der Lasermethode, dass sie ihre Medikamente weiter einnehmen.[45]

2 Transvesikale Adenomektomie: Diese Operationsmethode macht nur etwa 10% der Operationen von Prostataadenomen aus, denn sie betrifft nur sehr große Adenome, deren endoskopische Resektion zu lange dauern würde. Man extrahiert das Adenom von oben, indem man die Blase öffnet.

Dieser Eingriff erfordert folglich einen Schnitt durch die Haut. Es handelt sich um einen 5–8 cm langen, vertikalen Einschnitt in der Mitte des Unterbauchs von der Peniswurzel bis zum Nabel. Der Chirurg schiebt die Muskeln beiseite, öffnet dann die Blase, führt den Finger in die Blase ein und entnimmt das Adenom, ein bisschen so, als würde man ein Ei aus dem Eierbecher ziehen – das Ei entspricht dabei dem Adenom und der Eierbecher der Prostata. Anschließend verschließt der Chirurg die Blase, die Muskeln und die Haut wieder und legt für vier bis fünf Tage einen Blasenkatheter. Die Genesung dauert etwas länger als nach einer endoskopischen Resektion, denn man muss ein paar Tage warten, bis der Blasenverschluss vernarbt.

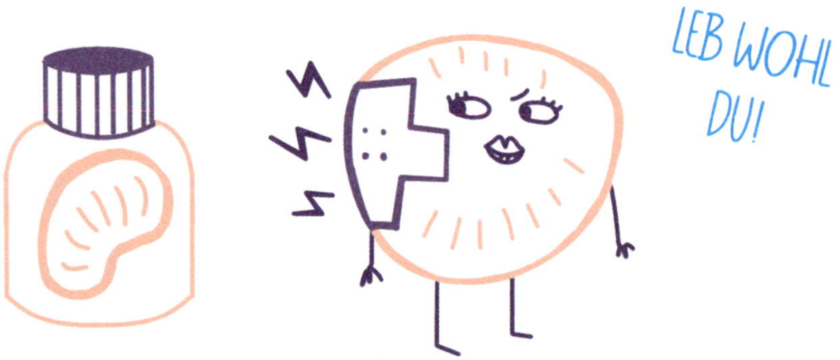

Für die Auslösung großer Adenome gibt es schließlich noch eine Alternative, nämlich die **endoskopische Prostataenukleation.** Diese Technik ist wenig verbreitet, denn sie ist schwierig zu lernen und zeitraubend in der Durchführung, während der Nutzen für die Patienten noch zu beweisen ist.[46] Dabei erfolgt der Zugang durch die Harnröhre bis zur Prostata, die Verbindungen zwischen Adenom und Prostatakapsel werden verkocht bzw. durchtrennt, sodass das Adenom von der Prostatakapsel gelöst werden kann, wie es der Chirurg bei der transvesikalen Adenomektomie mit der Hand macht. In diesem Fall bleibt jedoch die Blase geschlossen. Das im Ganzen ausgelöste Adenom wird in die Blase befördert, wo es zerkleinert wird, um schließlich abgesaugt zu werden.

DIE GLEICHEN RISIKEN FÜR KOMPLIKATIONEN UND SPÄTFOLGEN

Bei der Entfernung des Adenoms aus der Prostata kommt es zwangsläufig zu Blutungen. Doch dieser Blutverlust ist unbedeutend, denn der Gesamtblutverlust entspricht der Menge, die man bei einer Blutspende verliert, 400–500 ml.

Es kann jedoch auch zu stärkeren Blutungen kommen, weshalb der Chirurg möglicherweise den Blasenkatheter und die Spülung länger liegen lässt oder sogar noch einmal operieren muss, um die Blutung zu stillen, aber das ist selten.

Durch die Entfernung des Adenoms setzt man die Keime frei, die die Prostata eventuell enthält. In Urinanalysen kann man häufig nach der Operation Keime nachweisen. Dabei handelt es sich nicht um Krankenhauskeime im eigentlichen Sinn, denn der Patient ist mit den Keimen in seiner Prostata im Krankenhaus angekommen, ohne es zu wissen. Manchmal findet man eine viele Jahre zurückliegende Harnwegserkrankung, eine »Prostatitis«, die eine Erklärung dafür sein kann (s. S. 14), aber nicht immer.
Die Prostata kann im Normalzustand von Keimen besiedelt sein, ohne dass der Patient sich dessen bewusst ist. **Das ist bei etwa 20 bis 25 % der Männer der Fall, die an der Prostata operiert wurden.**

Bei diesen Keimen handelt es sich um Staphylokokken, Escherichia coli oder Enterobakterien, die unbemerkt in der Harnröhre aufgestiegen sind und sich in der Prostata angesiedelt haben. Sie sind da, ohne Beschwerden zu verursachen. Durch die Operation werden sie in den Harn freigesetzt. Ganz ohne Antibiotika oder irgendeine Behandlung verschwinden sie nach wenigen Wochen, und der Urin wird wieder steril. Dennoch werden unmittelbar vor dem Eingriff präventiv Antibiotika injiziert, um eine gefährliche Freisetzung dieser Keime zu vermeiden.[47-48]

Selten kommt es nach einer Operation trotzdem zu einer »echten« Infektion, und diese Infektion kann in einen Hodensack aufsteigen: Es handelt sich um eine Nebenhodenentzündung (die Nebenhoden liegen hinten an den Hoden auf, durch ihre Gänge werden die Samenzellen des Hodens in die Prostata befördert). Man spürt dann in den Tagen nach der Operation einen heftigen Schmerz in einem Hoden, der rot und geschwollen ist. Eine zwei- bis dreiwöchige Behandlung mit Antibiotika bringt alles wieder in Ordnung.

Bei der Entfernung des Adenoms wird der Blasenschließmuskel nicht berührt. Das Risiko einer Inkontinenz, vor der die Patienten so viel Angst haben, ist verschwindend gering. Allerdings muss man in den sechs bis acht Wochen nach der Operation mit kleinen Missgeschicken rechnen. Denn bis die Prostata vernarbt ist, ist der Bereich sehr gereizt, und das kann zu plötzlichem und unwiderstehlichem Harndrang führen. Sollte das der Fall sein, dann muss man mit Antibiotika behandeln, wenn Keime im Urin sind, und andernfalls Anticholinergika nehmen, also Medikamente, die die Blasenkontraktionen lähmen (s. S. 80–81).

Bei der Entfernung des Adenoms werden die Erektionsnerven nicht berührt, und theoretisch besteht kein Impotenzrisiko. Tatsächlich aber werden die Erektionen bei manchen Männern trotzdem schwächer nach der Operation ... während sie bei anderen stärker werden!

In der Schweiz wurden zwischen 2000 und 2005 1014 Patienten nach der Operation ihres Prostataadenoms über ihr Sexualleben vor und nach der Operation befragt. Die in vierzehn Einrichtungen durchgeführte Untersuchung, die 2007 von dem Züricher Team veröffentlicht wurde, ergab, dass die Hälfte der Patienten nach einer Prostataresektion keine Veränderung ihrer Erektionen feststellte, während 20 % von ihnen eine Verschlechterung und 30 % eine Verbesserung konstatierten. Es gibt keine rationale Erklärung für diese Verschlechterungen oder Verbesserungen, psychische Faktoren dürften wohl mit hineinspielen.[49]

Durch die Entfernung des Adenoms tritt bei der Ejakulation kein Sperma mehr aus, man spricht vom **trockenen Orgasmus** oder einer retrograden Ejakulation. Das Sperma ergießt sich in die Blase. Das erklärt sich daraus, dass die Schnittstelle zwischen Prostata und Blase geschlossen sein muss, damit der Erguss nach außen erfolgt. Dieser Verschluss ist nur möglich, wenn der obere Teil der Prostata sich bei der Kontraktion hermetisch verschließt, und dieser Verschluss ist nach der Abtragung des Adenoms nicht mehr möglich, denn dadurch wird die Prostata weit geöffnet, damit der Urin leicht passieren kann.

Man muss die retrograde Ejakulation nach der Operation als dauerhaft betrachten, auch wenn in seltenen Fällen weiter eine Ejakulation möglich ist. Manche Patienten bedauern das zwar, aber es wird nur in Ausnahmefällen ein Hinderungsgrund für eine Operation, denn bei einem Adenom ist die Ejakulation ohnehin bereits schwer gestört (s. Kasten S. 72). Wir müssen aber mit Nachdruck darauf hinweisen, dass auch bei einer retrograden Ejakulation weder die Erektionen noch das Lustempfinden beeinträchtigt sind.

Nach der Abtragung des Adenoms kann man keine Kinder mehr bekommen. Nachdem das Sperma in die Blase gelangt ist, wird es an-

schließend mit dem Urin ausgeschieden, ohne dass die Blase dabei Schaden nimmt.

ABER HEILUNG IN PRAKTISCH ALLEN FÄLLEN

... und das ist logisch: Ein Adenom behindert den Abfluss des Harns. Wenn man das Hindernis beseitigt, das heißt das Adenom entfernt, dann ist man geheilt. Die Verbesserung nach der Operation ist folglich spektakulär, insbesondere was die Stärke des Harnstrahls anbelangt. Während man zuvor warten musste, bis der Harnstrahl einsetzte, am Glied ziehen musste, um ihn auszulösen, auf seine Schuhe achten musste, weil der Strahl so schwach war, pressen musste, damit es losging, und auf die Toilette zurückmusste, kaum dass man den Hosenschlitz geschlossen hatte, ist danach alles anders: Der Harnstrahl ist stark und setzt sofort ein wie früher. Die Patienten hatten vergessen, dass man Wasser lassen konnte, ohne daran denken zu müssen, so wie man atmet. Im Übrigen sagt mir die überwältigende Mehrheit der Patienten, wenn sie zur Nachuntersuchung kommen: **»Es ist fantastisch, ich hätte es schon viel früher machen sollen!«**

Die Operation bringt Heilung, und meistens fürs ganze Leben. Die Prostata kann wieder wachsen nach der Operation, aber das dauert, und es dauert noch länger, bis sie wieder zum Hemmnis wird: Das Risiko einer erneuten Operation vor dem Lebensende liegt unter 10 %.

Manchmal muss man auch nach der Operation, zumindest einige Monate lang, weiter Medikamente einnehmen, um die Blase zu entspannen (s. S. 78–80). Sie kontrahiert sich nämlich weiterhin zu stark, auch nach der Operation, weil sie es gewohnt ist, gegen die blockierende Prostata zu kämpfen, auch wenn das Hindernis entfernt wurde. Mit der Zeit aber, innerhalb einiger Monate, normalisiert sich die Blase wieder.

INSTRUMENTELLE BEHANDLUNGEN

»Geköpft, ausgenommen, gerupft? Ist es das, was Sie wollen?«

(OSS 117: Der Spion, der sich liebte)

Die Prostata wird zwar nicht »geköpft, ausgenommen, gerupft«, sondern sie wurde und wird manchmal noch immer und wohl auch noch in Zukunft **»erhitzt, verbrannt, abgelöst, mit einem Stent versehen, mit Alkohol oder Botox behandelt, ausgeweitet, embolisiert ...«** – alles in der Hoffnung, dass man, ohne wirklich zu operieren, Ejakulationen behalten und gleichzeitig besser Wasser lassen kann.

Problemlos Wasser lassen und dabei seine Ejakulationen behalten ... das hätten alle Patienten gerne, alle Urologen würde es gerne vorschlagen und alle Pharmaunternehmen würden es gerne verkaufen. Kurz, die ganze Welt wartet auf die Entdeckung dieses Grals, dieser neuen Technik, die die Behandlung des Prostataadenoms revolutionieren wird. Es gab schon viele Kandidaten dafür und es wird noch viele weitere geben. Seit 25 Jahren tauchen regelmäßig neue instrumentelle Techniken auf, die versprechen, genauso gut zu sein wie die traditionellen Operationsmethoden, dabei jedoch den Samenerguss erhalten.

Zwischen 1990 und 2000 tauchte die sogenannte **transurethrale Mikrowellenthermotherapie** auf. Dabei wird eine Minimikrowelle durch die Harnröhre in die Prostata geschoben und das Gewebe auf eine Temperatur etwas über der von hohem Fieber erhitzt. Große Hoffnungen und tiefe Enttäuschungen begleiteten diese Therapie, die kaum effektiver als ein Placebo ist.

Es folgten Ultraschallgeräte im Miniformat, die durch das Rektum eingeführt wurden und die Prostata nun nicht mehr nur auf 39 Grad Celsius, **sondern auf 100 Grad erhitzten ... ohne mehr Erfolg.**
Parallel dazu wurden in Anlehnung an das Prinzip der Stents bei

Herzkranzarterien Röhrchen entwickelt, die auf Dauer in die Prostata eingesetzt werden und die Harnpassage frei halten sollen. Leider blieben diese Prostatastents oft nicht an ihrem Platz und landeten in der Blase oder nisteten sich im Gegenteil in der Prostatawand ein und verstopften binnen weniger Monate.

Andere Erfinder glaubten die Prostata mit einem Ballon erweitern zu können, der durch das Glied eingeführt und im Innern stark aufgeblasen wurde. Die Idee war, so alle zirkulären Fasern zu zerreißen, die den Harndurchfluss verengten. Das brachte die Prostata zum Bluten, verbesserte aber nicht den Harnfluss.

Man injizierte sogar **Ethanol**, reinen Alkohol, direkt in die Prostata, um sie quasi aufzulösen, ohne Erfolg und mit dem Risiko, stattdessen die direkt darüber liegende Blase aufzulösen.

Auch **Botox**, dieses so beliebte Mittel zur Faltenglättung, wurde schon in die Prostata eingespritzt. Die Hoffnung war die gleiche, nämlich die Muskeln zu entspannen, damit sie erschlaffen und den Urin leichter passieren lassen. Auch hier herrschte zunächst große Euphorie in der wissenschaftlichen Gemeinschaft, bis ein Vergleich zwischen Botox und einem Placebo nur einen geringen Vorteil von Botox erbrachte.

Keine dieser Techniken konnte sich also in einem seriösen Vergleich mit den **chirurgischen Standardbehandlungen** oder auch nur einem Placebo behaupten, und alle wurden mehr oder weniger aufgegeben. Bis neue Interventionen auftauchen, und davon kann man mit Sicherheit ausgehen, bleiben aktuell zwei instrumentelle Techniken im Rennen:
Ein noch recht neues Verfahren ist das Einbringen von Implantaten. Dabei werden die zwei Prostatalappen auseinander gezogen und in jedem ein Gummi befestigt, der sie zurückzieht, wodurch die Harnröhre erweitert wird. Die vorgestellten Ergebnisse sind vielverspre-

chend, sowohl in Hinblick auf den Harnfluss wie auch auf die Erhaltung der Ejakulationen. Allerdings muss die Prostata eine geeignete Form aufweisen, sie darf nicht zu groß sein und keinen ausgeprägten Mittellappen haben. Und außerdem müssen die Gummis ein Leben lang halten.
Bei der **Prostataembolisation** (oder Verödung) werden die Hauptarterien der Prostata verstopft. Durch den Blutmangel schrumpft sie, sie wird jedoch durch ihre kleinen Nebenarterien weiter versorgt. Diesen Eingriff nehmen interventionelle Radiologen vor, die daran gewöhnt sind, andere, weitaus empfindlichere Arterien zu verschließen wie etwa die Hirnarterien oder die viel dickeren Uterus- oder Nierenarterien. Sie führen in der Leistenbeuge einen **Katheter in eine Arterie** ein und dirigieren diesen Katheter vorsichtig zu den Prostataarterien, was nicht einfach ist, denn sie sind oft sehr gewunden. Dort injizieren sie kleine Kügelchen, die die ausgewählte Arterie verschließen. Dann muss die andere Seite behandelt werden. Der gesamte Eingriff, der unter lokaler Betäubung durchgeführt wird, dauert bis zu zwei Stunden.

Das Prinzip dieses Verfahrens ist nicht neu. Die Pioniere waren vor mehr als zehn Jahren zwei Länder, nämlich Südkorea und Portugal, sie beschränkten es aber auf Patienten, die für eine Operation zu schwach waren. In Frankreich wird sie bislang nur in wenigen Zentren praktiziert. Wie jede neue Technik wurde auch die Embolisa-

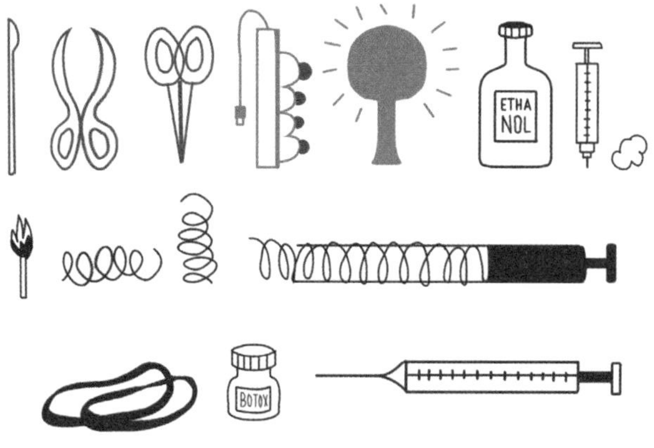

tion begeistert aufgenommen. Derzeit laufen Untersuchungen, um herauszufinden, ob die Embolisation wirklich eine Operation ersetzen kann. Sicher ist, dass man immer noch operieren kann, wenn die Embolisation nicht funktioniert.

Die **intraprostatische Endoprothese** ist ein Spezialfall, denn im Gegensatz zu den beiden vorhergehenden Lösungen ist sie zeitlich befristet. Sie wird als »Fabian-Spirale« bezeichnet. Dr. K. M. Fabian ist ein amerikanischer Urologe, der 1978 den Prototyp einer Metallspirale erfand, die durch das Glied eingeführt wird und mit Hilfe eines Rings unter dem Schließmuskel unverrückbar an Ort und Stelle bleibt. Die Spirale wird unter lokaler Betäubung in der Mitte der Prostata eingesetzt und ermöglicht den Harnfluss, indem sie die beiden Prostatalappen auseinanderdrängt.
Das Prinzip, auf dem der Erfolg dieser Spirale beruht, ist ihre Ersetzbarkeit. Nach dem Einsetzen kann sie sechs Monate bis ein Jahr liegen bleiben, dann aber muss man sie durch eine neue ersetzen, denn zwischen ihren Windungen bilden sich Steine. Auf der Basis dieses Prototyps wurde die heute noch am häufigsten verwendete Prothese entwickelt. Es handelt sich also nicht im eigentlichen Sinne um eine Alternative zur Chirurgie, denn diese Prothese ist keine endgültige Lösung, sie heilt das Adenom nicht, sondern sie versorgt es nur.

In mindestens zwei Fällen ist ihr Nutzen allerdings unbestritten: Wenn der Patient im Fall eines Harnverhalts zu schwach ist, um operiert zu werden, dann ermöglicht ihm das Einsetzen dieser Spirale zu warten, bis es ihm besser geht, ohne dass er deswegen bis zur Operation einen Blasenkatheter braucht. Und wenn unklar ist, ob ein Adenom oder neurologische Probleme für die Symptome des Patienten verantwortlich sind, dann tut die Spirale so, »als wäre das Adenom operiert worden«: Wenn es dem Patienten mit der Spirale besser geht, dann war tatsächlich das Adenom für seine Probleme beim Wasserlassen verantwortlich und es wird ihm zweifellos besser gehen, wenn er operiert wird.

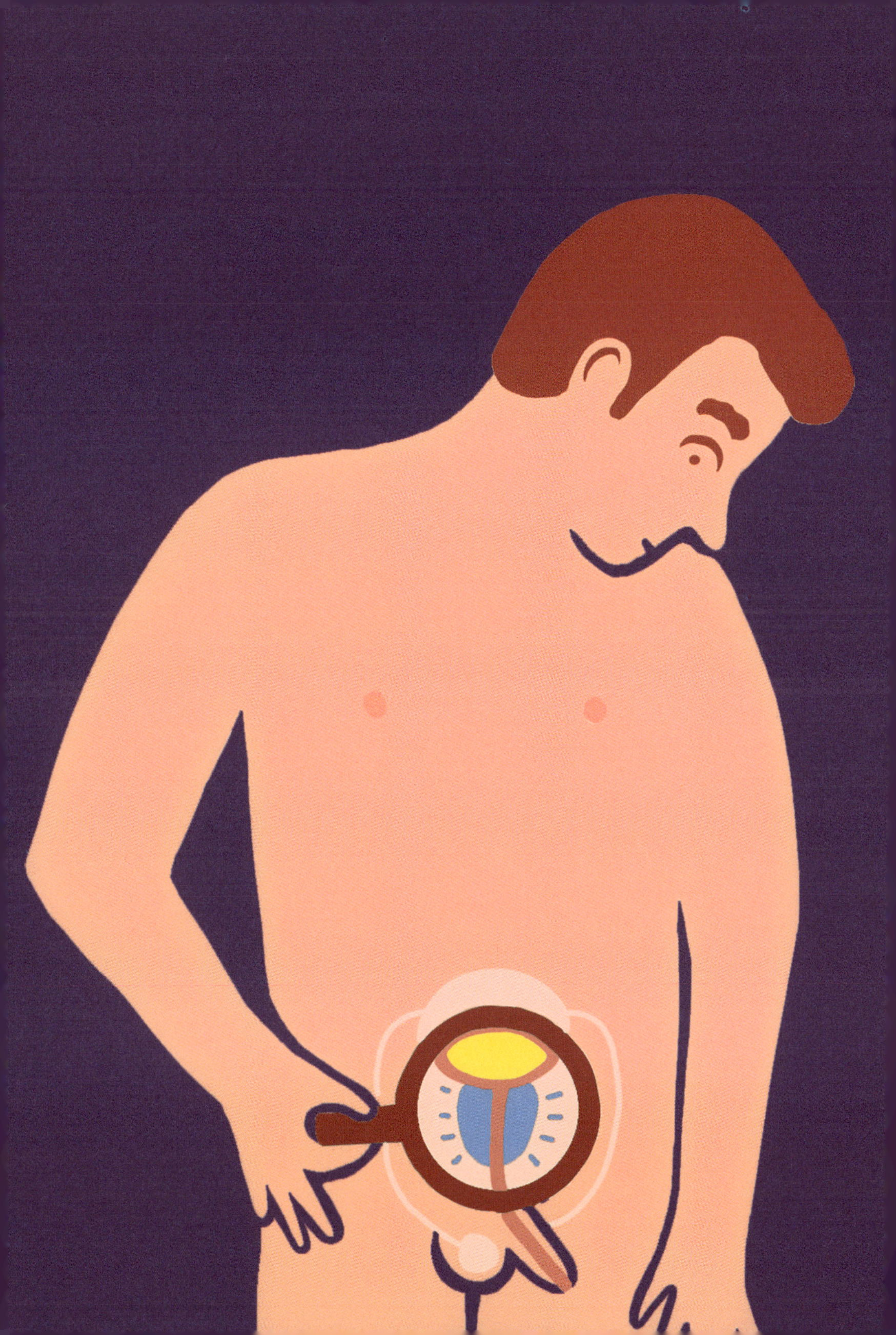

(2) WENN ES KREBS IST

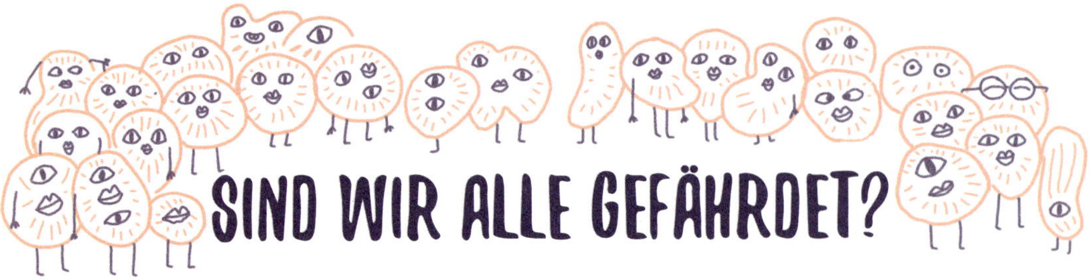

SIND WIR ALLE GEFÄHRDET?

Das Prostatakarzinom ist ein bösartiger Tumor, der in den Zellen der Prostatadrüsen entsteht (während das Adenom ein gutartiger Tumor ist, der im Binde- und Muskelgewebe entsteht, das die Drüsen umgibt). Es handelt sich um einen sehr häufigen Krebs, ja sogar die häufigste Krebsart des Mannes, weitaus häufiger als Lungen- oder Darmkrebs.

BLEIBEN WIR OPTIMISTISCH ... DIE ZAHLEN SPRECHEN DAFÜR!

Jedes Jahr werden in Frankreich **50 000 bis 60 000 Neuerkrankungen an Prostatakrebs diagnostiziert**, und **5000 bis 10 000 Franzosen sterben jedes Jahr daran.** Diese große Diskrepanz zeigt zum einen, dass die Behandlungsmethoden von Prostatakrebs erfolgreich sind, zum anderen aber auch, dass auch unbehandelt nicht alle Prostatakrebserkrankungen zum Tode führen. Darauf kommen wir später noch zurück.
Zum Vergleich: Für 2015 schätzt man die Anzahl der Neuerkrankungen an Krebs insgesamt in Frankreich (alle Krebsarten zusammengenommen) auf 385 000 Personen (211 000 Männer und 174 000 Frauen) und die Anzahl der krebsbedingten Todesfälle auf 149 000 (84 100 Männer und 65 400 Frauen).

WARUM GIBT ES SO VIELE FÄLLE VON PROSTATAKREBS AUF DEN ANTILLEN?

Auf den Antillen liegt die Anzahl von Prostatakrebserkrankungen weit über der in Frankreich: Sowohl die Inzidenz (Häufigkeit) wie auch die Sterblichkeit sind doppelt so hoch. Prostatakrebs macht dort die Hälfte aller Krebserkrankungen aus, während die anderen Krebsarten eher seltener auftreten als in Frankreich.

Zwei Faktoren können möglicherweise diese große Häufung des Prostatakrebs auf den Antillen erklären: Zunächst einmal die afrikanische Abstammung der Bevölkerung, bei der man eine genetische Veranlagung für Prostatakrebs findet (Abweichungen des Chromosoms 8q24) und zweitens die Verseuchung des Bodens mit Chlordecon, einem Pestizid, das in den Bananenplantagen eingesetzt wurde (seit 1993 verboten), dessen östrogenartige hormonelle Wirkung in die Regulation der Prostatazellen eingreift.

SPÄT IM LEBEN

Prostatakrebs macht ein Drittel der Krebserkrankungen des Mannes aus. Es ist ein Krebs, der erst spät im Leben auftritt. Das durchschnittliche Diagnosealter liegt bei 70 Jahren, und mehr als drei Viertel der Todesfälle aufgrund eines Prostatakarzinoms treten nach dem 75. Lebensjahr auf.
Am häufigsten entwickelt sich der Krebs gleichzeitig an mehreren Stellen in der Prostata, man spricht von einem multifokalen Karzinom. Aus diesem Grund muss man klassischerweise die ganze Prostata behandeln und kann sich nicht auf den kranken Teil beschränken. Bei Krebs ist potenziell die gesamte Prostata krank, denn neben dem gerade entdeckten Tumor gibt es andere mikroskopisch kleine Krebsherde, die in der ganzen Prostata verteilt sind. All diese Krebsherde, die gleichzeitig an verschiedenen Orten verstreut sind, entstehen am äußersten Rand der Prostata (während das Adenom sich im Gegenteil im zentralen Teil in der Nähe der Harnröhre befindet).

Weil das Karzinom meist in der Prostatakapsel lokalisiert ist, treten Probleme beim Wasserlassen erst ziemlich spät auf, denn der Tumor muss sehr stark wachsen, bevor er den Harnabfluss behindert, der ja mitten durch die Prostata verläuft. Dagegen erleichtert diese Randposition das Erkennen eines Prostatakarzinoms bei der rektalen Tastuntersuchung. Der Arzt fühlt den Tumor als kleine Verhärtung, während der Rest der Prostata weich ist.

Das unbehandelte Karzinom kann allmählich wachsen und die Prostata verlassen, um sich in das umgebende Fettgewebe auszubreiten. Das ist eine wichtige Etappe in der Krebsentwicklung, denn es ist einfacher, Karzinome zu behandeln, wenn sie auf das Innere der Prostata begrenzt sind, als wenn sie diese verlassen haben. Man spricht von einem Durchbrechen der Kapsel, wenn der Tumor die Grenze der Prostata überschreitet; man sagt auch, dass die Kapsel befallen wird, obwohl es eigentlich keine Kapsel im engeren Sinne um die Prostata gibt (man bezeichnet die Ränder der Prostata selbst als »Kapsel«, da es kein Fasergewebe rund um die Prostata gibt).
Hat der Krebs erst einmal die Prostata verlassen, dann kann er in einem späteren Stadium in die angrenzenden Organe einwachsen, in die Samenbläschen, die Blase oder das Rektum (Mastdarm). Parallel dazu kann der Krebs Metastasen in den Lymphknoten oder in weiter entfernten Organen, insbesondere in der Lunge oder in den Knochen, bilden.

IST PROSTATAKREBS VERERBBAR?

Es gibt zwar genetische Faktoren für eine Veranlagung zu Prostatakrebs, aber sie spielen aber nur in etwa 20 % der Fälle eine Rolle. Nur weil Ihr Vater mit 80 Jahren an Prostatakrebs gestorben ist oder weil man bei Ihrem älteren Bruder gerade Prostatakrebs diagnostiziert hat, besteht noch lange keine besondere Gefahr für Sie. Folgende Kriterien müssen erfüllt sein, damit man von einer familiären Veranlagung für Prostatakrebs sprechen kann:

- Drei Fälle von Prostatakrebs bei Verwandten ersten Grades (Vater, Sohn oder Brüder) oder zweiten Grades (Neffen, Onkel mütterlicher- oder väterlicherseits);

- Zwei Fälle von Prostatakrebs, die vor dem Alter von 55 Jahren bei Verwandten ersten Grades (Vater, Sohn oder Brüder) oder zweiten Grades (Neffen, Onkel mütterlicher- oder väterlicherseits) diagnostiziert wurden;

- Ein besonderer Hinweis ist ein aggressives, lokal fortgeschrittenes oder metastasiertes Karzinom vor dem Alter von 50 Jahren. In diesem Fall muss ein Spezialist nach der Mutation bestimmter Gene, HOXB13 und BRCA2, forschen, die auch bei bestimmten Fällen von Brustkrebs eine Rolle spielen.

In all diesen Fällen einer erhöhten erblichen Belastung werden spezielle frühzeitige Vorsorgeuntersuchungen empfohlen.

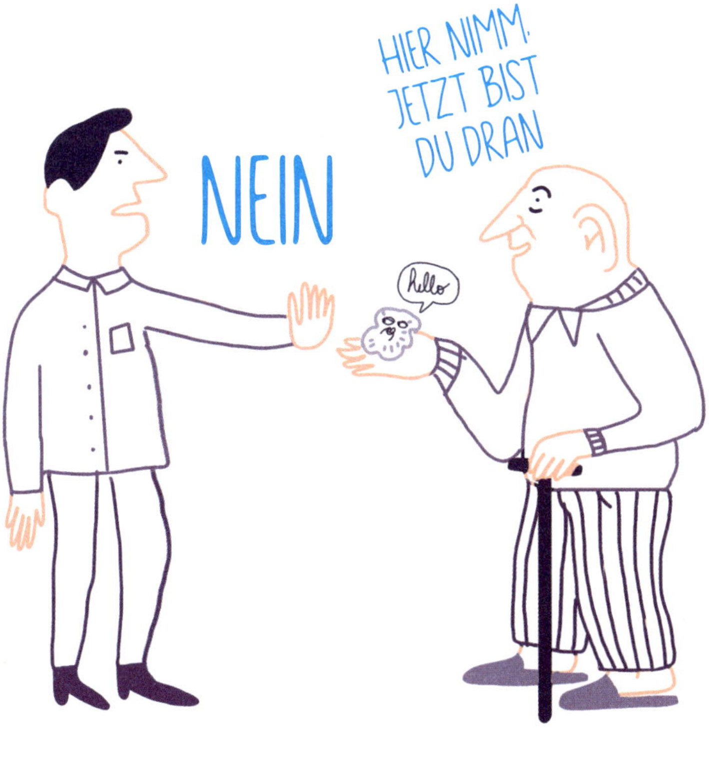

WOHER WEISS MAN, OB MAN PROSTATAKREBS HAT?

Meistens spürt man nichts, und alles beginnt mit einer simplen Blutentnahme und einem erhöhten PSA-Wert im Test (s. S. 76).

Sie fühlen sich sogar sehr gut. Sie haben keinerlei Probleme beim Wasserlassen und Sie gehen zum Urologen, um zu erfahren, ob alles in Ordnung ist. Oder Ihr Hausarzt (manchmal auch Ihr Versicherungsagent oder Ihr Banker wegen eines Kredits ...) hat auf der Liste der Blutwerte, die Sie für einen allgemeinen Check-up untersuchen lassen sollen, »PSA« angekreuzt. Man teilt Ihnen das Ergebnis mit, und Sie können es gar nicht glauben: Ihr PSA-Wert liegt über der Norm, und schon haben Sie eine Serie von Untersuchungen wegen eines möglichen Prostatakarzinoms am Hals, während Sie doch eigentlich gesund sind und keine Probleme beim Wasserlassen oder sexueller Natur haben. Und trotzdem ist eine ganze Batterie von Fragen zu klären, um diesen erhöhten PSA-Wert zu klären. Dann beginnt eine Reihe von Untersuchungen, die Sie noch immer ungläubig über sich ergehen lassen ...

DIE PROSTATA UND DER HUND

Der Hund ist zusammen mit dem Menschen das einzige Lebewesen, das beim Älterwerden Probleme mit der Prostata bekommen kann. Unabhängig von dieser Gemeinsamkeit – und zweifellos auch ohne direkte Beziehung dazu – weiß man seit Langem, dass der Hund der beste Freund des Menschen ist. Und das beweist er noch einmal im Fall der Prostata: Hunde erkennen Männer, die ein Prostatakarzinom haben, einfach, indem sie ihren Urin riechen. Natürlich muss man sie trainieren, damit sie das können. Mehrere französische und italienische Teams haben das nachgewiesen.
Hunde haben einen sehr empfindlichen Geruchsinn und können beispielsweise selbst winzige Mengen von Sprengstoff erschnüffeln.

Wenn man sie trainiert, dann werden sie fähig, flüchtige Substanzen im Harn von Männern zu erkennen, die an Prostatakrebs leiden, und das mit fast hundertprozentiger Zuverlässigkeit.

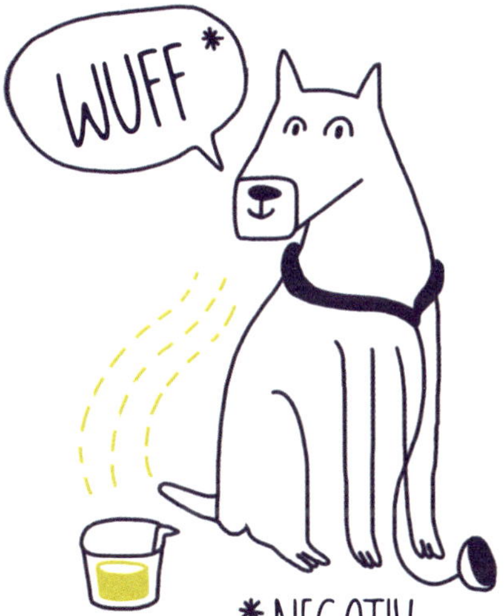

Man weiß noch nicht genau, welche Substanzen sie dabei erkennen, aber diese Ergebnisse machen Hoffnung, dass wir bald einen verlässlichen Marker finden können, der im Urin nachweisbar ist, ohne dass man in alle medizinischen Labors einen Hund setzen muss.[50]

SCREENING ODER NICHT?

Die Auseinandersetzungen zwischen Befürwortern und Gegnern eines Screenings für Prostatakrebs waren heftig, und die Gemüter haben sich noch nicht ganz beruhigt. Rückblick auf eine Kontroverse, die kurz vor der Lösung steht.

Schuld daran ist zunächst einmal der Krebs selbst, denn Prostatakrebs tritt in vielen Formen auf, die nicht schwerwiegend sind. Trotzdem werden sie vielleicht behandelt, wenn sie erst einmal diagnostiziert sind: Man spricht dann von einer »Übertherapie«, mit allen Folgerisiken für die Harnwegs- und sexuellen Funktionen, aber auch allen psychischen Belastungen.

Bei der Konfrontation der beiden Lager ging es darum, ebendiese Überbehandlung zu vermeiden. Dabei berief sich jedes auf die Daten von zwei großen Untersuchungen, einer amerikanischen und einer europäischen. Das Prinzip dieser beiden Studien war das gleiche: Eine große Gruppe von Männern sollte den PSA-Wert zur Früherkennung von Krebs messen lassen, während eine zweite (gleich große) Gruppe keine Tests durchführen lassen sollte. Einige Jahre später überprüfte man, ob durch die Tests die Mortalität aufgrund von Prostatakrebs gesenkt werden konnte.

Zwei scheinbar ähnliche Studien, die allerdings zu gegensätzlichen Ergebnissen führten. Bei den Amerikanern konnte keinerlei Unterschied festgestellt werden, während man ihn Europa nachwies, dass durch das Screening die Sterblichkeit reduziert wurde. Man muss 27 Männer behandeln, um ein Leben zu retten, denn, noch einmal, nicht alle Prostatakarzinome sind tödlich; ihre Diagnose und Behandlung ändert also nichts.

Erst einige Jahre später konnte man die Differenz zwischen diesen Ergebnissen nachvollziehen und einordnen: In den Vereinigten Staaten hatten auch die Männer, die den PSA-Wert nicht messen lassen sollten, ihn über ihren Arzt trotzdem testen lassen (die USA sind bei der Verbreitung der PSA-Messung viel weiter als die Europäer). Kurz, in der amerikanischen Studie hatte man Männer, die den PSA-Wert im Rahmen der kollektiven Früherkennungsstudie getestet hatten, mit Männern verglichen, die diesen Wert individuell bei ihrem Arzt hatten messen lassen. Insofern war es nur normal, dass es am Ende keinen Unterschied zwischen beiden Gruppen in Hinblick auf die Sterblichkeit bei Prostatakrebs gab, denn alle waren diagnostiziert worden. Der statistische Beweis dafür wurde 2017 durch eine Neuauswertung der Ergebnisse dieser Untersuchung geführt. Wenn man diese Verzerrung berücksichtigt, dann kommt die amerikanische Studie zum gleichen Schluss wie die europäische – Screening verringert die Sterberate bei Prostatakrebs.[51]

Die europäische Studie wiederum besagt, dass eine Frühdiagnose das Sterblichkeitsrisiko für Prostatakrebs senkt, allerdings um den Preis, dass viele Männer getestet und behandelt werden: Man muss 781 Männer testen und davon 27 behandeln, um ein Leben zu retten.

Als Reaktion auf diese Situation schlugen die französischen Urologen eine Strategie der »Früherkennung« vor, die auf einer umfassenden Information des Patienten über mögliche familiäre Risiken und über Prostatakrebs im Allgemeinen beruht. Zur Vermeidung von Übertherapien und -diagnosen setzt man bevorzugt auf die »aktive Überwachung« eines entdeckten Tumors, sofern das möglich ist.[52]

Die Hauptprinzipien dieser Vorsorgeuntersuchung auf der Grundlage des PSA-Werts sind: Beginn mit 50 Jahren bei Fehlen von Risikofaktoren (mit 45 Jahren im Fall familiärer oder ethnischer Risikofaktoren), anschließend Wiederholung des PSA-Tests alle zwei Jahre und Ende der systematischen Testung mit 75 Jahren.

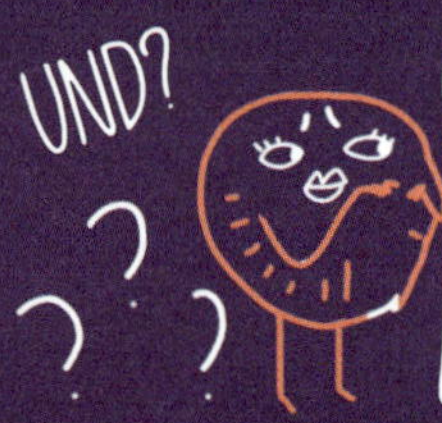

ALLES ÜBER PSA

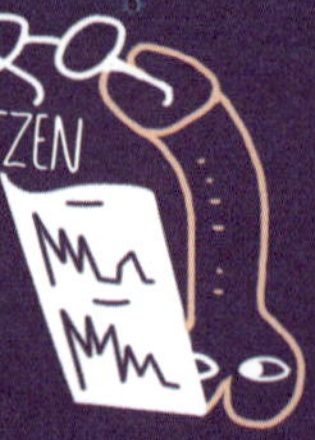

Laien denken bei PSA als Erstes an einen Automobilkonzern ... Bei Ärzten ist das anders: PSA ist die Abkürzung des englischen Begriffs »Prostrate Specific Antigen«, deutsch »prostataspezifisches Antigen«.

WORUM HANDELT ES SICH?

PSA ist ein von der Prostata sekretiertes Protein, das der Verflüssigung des Spermas nach dem Samenerguss dient. Sperma enthält folglich große Mengen an PSA. Offiziell ist es ein prostataspezifisches Produkt, das heißt, nur die Prostata sekretiert es und man findet PSA in keinem anderen Organ des Menschen. Tatsächlich findet man aber auch Spuren davon bei der Frau in den Skene-Drüsen, aber auch bei bestimmten Tumoren der Nebennieren, der Blase und der Brust, in der Zerebrospinalflüssigkeit, und im Speichel. Man müsste daher eigentlich das prostataspezifische Antigen umbenennen in von der Prostata sekretiertes Antigen.

Normalerweise kann eine geringe Menge PSA im Blut vorhanden sein, und der PSA-Wert fluktuiert normalerweise und variiert von einem Tag zum anderen, wobei diese spontanen Schwankungen etwa bis 20 % gehen können. Im Fall eines Karzinoms ist der PSA-Spiegel im Blut erhöht und übersteigt den Normalwert, der bei 4 ng/ml liegt. Man kann jedoch auch ohne Krebserkrankung einen PSA-Wert über 4 ng/ml haben, denn auch das Prostataadenom erhöht den PSA-Wert. Im Übrigen erhöht sich der PSA-Wert im Blut ungefähr analog zum Wachstum der Prostata. Ein Prostataadenom kann den PSA-Wert um bis zu 10 % seines Volumens erhöhen. Das heißt, eine Prostata mit 50 cm^3 kann einen PSA-Wert bis zu 5 ng/ml erklären, ohne dass man deswegen unbedingt einen darunterliegenden Tumor befürchten müsste, eine Prostata mit 80 cm^3 erklärt einen PSA-Wert von 8 ng/ml und so weiter.

Und weil die Prostatagröße normalerweise mit dem Alter zunimmt, findet man auf Befunden der PSA-Wert-Messung altersabhängige Normen. Umgekehrt schließt ein normaler PSA-Wert ein Prostatakarzinom nicht aus! Wenn der PSA-Wert allerdings unter 4 ng/ml liegt und ein Karzinom vorliegt, dann handelt es sich meistens um einen wenig aggressiven Prostatakrebs im Anfangsstadium. Schließlich kann abgesehen vom Prostatakrebs und vom Prostataadenom auch eine Entzündung der Prostata (Prostatitis) den PSA-Wert erhöhen.

Wenn der PSA-Wert erhöht ist, dann kommen dafür also drei Ursachen infrage: ein Adenom, Krebs oder eine Prostatitis. Ejakulationen können den Wert ebenso erhöhen wie eine rektale Tastuntersuchung, allerdings handelt es sich dabei um minimale Abweichungen. Dagegen können Biopsien der Prostata oder ein transrektaler Ultraschall, der die Prostata quetscht, erhebliche Steigerungen des PSA-Werts auslösen ... ebenso wie manche anhaltenden analen Sexualpraktiken.

Es ist nicht notwendig, vor der Messung des PSA-Werts drei Tage Abstinenz ohne Ejakulation einzuhalten ... und Radfahren verändert den Wert auch nicht (s. S. 199). Der PSA-Wert kann sehr hoch werden, wenn man erkältet ist oder bei einer weit fortgeschrittenen Krebserkrankung: Werte von 100 bis 300 ng/ml oder gar von 1 000 bis 3 000 ng/ml sind bei bestimmten Patienten keine Seltenheit.

PSA ist jedenfalls keine giftige Substanz: Ein erhöhter Wert ist nicht an und für sich gefährlich, sondern nur in Hinblick auf die Ausbreitung des Prostatakarzinoms, die darin zum Ausdruck kommen kann.

WIE WURDE ES ENTDECKT?

Die Entdeckung des PSA war alles andere als ein Zufall. Anfang der 1970er Jahre suchten kriminaltechnische Untersuchungsabteilungen der Polizei auf der ganzen Welt nach einem absolut zuverlässigen Marker für das Vorhandensein von Sperma bei Vergewaltigungsfällen, selbst bei fehlenden Spermien – denn der Vergewaltiger kann auch sterilisiert sein oder an einer Azoospermie leiden (keine Samenzellen im Sperma).

Mehrere Forscherteams machen sich also gleichzeitig an die Arbeit an diesem Thema, und zwei Teams, eines in Japan, eines in den USA, gelingt es fast gleichzeitig nachzuweisen, dass das Sperma ein bis dahin unbekanntes Protein enthält. Die Japaner (Team von Professor Mitsuwo Hara von der Fakultät für Rechtsmedizin von Kurume im Westen Japans) und die Amerikaner (Team von Richard Joel Albin, Professor an der Fakultät für Immunologie am Memorial Hospital von Springfield in Illinois) veröffentlichen ihre Entdeckung 1970 und 1971. Die Japaner auf Japanisch, was dazu führt, dass ihre Entdeckung auf sehr wenig Resonanz stößt, denn die Wissenschaftssprache ist Englisch, während der Amerikaner Richard Joel Albin seine Entdeckung auf Englisch publiziert und zum ersten Mal den Begriff prostataspezifisches Antigen verwendet. Beide Teams stellten später fest, dass sie das gleiche Protein beschrieben haben!

R. J. Albin dankt in seiner Veröffentlichung den Ärzten des Roswell Park Center Institute in Buffalo dafür, dass sie ihm einen Teil der Prostatastichproben zur Verfügung gestellt hatten, an denen er gearbeitet hatte. Womöglich hat er diese Danksagungen später bereut. Denn das Protein wird letztlich nicht von R. J. Albin, sondern von Wang und Chu vom Roswell Park Center Institute in Buffalo aus dem Seminalplasma isoliert. Die Professoren Wang und Chu weisen auch sein Vorhandensein in der Prostata nach. Ihre 1979 veröffentlichte Entdeckung war so bedeutend, dass derselbe Artikel 23 Jahre später unverändert in einer angesehenen wissenschaftlichen Zeitschrift erschien!

Schließlich wird 1984 die Entdeckung des PSA von Chu als TM Chu (TM = Unregistered Trademark: Markeneintragung wurde beantragt, ist aber noch nicht erfolgt; A. d. Ü.) eingetragen. Chu machte im Übrigen ein Vermögen damit und dankte Albin für seine Arbeiten ... Es war kein naheliegender Weg von Vergewaltigungsszenarios zu Prostataerkrankungen, und noch einmal verlief er über Buffalo, denn im Team von TM Chu am Roswell Park Center Institute in Buffalo entdeckte man 1980 zum ersten Mal PSA im Blut von Patienten, die an einem metastasierten Prostatakarzinom litten.

Die Geschichte verlässt nun die Region der großen Seen und begibt sich nach Kalifornien. Dort legte Thomas Stamey in Stanford 1987 den Grundstein für die aktuelle Verwendung des PSA-Werts in der Medizin. Er zeigte, dass der PSA-Wert im Blut mit dem Fortschritt des Karzinoms verknüpft war und dass das PSA nach der radikalen Prostatektomie der Prostata aus dem Blut verschwand. Er machte damit diesen Test zu einem Krebsmarker, den man damals für ein ideales Instrument hielt, um Prostatakrebs mit Hilfe einer schlichten Blutuntersuchung zu diagnostizieren und seine Entwicklung unter der Behandlung zu kontrollieren. Seitdem hat die Geschichte gezeigt, dass PSA, wie die Fabeln Äsops, zum Besten und zum Schlimmsten gereichen kann.
40 Jahre nach seiner Entdeckung bringt R. J. Albin, einer seiner Entdecker, in der *New York Times* sein Bedauern darüber zum Ausdruck.

»Bei Amerikanern beträgt die Wahrscheinlichkeit, dass bei ihnen im Laufe ihres Lebens Prostatakrebs diagnostiziert wird, 16 %, aber nur 3 % von ihnen sterben daran. Tatsächlich hat Prostatakrebs eine sehr langsame Progression, und man stirbt eher am Alter als an diesem Krebs. Hinzukommt, dass das PSA nicht nur zur Diagnose eines Karzinoms ungeeignet ist, sondern es ist vor allem nicht in der Lage, zwischen den zwei Krebstypen, dem tödlichen und dem, der es nicht ist, zu unterscheiden. Dieser Test offenbart nur den Spiegel des prostataspezifischen Antigens im Blut, und dieser kann schon durch die Einnahme von Medikamenten wie Ibuprofen, durch eine Prostatitis und ein Prostataadenom erhöht sein.«

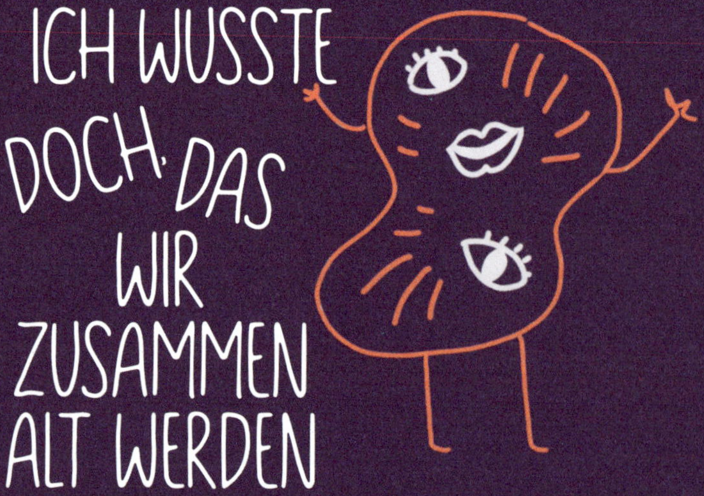

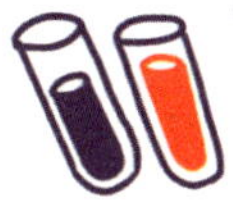

UND SIE, HERR DOKTOR, HABEN SIE EINEN PSA-TEST GEMACHT?

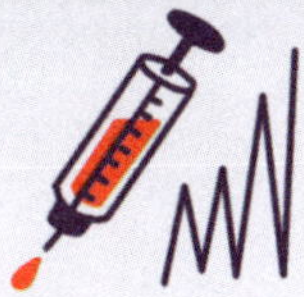

Die Patienten machen das, was ihnen ihr Arzt sagt. Wenn in Frankreich die Anzahl der Männer zwischen 50 und 69 ohne bekannte Krebserkrankung, die einen PSA-Test durchführen ließen, sinkt – sie ging von 77 % in der Zeitspanne zwischen 2008 und 2010 auf 62 % zwischen 2012 und 2014 zurück –, liegt das wohl daran, dass die Ärzte ihn seltener verordnen. Der Grund dafür sind Diskussionen der letzten Jahre über den Sinn des PSA-Tests und die Gefahr einer Übertherapie. Man kann annehmen, dass zukünftig wieder ein größerer Teil von Männern in der Risikophase erfasst wird, nachdem der Stellenwert des PSA-Werts in der Frühdiagnostik nun geklärt ist und im Falle einer Krebsdiagnose eine individualisierte Betreuung angestrebt wird, zumal auch Kontrollstrategien entwickelt wurden, um Übertherapien zu vermeiden. In den Vereinigten Staaten führte der erfolgte Rückgang der PSA-Tests dazu, dass die Anzahl der Männer stieg, bei denen der Krebs erst im metastasierten Stadium, entdeckt wurde.

Nehmen die Ärzte denn selbst den Test in Anspruch, wenn sie ihn schon ihren Patienten nicht verordnen? 95 % der Urologen, die bei einer nationalen Meinungsumfrage in den Vereinigten Staaten befragt wurden, gaben an, sie hätten zur Früherkennung von Prostatakrebs einen PSA-Test gemacht … aber nur 43 von 98 Befragten hatten geantwortet![53, 54]

Der persönliche PSA-Test von Ärzten ist ein Thema, über das wenig gesprochen wird. Wenn man unter Kollegen das Thema aufwirft, haben sie natürlich einen gemacht und geben gleich den Wert bekannt, wenn er niedrig ist, um besser zu rechtfertigen, dass das schon einige Jahren zurückliegt.

Aber jeder weiß, dass es nicht Teil des hippokratischen Eids ist, mit gutem Beispiel voranzugehen: Der Arzt ist kein Musterknabe!

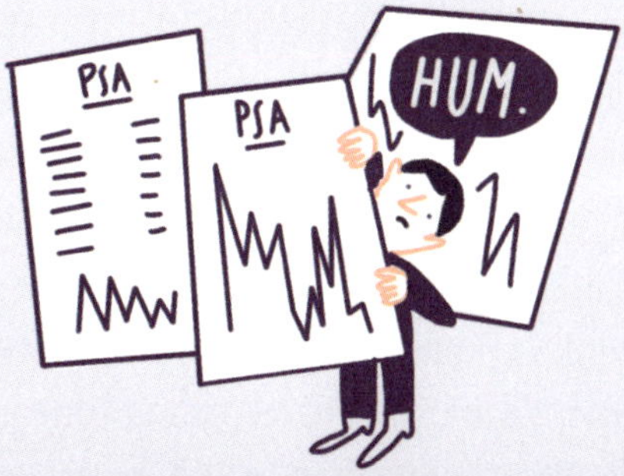

DIE DIAGNOSE, VORSICHT UND VERNUNFT

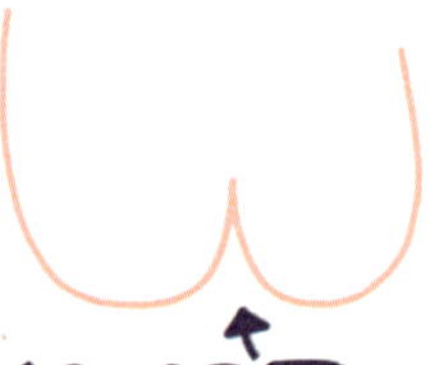

STRAIGHT TO THE POINT

Die Diagnosefindung erfolgt in fünf Stufen, dabei kommt der Biopsie eine Schlüsselrolle zu. Vorsicht ist bei den daraus zu ziehenden Schlussfolgerungen geboten. In jedem Fall braucht der Patient psychologischen Beistand.

ES BEGINNT MIT EINER DIGITAL REKTALEN UNTERSUCHUNG (ODER SOGAR ZWEI!)

Durch **die rektale Tastuntersuchung** (s. S. 40) kann man eine Anomalie in der Prostata spüren. Typischerweise ertastet man im Fall eines Karzinoms mit dem Finger eine Verhärtung, während die übrige Prostata weich ist. Ist der Tumor bereits groß, dann äußert sich die Veränderung in einer Zunahme des Volumens der Prostata, die dann als Ganzes verhärtet ist, wobei man manchmal den Eindruck hat, dass die tumoröse Verhärtung »über die Kapsel hinauswächst«, seitlich aus der Kapsel hinausragt. Doch die rektale Tastuntersuchung kann auch trotz Tumor ein unauffälliges Ergebnis haben, denn wenn der Tumor noch klein ist, spürt man ihn oft nicht beim Abtasten.

Warum zwei digitale rektale Untersuchungen? Wenn der erste Arzt, der sie durchführt, kein Spezialist dafür ist, dann ist es ihm häufig lieber, seine digitale rektale Untersuchung (DRU) von einem Urologen bestätigen zu lassen, der darauf spezialisiert ist. Die Interpretation der DRU hat weitreichende Folgen, und ein Zweifel ist nicht zulässig: besser zwei DRU als ein Interpretationsfehler. Ein Arzt ertastet vielleicht einen Tumor, den der Urologe nicht bestätigt und dem Patienten bleibt so eine Menge nutzloser Untersuchungen erspart. Umgekehrt kann ein fälschlicher Normalbefund zu einer irrigen Beruhigung führen und die weitere Diagnostik verzögern.

WAS SIND DIE SYMPTOME BEI KREBS?

Die Symptome von Prostatakrebs werden erst spät sichtbar, wenn der Tumor bereits umfangreich ist oder sich Metastasen gebildet haben. Wenn der Tumor eine gewisse Größe erreicht hat, dann können Probleme beim Wasserlassen oder Blut im Urin erste Warnzeichen sein. Manchmal findet man auch Blut im Sperma (Hämospermie). Metastasen machen sich in erster Linie durch Knochenschmerzen oder gar Knochenbrüche aus nichtigem Anlass bemerkbar, denn der Prostatakrebs metastasiert vorzugsweise in die Knochen, die dann zerbrechlich werden. Dazu können allgemeine Müdigkeit oder Gewichtsverlust kommen. In jedem Fall ist der PSA-Wert erhöht, und das führt dazu, dass ein MRT und eine Szintigraphie oder ein PET und Gewebeproben veranlasst werden.

KONTROLLE DES PSA-WERTS

Der PSA-Wert unterliegt normalerweise gewissen Schwankungen, und wenn bei der rektalen Tastuntersuchung keine Auffälligkeit festgestellt wird, dann muss man diesen Test wiederholen, bevor man weitere Schritte unternimmt, und darf nur fortfahren, wenn die erhöhten Werte bei dieser Kontrolle bestätigt werden.

BILDGEBENDE VERFAHREN: PROSTATASONOGRAFIE ODER MRT DER PROSTATA

Egal, ob die DRU ein normales Ergebnis erbrachte oder nicht, wenn sich die Erhöhung des PSA-Werts bestätigt, dann folgen in jedem Fall

bildgebende Diagnoseverfahren der Prostata. Zwei Typen von bildgebenden Verfahren können bei der Prostata eingesetzt werden: Das ältere Verfahren ist die Sonographie, die auf Ultraschall basiert; das neuere ist die Magnetresonanztomographie (MRT) oder Kernspintomographie, die mit einem sehr starken Magnetfeld arbeitet.
Die Sonographie wird transrektal durchgeführt, d. h., die Ultraschallsonde wird durch den Anus in das Rektum eingeführt wie bei der digitalen rektalen Untersuchung. Die Sonde wird bewegt, um die Prostata rundum zu untersuchen und zu analysieren. Das Problem ist, dass bestimmte Krebsherde im Ultraschall möglicherweise nicht sichtbar werden.
Das MRT kann mit einer externen Sonde oder wie bei der Sonographie mit einer transrektalen Sonde durchgeführt werden. Es ist bei Weitem die beste Methode, um ein Prostatakarzinom nachzuweisen. Bei sorgfältiger Durchführung werden durch das MRT mehr als 90 % der Prostatakarzinome entdeckt, und die weniger als 10 verbleibenden Prozent sind keine sehr gefährlichen Krebserkrankungen.

DIE BIOPSIE DER PROSTATA

Die einzige Untersuchung, die mit Sicherheit klärt, ob Sie ein Prostatakarzinom haben oder nicht. Tatsächlich entnimmt man nicht eine Gewebeprobe der Prostata, sondern eine Reihe von Gewebeproben – sechs bis 20 je nach Einzelfall. Bei jeder Biopsie wird mit einer Hohlnadel ein zylinderförmiges, 1 cm langes Gewebestück mit 1 mm Durchmesser ausgestanzt. Nur diese Proben, die von einem Pathologen mikroskopisch untersucht werden, ermöglichen eine Diagnose, ob eine Krebserkrankung vorliegt oder nicht. Die Ergebnisse werden einige Tage später bekannt gegeben: Krebs oder nicht, und falls ja, sein Gleason-Score.
Diese Proben werden also entnommen, indem man an verschiedenen Stellen in die Prostata sticht. Meist wird die Nadel dabei durch den Anus eingeführt (transrektale Biopsien), und man stößt die Nadel

durch die Wand des Enddarms in die Prostata. In seltenen Fällen werden die Nadeln in die Prostata eingeführt, indem die Haut zwischen den Hoden und dem Anus durchstochen wird.
Seit kurzer Zeit sind durch die Fortschritte der bildgebenden Verfahren »gezielte« Biopsien auffälliger Stellen möglich. In naher Zukunft führt man nur noch bei auffälligem MRT Biopsien durch.

WAHRE UND FALSCHE BEHAUPTUNGEN ZUR PROSTATABIOPSIE

1 Durch eine Biopsie kann der Tumor streuen

Falsch
Obwohl seit fünfzig Jahren auf der ganzen Welt Millionen von Biopsien durchgeführt wurden, wurde von keinem einzigen Fall berichtet, bei dem der Krebs am Einstichkanal der Nadel entlang gestreut hätte.

2 Für eine Prostatabiopsie muss man bewusstlos sein

Falsch
In den meisten Fällen genügt eine lokale Betäubung. Es ist nicht angenehm, aber es ist auch nicht schmerzhaft.

3 Die Biopsie kann eine Blutung auslösen

Wahr
Und diese Blutung, die aus der Prostata kommt, kann im Urin, im Stuhl oder im Sperma sichtbar werden und mehrere Tage oder sogar Wochen nach der Biopsie andauern. Das Blut ist anfangs rot und wird nach ein paar Tagen bräunlich, dann verschwindet es. Man kann nichts tun als warten, bis es von selbst aufhört. Es hat keine besondere Bedeutung und darf nicht zu der Befürchtung verleiten, dass das Krebsrisiko nun höher ist.

4 Die Biopsie kann Infektionen auslösen

Wahr

Wenn man beim Einstechen der Nadeln in die Prostata den Anus passiert, dann kann man dabei Bakterien, die sich normalerweise im Enddarm befinden, mittransportieren. Diese Bakterien können die Prostata kontaminieren und möglicherweise eine Prostatitis hervorrufen. Es wird daher empfohlen, am Morgen vor der Biopsie vorbeugend gegen das Infektionsrisiko ein Antibiotikum zu nehmen. Informieren Sie Ihren Urologen, wenn Sie an den Tagen vor der Biopsie in Afrika oder Asien waren oder wenn Sie aus anderen Gründen (Zahnabszess, Ohrenentzündung ...) ein Antibiotikum genommen haben. Es kann sein, dass man in diesen Fällen einen anderen Typ von Antibiotikum geben muss, denn eine Fernreise oder die Einnahme von Antibiotika aus welchem Grund auch immer verändern die Keime in Ihrem Darm und können die Antibiotika, die man Ihnen am Morgen der Biopsie gibt, wirkungslos machen.

5 Die Biopsie erhöht das Risiko für ein Prostataadenom

Falsch

Aber zu dieser Erkenntnis kam man erst im Jahr 2014, denn bis die Urologen und Biostatistiker von San Francisco den Nachweis dafür erbrachten, glaubten viele von uns älteren Arbeiten und dachten, die durch Biopsien ausgelösten Prostataentzündungen könnten langfristig die Prostata vergrößern und ein Adenom hervorrufen.

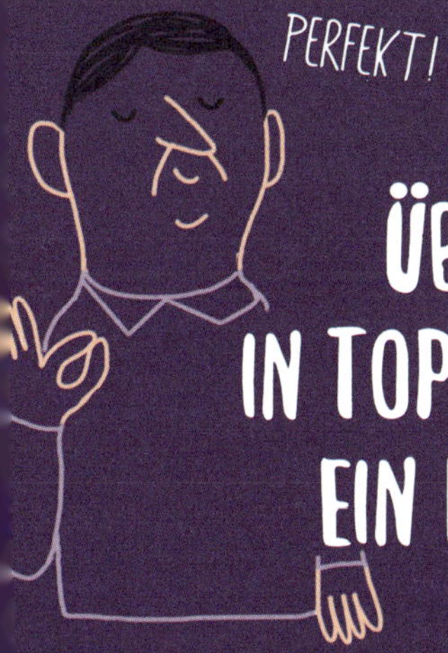

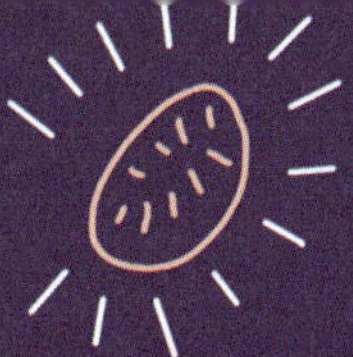

ÜBER 50 UND NOCH IMMER IN TOPFORM: DER GLEASON-SCORE, EIN MUSS BEI PROSTATAKREBS

1966 machte der Arzt Donald F. Gleason, ein Pathologe aus Minneapolis, den Score bekannt, der seinen Namen trägt und der das Aussehen von Tumorgewebe unter dem Mikroskop beschreibt … Gleason hatte bemerkt, dass der Tumor unterschiedlich aussah, je nachdem, welchen Bereich er gerade betrachtete. Manchmal ähnelte das Gewebe morphologisch noch ein wenig einer normalen Prostata, manchmal handelte es sich im Gegenteil um eine Ansammlung anormaler Zellen, die überhaupt keine Ähnlichkeit mit einer normalen Prostata mehr hatten.

Dieser Score beschreibt in fünf Graden die unterschiedlichen Muster des Tumors. Dabei wird das Muster, das die größte Ähnlichkeit mit einer normalen Prostata hat, als Krebs mit Gleason Score 1 beurteilt, das Muster, das am weitesten von einer normalen Prostata entfernt ist und zahlreiche Aggressivitätskriterien erfüllt, mit Gleason Score 5.

Der Score, der das Gesamterscheinungsbild des Tumors beschreibt, ist die Summe der zwei am häufigsten vorkommenden Wachstumsmuster, wobei der Grad des häufigsten an erster Stelle steht: Der Gleason Score reicht demnach von 2 (Grad 1 + Grad 1) bis 10 (Grad 5 + Grad 5) unter Einschluss aller anderen Möglichkeiten wie 3+3, wenn es nur Grad 3 gibt, 3+4, 4+3, 4+4 etc. Sehr schnell wurde ihm klar, dass die Überlebenschance der Patienten mit Prostatakrebs mit diesem Score zusammenhing. So setzte sich der Gleason Score mit der Zeit als bester Prognoseindex für Prostatakrebs durch.

Dr. D. F. Gleason starb 2008, aber sein Score wird nach wie vor auf der ganzen Welt benutzt, um die Aggressivität eines Prostatakarzinoms zu beurteilen, auch wenn im Laufe der Zeit einige Modifikationen daran vorgenommen wurden, um ihn aussagekräftiger zu machen. Beispielsweise wurde 2005 der Score 2 (1+1) weggelassen, weil diese Muster nun nicht mehr als krebstypische Abweichungen betrachtet wurden. Heute werden die Gleason Scores zu prognostischen Gruppen zusammengefasst, von der günstigsten (Gruppe 1) bis zur risikoreichsten (Gruppe 5), und zwar folgendermaßen:

Gruppe 1: Gleason-Score 6 (3+3);
Gruppe 2: Gleason-Score 7 (3+4);
Gruppe 3: Gleason-Score 7 (4+3);
Gruppe 4: Gleason-Score 8 (4+4, 3+5 oder 5+3);
Gruppe 5: Gleason-Score 9 oder 10.

Dieser Score ist von zentraler Bedeutung, denn er beeinflusst maßgeblich die weitere Betreuung des Patienten. So kann man einen Patienten mit einem Prostatakrebs der Gruppe 1 überwachen, ohne ihn zu behandeln, während man in allen anderen Fällen Behandlungsmaßnahmen einleiten wird, deren genaue Gestaltung von der Zuweisung der Gruppe abhängt. Jeder Patient mit einem diagnostizierten Prostatakarzinom muss daher seinen Gleason Score kennen.

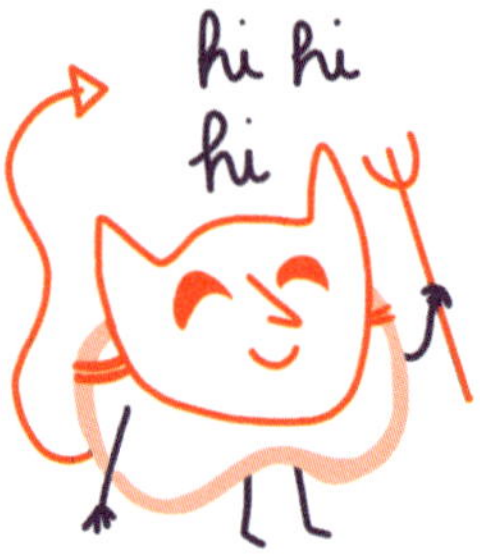

IST ES SCHLIMM?

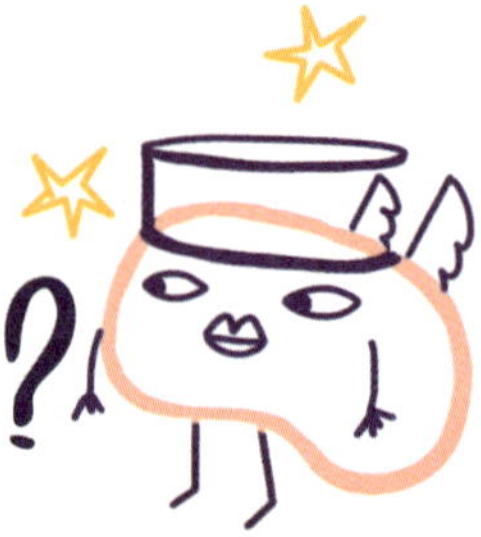

Das Wort »Krebs« macht so viel Angst, dass diese Frage provozierend wirken kann. Und trotzdem stellt sie sich bei einem Prostatakrebs im Anfangsstadium. Warum? Weil es nicht eine, sondern zwei sehr unterschiedliche Formen von Prostatakrebs gibt und weil der Schweregrad des Karzinoms auch vom Alter des Patienten abhängt.

WENN NUR DAS ALTWERDEN SCHULD IST …

Prostatakrebs kann in einer sehr wenig aggressiven Form vorkommen, sie macht ungefähr die Hälfte aller aktuell diagnostizierten Krebserkrankungen im Anfangsstadium aus. Vereinfacht kann man sie als eine normale Form des Alterns der Prostata betrachten. Auch unbehandelt führt sie nicht oder nur selten zum Tod; das Sterberisiko liegt bei 5 % innerhalb von zehn bis 15 Jahren, wenn sie nicht behandelt wird. Das bedeutet, dass viele Männer grundlos behandelt werden, wenn man alle Patienten behandelt, die diese Form von Krebs haben; das ist es, was man als Übertherapie bezeichnet. Es ist dann Aufgabe des Arztes sicherzustellen, dass der Patient, bei dem eine wenig aggressive Form diagnostiziert wurde, nicht zu jenen 5 % von Männern gehört, die daran sterben können und die daher behandelt werden müssen.

Sind bestimmte Prostatakarzinome nur eine normale Konsequenz des Alterungsprozesses der Prostata? Die Annahme ist verführerisch, wenn man sich auf die Reihen von Autopsieberichten bezieht, die in den letzten 60 Jahren veröffentlicht wurden! Fünf australische und kanadische Forscher werteten die seit 1940 veröffentlichten Autopsiedaten von Personen aus, die an etwas anderem als Prostatakrebs gestorben waren. Eine enorme Arbeit der Datensammlung: 8776 Prostatae aus 20 verschiedenen Ländern, die in feine Lamellen von 2,5–5 mm Dicke geschnitten und unter dem Mikroskop analysiert wurden. Bei einer Vielzahl von ihnen fand man ein Karzinom. Die Anzahl der Karzinome nimmt mit dem Alter zu, sie reicht von 5 % unter dreißig Jahren bis zu 59 % über 79 Jahren. Ab dem Alter von dreißig Jahren verdoppelt sich das Risiko für Prostatakrebs alle 14 Jahre, und zwar unterschiedslos bei allen männlichen Populationen in Europa, China, Japan oder den USA. Das Alter ist folglich der wichtigste Risikofaktor für das Auftreten des Prostatakrebses. In den meisten Fällen handelt es sich um wenig inoffensive Karzinome, die betreffenden Patienten sind im Übrigen an anderen Todesursachen gestorben.

NICHT ALLE PROSTATAKARZINOME SIND TÖDLICH, ABER MANCHE SIND ES SCHON: SIE MUSS MAN FINDEN UND BEHANDELN …

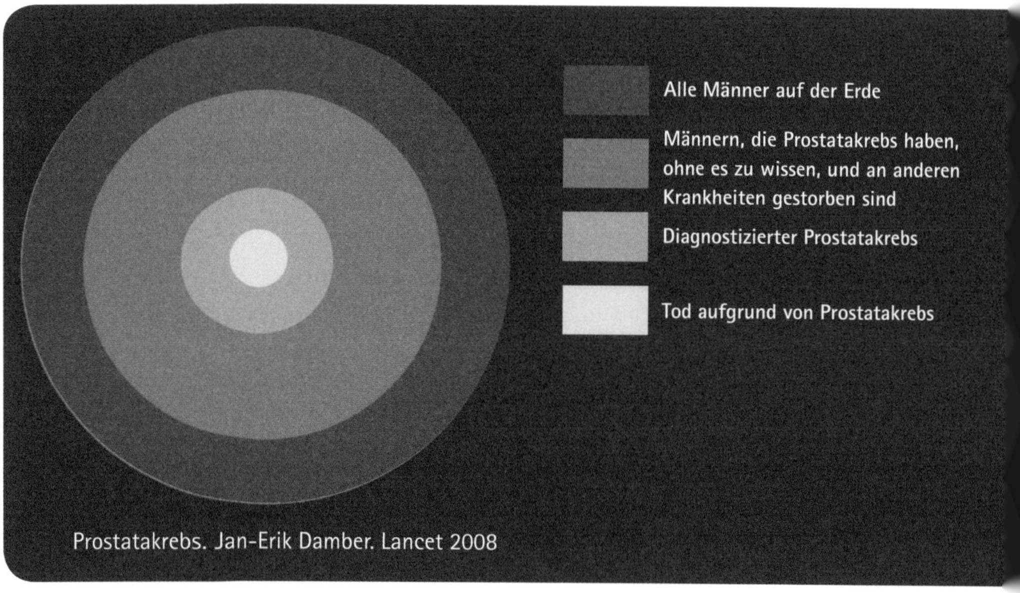

Prostatakrebs. Jan-Erik Damber. Lancet 2008

IM SCHLIMMSTEN FALL

Unglücklicherweise kann Prostatakrebs auch in einer anderen, aggressiven, ja sogar sehr aggressiven Form auftreten. Unbehandelt kann dieser Typ von Prostatakrebs innerhalb weniger Jahre zum Tod führen. Aus diesem Grund muss man ihn vor allem bei jungen Männern so früh wie möglich diagnostizieren. Denn wenn die Lebenserwartung des Patienten aufgrund eines schlechten Allgemeinzustands oder damit verbundener Krankheiten ohnehin nicht mehr als zehn Jahre beträgt, dann braucht der Krebs für sein Fortschreiten so viele Jahre, dass der Patient zuvor eines natürlichen Todes stirbt, ohne je etwas von seinem Prostatakrebs zu erfahren. Im Allgemeinen wird daher bei Männern, deren Lebenserwartung maximal zehn Jahre beträgt, weder die Suche nach noch die Behandlung eines Prostatakarzinoms im Anfangsstadium empfohlen. In allen anderen Fällen muss ein aggressiver Prostatakrebs im Anfangsstadium diagnostiziert und behandelt werden.
Zusammenfassend muss man sich also bei einem nicht aggressiven Krebs im Anfangsstadium folgende Frage stellen: Soll man ihn behandeln? Mit anderen Worten: Ist man sicher, dass dieses kleine Karzinom nicht zu den 5% gehört, die sich im Laufe der Zeit ungünstig entwickeln könnten? Bei einem aggressiven Karzinom dagegen kommt ein Verzicht auf eine Behandlung nicht infrage, wenn der Patient noch mehr als zehn Jahre Lebenserwartung vor sich hat. In diesem Fall muss man über die am besten geeignete Behandlung nachdenken.

Der Unterschied zwischen diesen beiden Formen von Prostatakrebs ist der Grund für alle Missverständnisse über die Therapie des Prostatakarzinoms und den Sinn von Vorsorgeuntersuchungen. Vor einigen Jahren habe ich – in Kooperation mit der Radiosendung *Magazine de la santé* – an einer Plakatkampagne zum Thema Prostatakrebs teilgenommen, deren Ziel es war, die Männer zu sensibilisieren und

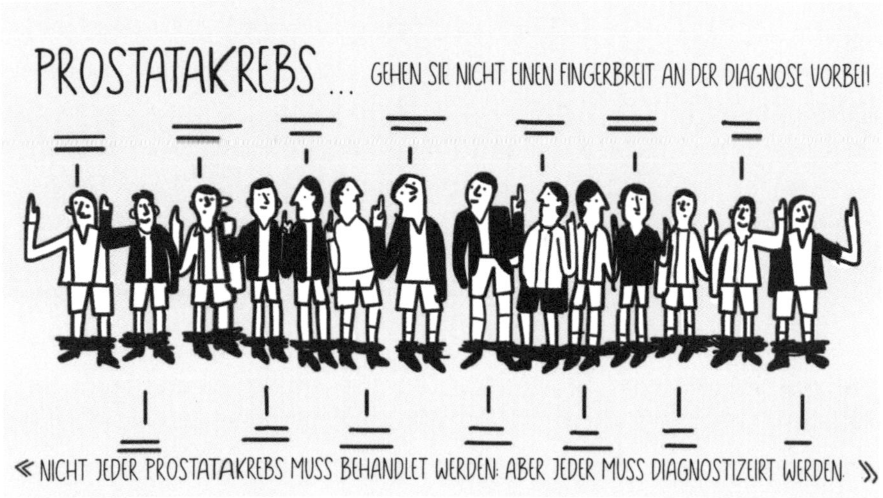

zu einer Vorsorgeuntersuchung zu bewegen. Der etwas anbiedernde Slogan über dem Plakat versuchte, den Gang zur Vorsorgeuntersuchung zu entdramatisieren: »Gehen Sie nicht einen Fingerbreit an der Diagnose vorbei«, hieß es da, in Anspielung auf die digitale rektale Untersuchung. Und unten auf dem Plakat stand zu lesen: »Nicht jeder Prostatakrebs muss behandelt werden, aber jeder muss diagnostiziert werden.«

Wir haben diese Kampagne gestartet, weil die Früherkennung die einzige Möglichkeit ist, die aggressiven Formen in einem lokal begrenzten Stadium zu entdecken, in denen das Karzinom noch klein ist, keine Symptome hervorruft und durch eine Behandlung geheilt werden kann. Zugleich wollten wir die Aufmerksamkeit auf die Gefahr der Übertherapie lokal begrenzter, nicht aggressiver Karzinome lenken, die man einfach überwachen kann. Die Botschaft war klar und sehr stark. Meiner Ansicht nach war es das erste Mal, dass gesagt wurde, dass nicht jeder Krebs behandlungsbedürftig ist. Und dennoch fiel die Reaktion äußerst heftig aus, man beschuldigte uns, die Übertherapie des Prostatakrebses zu fördern, weil die Leute nur die Überschrift auf dem Plakat gelesen hatten.

Anders verhält es sich mit den aggressiven oder metastasierten Formen von Prostatakrebs, sie sind gravierend und müssen unbedingt behandelt werden, egal, wie alt der Patient ist.
Gravierend oder nicht also? Eine Klassifikation, eine biologische Formel und bald auch genetische Tests können helfen, diese Frage zu beantworten.

DIE RISIKOKLASSIFIZIERUNG NACH D'AMICO

Bei den lokalisierten Prostatakarzinomen unterscheidet man nach zunehmender Aggressivität drei Risikogruppen: geringes, mittleres und hohes Risiko. Diese Klassifikation ist nach Professor Anthony d'Amico benannt, dem Radiologen aus Boston, der sie 1988 definiert und an 1872 Männern, die wegen Prostatakrebs behandelt worden waren, getestet hat. Die dreistufige Einteilung ermöglicht eine gute Vorhersage des Risikos für ein Fortbestehen oder Rezidiv des Karzinoms trotz Behandlung.

- Ein geringes Risiko (Fehlschlagrisiko unter 25 % fünf Jahre nach der Therapie) wird definiert durch einen PSA-Wert unter 10 ng/ml, einen Gleason-Score von 6 und einen kleinen Tumor, der bei der DRU tastbar ist, oder keine beim rektalen Abtasten spürbare Veränderung der Prostata.

- Ein mittleres Risiko (Fehlschlagrisiko 25 bis 50 % fünf Jahre nach der Therapie) wird definiert durch einen PSA-Wert zwischen 10 und 20 ng/ml oder einen Gleason-Score 7 oder einen Tumor, der bei der DRU deutlich spürbar ist und eine Hälfte der Prostata einnimmt.

- Ein hohes Risiko (Fehlschlagrisiko über 50 % fünf Jahre nach der Therapie) besteht bei einem PSA-Wert über 20 ng/ml oder einem Gleason-Score gleich oder größer 8 oder einem Tumor, der bei der DRU die gesamte Prostata erfasst oder über sie hinauswächst.

Die Klassifikation nach d'Amico ist die aktuell mit Abstand am häufigsten benutzte Einstufung, um den Schweregrad eines lokalisierten Prostatakarzinoms zu beurteilen. Es stehen jedoch schon jetzt oder demnächst weitere Tests zur Verfügung, um die Risikobeurteilung für einen bestimmten Patienten individuell zu verfeinern.

VERSCHIEDENE TESTS IN DER EVALUIERUNGSPHASE

Sie könnten helfen zu beurteilen, ob ein Prostatakarzinom gefährlich ist oder nicht: ein Bluttest und genetische Tests.

1 Blutwert: der PHI-Wert

PSA existiert im Blut in verschiedenen Formen, die den Stadien seiner Entstehung entsprechen: Man findet proPSA, einen PSA-Vorläufer, freies PSA, das nicht an Proteine gebunden ist, und gebundenes PSA, das, wie der Name schon besagt, an Proteine gebunden ist. Das Gesamt-PSA ist die Summe des freien und des gebundenen PSA. Es wird routinemäßig zur Früherkennung von Prostatakrebs im Blut gemessen.

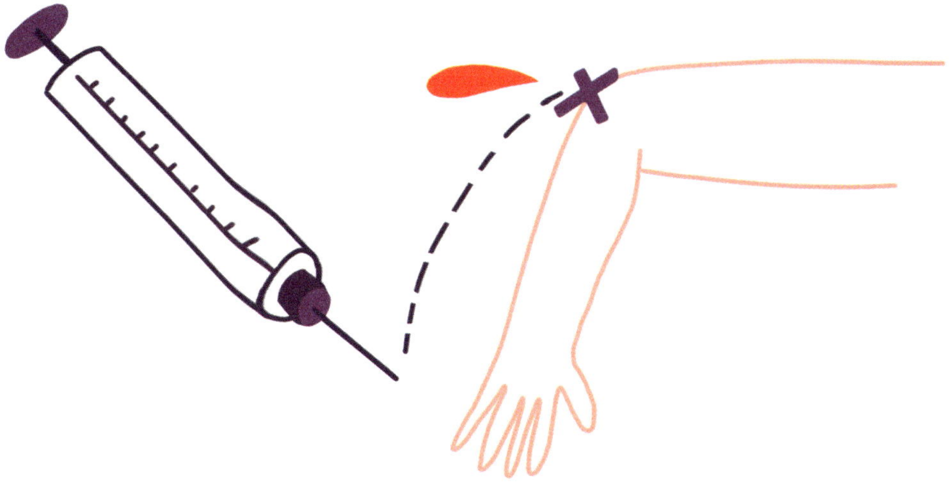

Der **PHI-Index (Prostate Health Index,** Index der Prostatagesundheit) kombiniert die Messwerte dieser verschiedenen PSA-Formen, des proPSA, des freien PSA und des gebundenen PSA, nach der Formel: PHI-Index = proPSA : freies PSA x √Gesamt-PSA.
Der **PHI-Index** wird durch eine Blutentnahme im Ellbogen gemessen. Dieser Test wird auf der ganzen Welt von der amerikanischen Firma Beckman Coulter vermarktet. Er kostet etwas weniger als 100 € und wird von der Krankenkasse derzeit nicht bezahlt.

Auch wenn diese Formel für den Normalsterblichen mehr oder weniger unverständlich ist, für Forscher und Statistiker ist klar: Ein niedriger PHI-Index könnte die Anzahl unnötiger Biopsien senken, denn die Prostata wäre dann normal oder würde nur unbedeutende Krebsherde enthalten (kleine und wenig aggressive). Bei einem erhöhten PHI-Index hätte man es dagegen möglicherweise mit aggressiven Tumoren zu tun. Dieser Test wird noch nicht routinemäßig eingesetzt.

2 Der Decipher-Test

Der Decipher-Test (*decipher* bedeutet »entschlüsseln, dekodieren«) gehört mit Sicherheit zu den fortschrittlichsten und vielversprechendsten genetischen Tests. Er analysiert an Gewebeentnahmen von

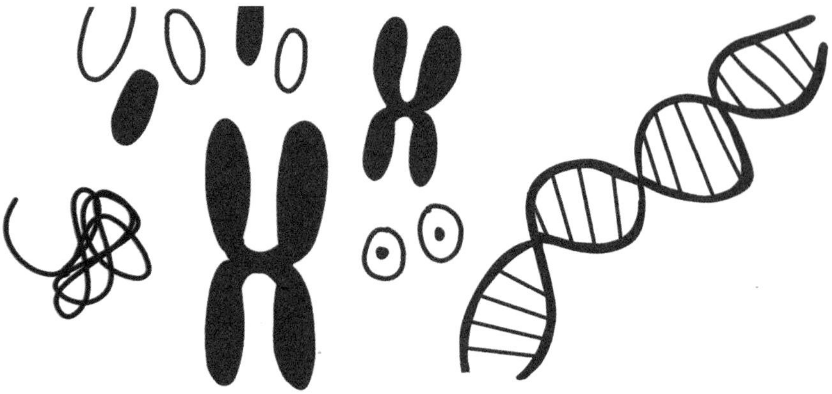

Karzinomen die Expression von 22 Genen, die bei den Metastasefähigkeiten der Zellen dieses Karzinoms eine Rolle spielen. Dieser Test, der von der Firma **GenomeDx Biosciences** in den Vereinigten Staaten entwickelt wurde, schätzt ein, wie hoch das Risiko von Fernmetastasen und das krebsbedingte Sterberisiko trotz einer nach gültigen Standards eingeleiteten Behandlung, Operation oder Bestrahlung ist. Er wurde bis jetzt nur an kleinen Patientengruppen erprobt. Wird ein Patient nach diesem Test als Hochrisikopatient eingeschätzt, dann liegt nach den ersten Ergebnissen sein Risiko für Metastasen in fünf Jahren bei 21 % und sein Risiko, innerhalb von fünf Jahren an dieser Krebserkrankung zu sterben, bei 9,4 %. Sollten sich diese Ergebnisse im großen Maßstab bestätigen, dann könnten vor allem diese Hochrisikopatienten von der Anwendung dieses Tests profitieren. Sie könnten dann mit ergänzenden Therapien wie zum Beispiel einer Chemotherapie behandelt werden, bevor der Tumor sich entwickelt.

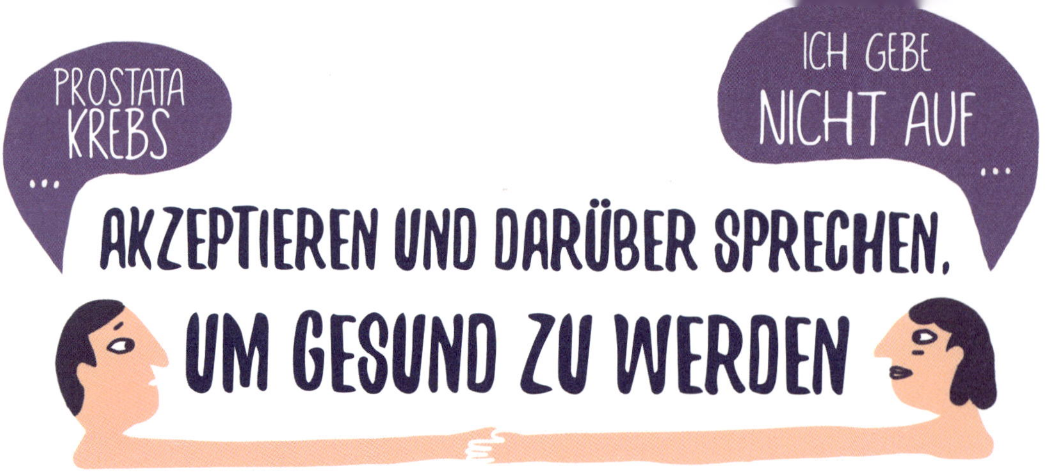

AKZEPTIEREN UND DARÜBER SPRECHEN, UM GESUND ZU WERDEN

Alle Patienten machen einen schweren Moment durch, wenn sie die Diagnose Prostatakrebs oder eine andere Krebsdiagnose hören. Sie haben das Gefühl, dass ihnen der Himmel auf den Kopf fällt und der Boden unter den Füßen entzogen wird. Phasen der Niedergeschlagenheit wechseln sich ab mit Phasen der Revolte und der Realitätsverweigerung. Visionen von Tod und zerstörtem Leben machen sich breit, und manchmal fällt der Patient, nachdem er das Wort »Krebs« gehört hat, in einen Schockzustand und hört gar nicht mehr, was Sie ihm sagen.

DEN PATIENTEN BEGLEITEN

Dennoch muss man die richtigen Worte finden, damit der Patient begreift, was ihm widerfährt, damit er seine Angst verliert und seine Krankheit akzeptiert. Um gesund zu werden, muss man als Allererstes akzeptieren, dass man krank ist, und das ist bei Prostatakrebs nicht so einfach, denn meistens fühlen die Patienten sich gar nicht krank, wie bereits gesagt. Sie haben in einem Gesundheitscheck den PSA-Wert im Blut testen lassen, dann wurden ein MRT und eine Biopsie durchgeführt, und nun verkündet man ihnen, dass sie Krebs haben, wo es ihnen doch rundum gut geht. Es ist schwierig, sich unter diesen Bedingungen in einen Kranken zu verwandeln, der hinter seiner Behandlung steht und sich auf die möglicherweise damit verbundenen Schwierigkeiten, Schmerzen und andere Unannehmlichkeiten einlässt, weil sie der Preis seiner Heilung sind, denn wozu gesund

werden, wenn man gar nicht krank ist? Ohne diese Einsicht in die Krankheit werden die Behandlungen schlecht angenommen und als Ungerechtigkeit empfunden, für die der Patient manchmal seinen Arzt verantwortlich macht.
So erinnere ich mich an einen Patienten, bei dem ich eine Krebsdiagnose gestellt hatte, weil ich einen kleinen Knoten in der Prostata gefunden hatte, während sein PSA-Wert sehr niedrig war, bei 1,7 ng/ml. Das Untersuchungslabor hatte ihm gesagt, bei einem so niedrigen PSA-Wert sei es unmöglich, dass er ein Prostatakarzinom habe. Da sich der Patient wohl fühlte und nicht im Geringsten krank, weigerte er sich, meine Diagnose zu glauben, und machte eine Verwechslung der Proben dafür verantwortlich. Dann aber wurden neue Biopsien durchgeführt, die die Diagnose bestätigten und eine erfolgreiche Behandlung ermöglichten.

Ein anderer Fall veranschaulicht ebenfalls gut, wie sehr eine Krebsdiagnose einen Patienten aus der Bahn werfen kann: Der 57 Jahre alte Patient kam nach einer Generaluntersuchung zu mir, bei der ein erhöhter PSA-Wert gefunden worden war, anschließend war ein Prostatakarzinom im Anfangsstadium, das aber aggressiv war, diagnostiziert worden. Der Patient legte die Untersuchungen der verschiedenen Etappen systematisch und sorgfältig in einem Ordner ab: biologische Ergebnisse, Ergebnisse der bildgebenden Verfahren, Berichte über Biopsien und über multidisziplinäre Beratungen, Uhrzeiten der verschiedenen Sprechstundentermine. Alles war genau erfasst, verstanden und geordnet, so wie er es aus seinem Beruf als Headhunter gewohnt war. Seine Akte war komplett und systematisch, aber sie war ihm selbst fremd. Wir vereinbarten einen Operationstermin. Sein Krankenhausaufenthalt verlief ohne Probleme, doch erst als er danach wieder zu Hause war und die Operationsnarbe sah, wurde ihm bewusst, dass das alles ihm zugestoßen ist. Diese brutale Bewusstwerdung stürzte ihn trotz aller Vorkehrungen, die in den vorhergehenden Wochen zu seiner Vorbereitung getroffen worden waren, in eine tiefe Depression. 15 Tage in einer psychiatrischen Klinik waren notwendig, damit er die Krankheit endlich akzeptierte und damit fertigwurde. Eine solche Verleugnung der Krankheit findet man typischerweise bei Männern, die es gewohnt sind, alles in ihrem Leben zu kontrollieren: Der Krebs, den sie nicht vorhergesehen hatten und den sie sich nicht erklären können, wirft sie vollkommen aus der Bahn.

KEINE SCHULDGEFÜHLE

In der Anfangsphase eines Prostatakarzinoms hat man keine Symptome, man spürt keine Beschwerden. Bei Lungenkrebs kann es blutigen Auswurf geben, bei Darmkrebs Blut im Stuhl oder Bauchschmerzen; aber hier nichts, der Patient spürt nichts. Er sitzt vor Ihnen und lauscht allen Informationen, die Sie ihm geben. Aber es könnte sich auch um einen Freund oder einen Cousin handeln, um dessentwillen er sich Rat holt, es wäre das Gleiche: Es betrifft den Patienten nur dann, wenn beschließt, es zu akzeptieren.
Man muss sich also Zeit nehmen, um alles zu erklären, vor allem aber darf der Patient keine Schuldgefühle entwickeln. An Prostatakrebs zu erkranken ist vor allem Pech, auch wenn es Risikofaktoren gibt oder Faktoren, die das Risiko verringern. Es ist weder eine persönliche Niederlage noch eine Strafe Gottes. Die Hilfe eines Psychoonkologen ist folglich in jedem Fall wesentlich, denn eine Krebserkrankung führt dazu, dass man die Bilanz seines Lebens zieht, und dabei können tief vergrabene Dinge wieder hochkommen. Mit Beginn der Behandlung muss das Wort allen Schrecken verloren haben. Ich arbeite zu diesem Zweck mit Catherine Nisak zusammen, die Patienten kommen wie verwandelt von den Gesprächen mit ihr zurück. Sie lernen, frei zu sprechen, und ihre Ängste werden kleiner, je besser sie in Worte gefasst werden (s. S. 135).

Ich empfehle den Patienten außerdem, Thierry Janssens Buch *La solution intérieure* zu lesen. Es ist vor etwa zehn Jahren erschienen, als Taschenbuch erhältlich und analysiert, welche Ressourcen in uns selbst uns helfen, gesund zu werden, als Ergänzung zu den »äußeren« Ressourcen, also den Ärzten. Anfang der 2000er Jahre war Thierry Janssen Urologe wie ich, er sollte Professor in Brüssel werden und ich in Paris. Wir haben oft zusammengearbeitet und zusammen operiert, doch während ich meinen Weg fortgesetzt habe, fand Thierry nach seiner Rückkehr nach Brüssel seinen Platz immer mehr im Gespräch mit den Patienten anstatt im Operationssaal. Viele Jahre später wurde er zu einem international bekannten Psychoonkologen und Autor zahlreicher Bücher.

Sprechen ist in dieser schweren Belastung, die der Patient bewältigen muss, Teil des Behandlungsprozesses. In seinem Buch verweist Thierry Janssen zum Beispiel auf folgenden wissenschaftlichen Versuch: Wenn man einer Ratte einen Tumor transplantiert und diese Ratte danach in ihrem Käfig eingesperrt wird und allein im Raum ist, dann stirbt sie schneller als Ratten, denen man den gleichen Tumor transplantiert hat und die ebenfalls im Käfig eingesperrt sind, sich aber mit

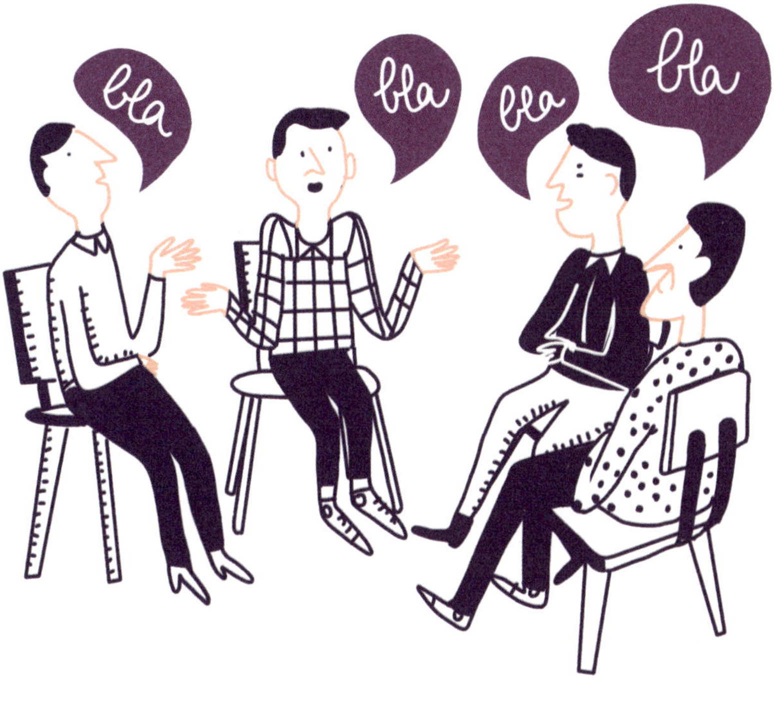

anderen im gleichen Raum befinden. Dieses Experiment zeigt, dass es Dinge gibt, die man noch nicht erklären kann, die aber durch die Kommunikation zwischen den Individuen vermittelt werden, wovon jeder von uns intuitiv im Innersten überzeugt ist.

DARÜBER SPRECHEN, NATÜRLICH, ABER MIT WEM?

Meiner Meinung nach sollte man nur mit den Menschen darüber sprechen, die uns helfen können, und ausdrücklich nicht mit allen anderen. Natürlich mit seinem Ehepartner und seinen Kindern, aber erst, nachdem die Phase des Schreckens überwunden wurde zugunsten einer Phase, in der das Behandlungsprojekt positiv besetzt ist. Sonst besteht die Gefahr, dass man diesen Schrecken an die Umgebung überträgt, die ihn dann wie einen Bumerang wieder zurückwerfen kann. Man sollte mit niemand anderem darüber sprechen, besonders nicht am Arbeitsplatz, denn die übliche Reaktion aller Gesunden besteht darin, über die Leute, die krank werden, zu urteilen: Was hat er bloß getan, um sich so etwas zu holen? Das ist nicht böse gemeint, es ist ein Abwehrreflex. Unterstellung: Ich habe es nicht gemacht, also bekomme ich es nicht. Das häufigste Beispiel dafür ist der Lungenkrebs und die berühmte Frage, die der Gesunde stellt, um sich zu beruhigen: Hat er geraucht? Unterstellung: Ich rauche nicht, deswegen werde ich das nicht bekommen.
Der zweite Grund ist, dass man von Prostatakrebs geheilt werden kann, aber im Kopf der Leute bleiben Sie für immer der, der Krebs hatte. Man wird Sie also noch Monate, nachdem Sie damit abgeschlossen haben, darauf ansprechen, und man wird Sie verunglimpfen, wenn Sie weniger leistungsstark sind: Natürlich »ist er wegen diesem Krebs nicht mehr derselbe« ...

Man muss also akzeptieren, dass man krank ist, um gesund zu werden, und man muss darüber sprechen können, aber nur mit den Menschen, die uns wirklich nahestehen und uns helfen können.

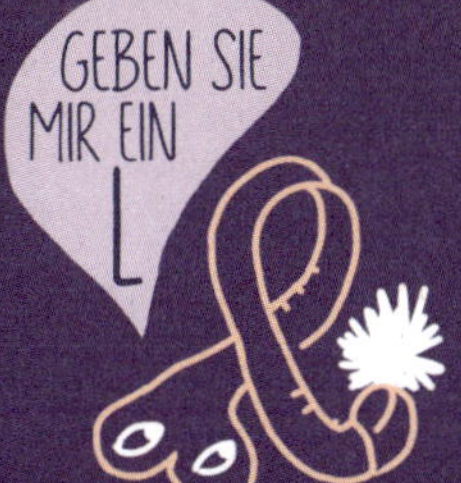
GEBEN SIE MIR EIN L

KLEINES ABC DER PATIENTENWORTE

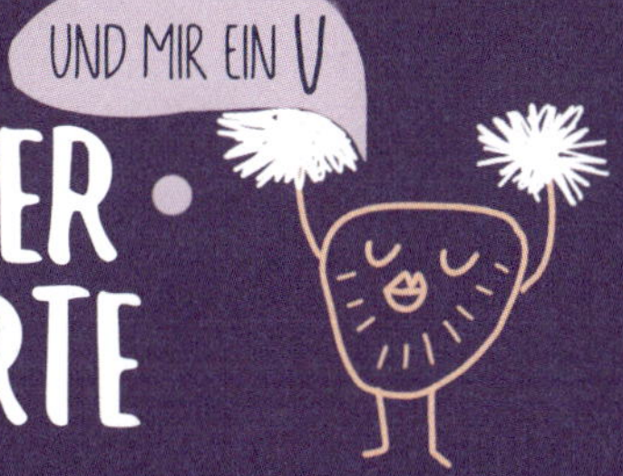
UND MIR EIN V

Die folgenden Sätze wurden von der Psychoonkologin, klinischen Psychologin und Psychoanalytikerin Catherine Nisak (Université Paris-Diderot) in ihrer Sprechstunde gehört und gesammelt.

B WIE BESTRAHLUNG

/Da ich eine Operation kategorisch verweigert habe, willige ich gerne in eine Bestrahlung ein. Aber was für eine leidige Schinderei man jeden Morgen hinter sich bringen muss, damit der Darm leer und die Blase halb voll ist … Dass ich täglich über das Feld »Abführmittel« gehen muss, ist zwar ein schmerzlicher Zwang, aber danach fahre ich direkt zur Arbeit, und bis jetzt spüre ich weder Nebenwirkungen noch eine besondere Müdigkeit, das ist eine echte Überraschung. Das Internet bietet ziemlich erschöpfend Auskunft über die Langzeitfolgen, aber ich nehme mir die Zeit, sie Schritt für Schritt zu entdecken. Im Augenblick genieße ich dieses fast normale Leben.

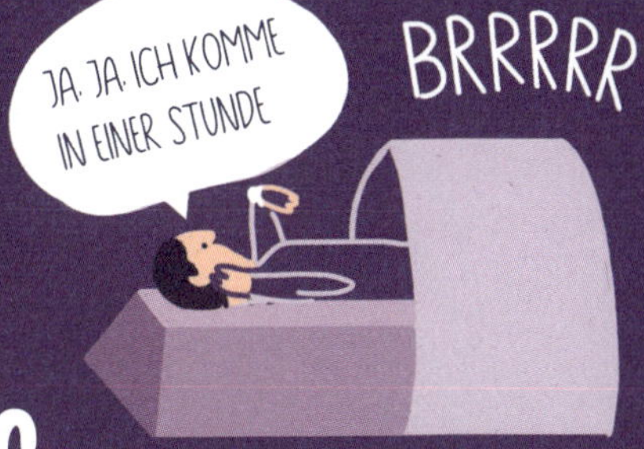
JA, JA, ICH KOMME IN EINER STUNDE
BRRRRR

C WIE CHIRURG

/Ein guter Freund hat mir geraten: »Geh zu dem: Erstens liebt er gutes Essen, und zweitens krieg ich ihn noch hoch!«

/Als ich ihn gesehen habe, vertraute ich ihm auf der Stelle, bevor er überhaupt den Mund aufgemacht hat. Das ist natürlich irrational, aber daran gibt es nichts zu diskutieren. Deswegen habe ich ihn ausgesucht, während mein behandelnder Arzt einen anderen empfohlen hatte.

/Ich habe gegoogelt und regelrechte Nachforschungen über diesen Krebs und diesen Chirurgen angestellt. Ich bin zuerst zu ihm gegangen, um ihn

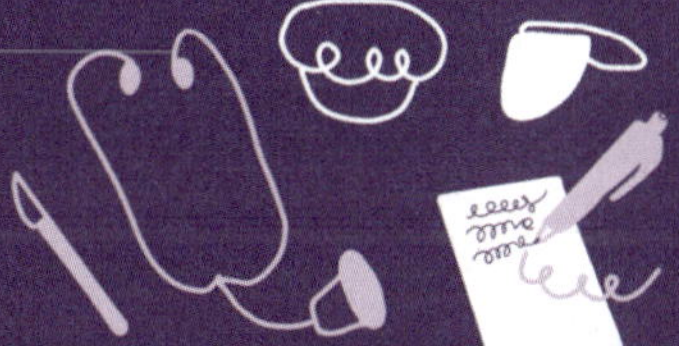

anzuhören. Aber was mich schließlich überzeugt hat, war die Zeit, die er darauf verwandte, mir einen vergleichenden Überblick der verschiedenen therapeutischen Optionen zu geben. Ich habe mir gesagt: Er spricht wirklich mit mir, er betrachtet meinen Fall und nicht irgendwelche Statistiken. Letzten Endes entschied er sich gegen eine Operation, und ich kann sagen, dass wir gemeinsam zu diesem Schluss gekommen sind.

/Ein befreundeter Minister hat ihn mir empfohlen …

D WIE DIAGNOSE

Was haben Sie empfunden, als der Arzt das Wort »Krebs« ausgesprochen hat?

/Nichts, ich war mir dessen sicher!

/Als ich von meinem Krebs erfahren habe, dachte ich an André Schwartz-Bart, der geschrieben hat: »Es gibt auf dieser Erde immer einen Gerechten, der die Schmerzen der anderen auf sich nimmt.«

/Ganz ehrlich, es war eine Erleichterung für mich, das Wort »Krebs« zu hören. Mein Leben wurde schon seit Langem immer komplizierter, ich wusste nicht mehr, wohin mein Gefühlsleben steuerte; beruflich hatte ich die Flucht nach vorne angetreten, ohne einen Ausweg zu sehen. Von nun an ist alles einfach: Ich bin krank, ich werde mich behandeln lassen und an meine Zukunft denken.
/Ich dachte bei mir: Sch...! Meine Afrikasafari im Allradwagen mit meinen Freunden in sechs Wochen! Zum Glück ist Prostatakrebs ja keine große Sache, das müsste bis dahin geregelt sein.
/Jedem wird seine Missetat zum Verhängnis ... Hahaha! Das hätte ich gerne dem Chirurgen geantwortet, aber plötzlich hatte ich einen Riesenkloß im Hals, sodass mir das Wort im Halse stecken blieb, und dann die Vision eines gewaltigen Abgrunds, der sich unter meinen Füßen auftat.

/Die Diagnose hat mich von meiner Angst befreit, denn diese aktive Beobachtung vier Jahre lang, das war nichts anderes als ein schrecklicher Countdown. Der Sinn des Ausdrucks »Damoklesschwert« hat sich mir vollkommen erschlossen. Man wagt kaum zu leben, man denkt sich, dass alles furchtbare Konsequenzen für den PSA-Wert haben kann: dies trinken oder jenes essen, die Garage streichen oder 50 Kilometer Fahrrad fahren ... ja sogar sich mit seiner Frau streiten ...

/Ich musste sofort an den schlimmsten Augenblick meiner Kindheit denken, den Brustkrebs meiner Mutter. Ich wurde innerhalb der Familie in Pflege gegeben, solange sie krank war. Mein ganzes Leben war auf den Kopf gestellt. Die Angst vor einer endgültigen Trennung war omnipräsent, aber ich hatte das alles für mich behalten.
Als Erwachsener hatte ich vor allem Angst, ich kontrolliere alles, mein permanenter Stress nervt meine Umgebung, die ich ununterbrochen im Blick haben will. Dass ich nun selbst betroffen bin, hat diese Angst vor dem Tod wiederaufleben lassen und ich habe mich ernstlich gefragt, ob die Operation reicht, um mich zu heilen.

/Das Wort »Krebs« hat mich gelähmt. Ich auch, habe ich gedacht. Es stimmt also, man muss eines Tages sterben! Ich hatte eine Vision vom Körper der Menschen an ihrem Lebensende, zu Tode gemartert auf dem Altar der modernen Medizin ... Der Möglichkeit, ihr Ende selbst zu bestimmen, beraubt. Sofort am nächsten Tag habe ich einen Revolver gekauft und ich werde ihn benutzen, wenn es eine schlechte Wendung nimmt, ich will weder leiden noch meine Würde verlieren. Nach mir die Sintflut!

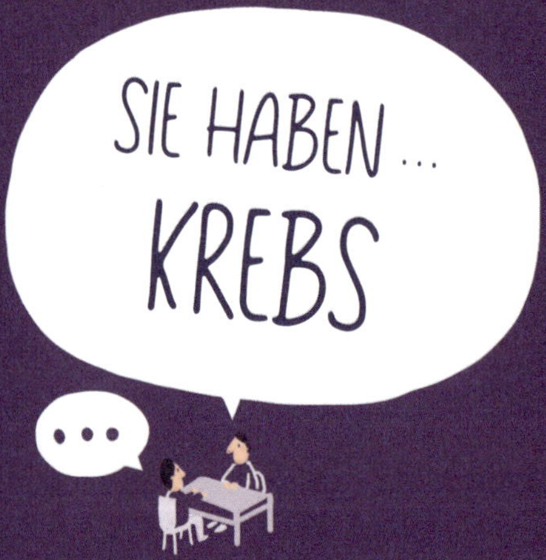

E WIE EHEFRAU

/In guten wie in schlechten Zeiten, heißt es, und bei mir sind jetzt die schlechten angebrochen!

Dass ich an Krebs erkrankt bin, gibt meiner Frau eine nie dagewesene Gelegenheit, mich wie ein Kind zu behandeln, jetzt, wo keine mehr im Haus sind. Kaum hatte ich die Praxis verlassen, da sagte sie zu mir: »Du ziehst jetzt deinen Schal an, machst deinen Mantel zu, und von nun an tust du, was ich dir sage.«
Sie fühlte sich zu einer Mission berufen, und man kann sagen, dass sie eine beachtliche Energie darin investiert! Ich komme nicht einmal mehr an meine ärztlichen Unterlagen heran ... Zum Glück bleibt mir mein Humor, aber das ist auch mein einziger Widerstand!
/Als der Chirurg mir vorschlug, zu einem Psychologen zu gehen, habe ich bereitwillig zugestimmt. Aber ich hatte dabei den Hintergedanken, dass meine Frau mitkommen sollte. Wir gingen zusammen zu diesem Termin, und meine Frau sprach sehr bald darüber, welche Auswirkungen mein Krebs auf sie hatte. Sie ist psychisch sehr

labil. Durch das Gespräch konnte sie in Worte fassen, dass sie sich nicht in der Lage fühlte, mich zu unterstützen, und dass sie seit der Krebsdiagnose manchmal insgeheim daran dachte, mich zu verlassen. Ihre Gefühle wurden offen auf den Tisch gelegt und entdramatisiert, und jetzt kann ich mich beruhigt operieren lassen.

/Ich hatte mit meiner Frau in einer komfortablen Routine gelebt, die wir durchaus zu schätzen wussten. Zusammen haben wir uns ein schönes Leben aufgebaut, eine schöne Familie gegründet. Nach der Diagnose haben wir viel geweint, zusammen und einzeln, dann haben wir einige Tage nicht mehr darüber gesprochen.

Sie war es, die außergewöhnlich taktvoll eines Abends das Gespräch wieder in Gang brachte. Sie sagte mir, dass ich ohne Prostata der Gleiche für sie bleibe, dass das nichts an ihrer Wahrnehmung von mir ändern würde. Dass wir auf eine reiche Geschichte zurückblicken könnten, die nicht an diesem Punkt aufhören würde. Seitdem habe ich sie beim Wort genommen, ich habe unsere Beziehung in den Mittelpunkt meiner Interessen gestellt. Es gibt uns, und weiter weg eine Art Peripherie.

H WIE HARNABGANG

/Ich habe dem Chirurgen genau zugehört und was bei mir hängengeblieben ist, ist die Wahrscheinlichkeit, dass es nach dem Eingriff und für eine unbestimmte Zeitspanne zu unwillkürlichen Harnabgängen kommen kann. Im Vergleich zu der Vorstellung, an Krebs erkrankt zu sein, mag das verrückt und lächerlich erscheinen. Aber ich könnte das nicht ertragen.

/Ich will keine Windeln tragen. Ich will nicht Gefahr laufen, mich in Gesellschaft, vor meiner Frau und in der Arbeit zu blamieren, wo ich doch den ganzen Tag auf große Industriemaschinen rauf- und runtersteige. Sich in die Hose machen wie ein Kind, das ist für mich schlimmer als Impotenz!

/Diese Harnabgänge sollen zwar nicht dauerhaft sein, aber sie machen mir Angst. Vor Kurzem habe ich im Café eine Unterhaltung zwischen zwei jungen Typen gehört, die über jemand sagten: »Das ist ein Alter, der ist so verkalkt, dass er sich in die Hose macht …« Ich dachte mir, wer weiß, vielleicht bin ich bald dieser Typ auf dem Abstellgleis. Einige Tage war ich wie besessen davon, ich habe sogar wichtige berufliche Termine und ein Wochenende mit Freunden deswegen abgesagt.

/Ich leide noch immer an unwillkürlichen Harnabgängen, sechs Monate später: Sie sind nicht mehr so häufig, sogar fast schon selten, aber sie passieren im falschen Moment … Denn ich habe jetzt wieder Erektionen, das ist die gute Nachricht, aber sie werden von einer kleinen Urinabsonderung begleitet, was meiner Freundin überhaupt nicht gefällt. Sie geht in diesem Moment auf Distanz, was mich tief verletzt. Ich komme mir vor wie ein Kriegsversehrter, jedenfalls nicht wie ein begehrenswertes Sexualobjekt. Ich denke mir, dass sie nur Mitleid mir gegenüber empfindet, dann igle ich mich in Schweigen ein und wage nicht, mit ihr darüber zu reden.

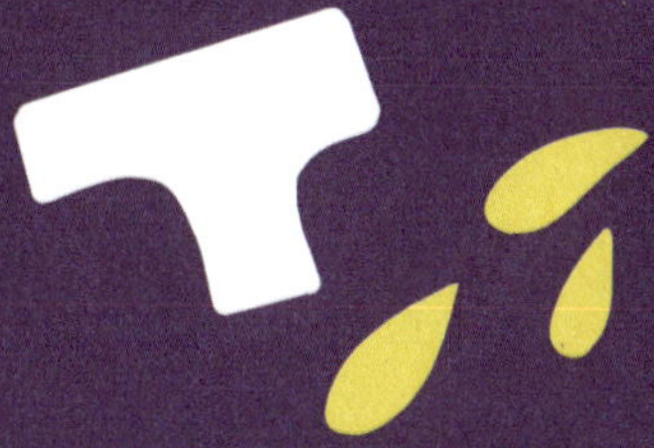

I WIE INTERNET

/Ich habe sehr viel im Internet nachgesehen, ich habe Stunden damit verbracht, seitdem ich die Diagnose kenne. Dadurch kann ich besser verstehen, was der Chirurg mir sagt. Ich bringe so ein wenig

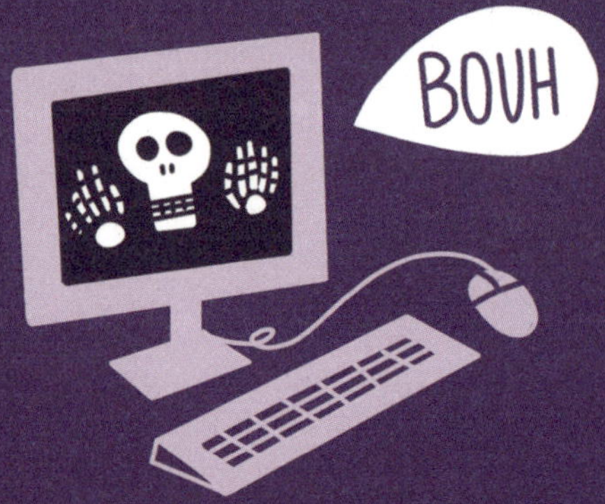

Klarheit in die Sache, auch wenn ich nichts über die Vertrauenswürdigkeit dieser Informationen weiß und wenn meine Angst dadurch deutlich zunimmt.

O WIE OPERATION

/Ich kann es kaum erwarten, operiert zu werden! Nicht mehr diese Schweinerei im Bauch haben, nicht mehr sich vorstellen, wie sie sich ausbreitet, ohne dass ich irgendetwas dagegen tun könnte ... Dafür bin ich gerne bereit zu leiden!

/Ich habe Angst vor der Operation. Sehr große Angst sogar, aber ich kann mit niemandem darüber sprechen. Ich hätte gerne mit meiner Mutter darüber geredet, aber ich darf sie wohl nicht damit belasten, oder? Ich denke, dass ich es ihr danach sagen werde ...

/Ich habe zwei Arten von Befürchtungen: Dass der Chirurg beim Aufschneiden Metastasen findet, die man bei den Untersuchungen nicht entdeckt hat, und dass ich leiden könnte, denn ich weiß aus Erfahrung, dass ich kein einfacher Patient bin: Ich habe überhaupt keine Geduld und ich tendiere dazu, aggressiv auf meine Umgebung zu reagieren.

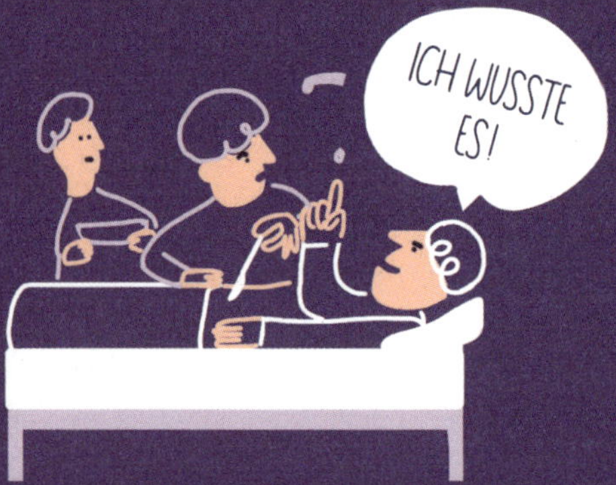

/Wenn ich mit dem Behandlungsteam spreche, dann scheint es so, als seien alle Parameter des Eingriffs unter Kontrolle. Was aber, wenn am Tag X nicht dieselben Personen anwesend sind? Wie kann ich sicher sein, dass genau dieser Chirurg mich operieren wird? Vielleicht hat ihm ja meine Nase nicht gefallen ...

S WIE SEXUALITÄT

/Die Frauen sind das Salz meines Lebens. Ich war mehrere Male verheiratet und bin es jetzt wieder. Ich habe sogar sehr kleine Kinder. Ich habe die Operation abgelehnt, weil ich die Vorstellung, impotent zu sein, nicht ertrage. Was soll's, ich gehe das Risiko ein. Ich will mich in die Nähe einer hübschen Frau in ein Café setzen und mir sagen können, wenn ich sie verführen wollte, könnte ich das auch ...

/Ich habe ein sexuell sehr befriedigendes Leben geführt. Wenn das nun nach der Operation nicht mehr funktioniert, dann wird das sicher eine schwierige Phase für mich, aber es ist mir wichtiger, meine Enkelkinder aufwachsen zu sehen. Dann kommt die Zeit, in Erinnerungen zu schwelgen ...

/Ich habe noch immer eine sexuelle Beziehung zu meiner Frau: Das ist ihr ebenso wichtig wie mir. Im Allgemeinen beginnt damit unser Wochenende. Wenn ich nach der Operation keine ordentlichen Erektionen mehr habe, dann wird das alles destabilisieren. Ich habe nicht wirklich mit dem Chirurgen darüber gesprochen, aber nach dem, was ich von operierten Freunden gehört habe, findet sich trotzdem eine Lösung dafür. Und das gegenseitige Begehren tut das übrige. Dann kommt der Moment, in dem wir unsere Sexualität neu erfinden müssen!

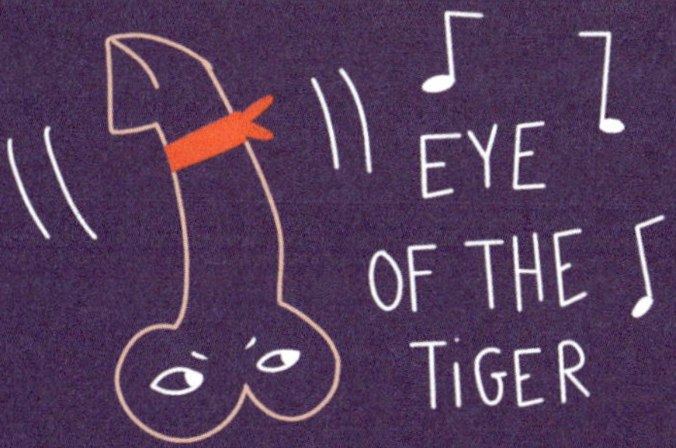

/Ich habe Frauen der ganzen Welt auf der ganzen Welt gekannt. Ich bin ein erklärter Libertin und nicht im Geringsten bereit zum Verzicht. Der Chirurg wird versuchen, meine Erektionsnerven zu schützen; andernfalls benutze ich alles, was es gibt, um aktiv zu bleiben, denn davon abgesehen bin ich in bester körperlicher Verfassung. Es wird nur ein bisschen weniger spontan ablaufen. Ich weiß, dass ich außergewöhnliche Gene habe, deshalb werde ich vor der Operation sogar eine Samenspende machen, falls das ein paar Frauen mit Kinderwunsch helfen kann!

/Eine mögliche oder wahrscheinliche Impotenz macht mir keine Sorgen. Meine Partnerin interessiert mich sexuell seit langer Zeit nicht mehr. Ich würde sogar sagen, dass mir das ganz gelegen kommt, ich habe dann ein unschlagbares Argument, um mich zu drücken, falls sie einmal die Lust packen sollte!

/Wir sind doch trotzdem Männer: Mir graut vor der Vorstellung, auf Sex zu verzichten, auch wenn ich nicht davon besessen bin. Das ist der große Sprung ins Alter, niemand macht das einfach so leichthin. Es ist mir schon schwergefallen, das Rentnerdasein und dieses Schrumpfen des Horizonts zu ertragen. Und man ist ja auch empfindlich: Ich werde es ganz bestimmt nicht wagen, so geschwächt einer Frau gegenüberzutreten. Ich werde bestimmt Tabletten nehmen. Allerdings würde ich wohl nicht so weit gehen, dass ich mich in den Penis spritze, das wäre zu trauriger Sex.

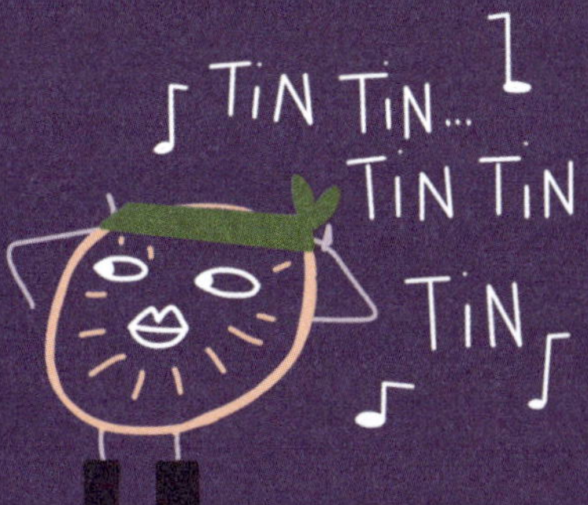

U WIE URSACHE

/Es gibt nicht den geringsten Grund für diesen Prostatakrebs. Ich will nichts davon hören, dass ich in irgendeiner Weise daran schuld oder dafür verantwortlich sein soll. Ich spüre, dass ich gewalttätig werden könnte, wenn irgendjemand meinen Lebensstil dafür verantwortlich machen würde.

/Als ich den Chirurgen nach der Ursache der Krankheit fragte, sagte er zu mir: »Schuld ist das Pech.« Aber wie kann man diese Lotterie akzeptieren? Dank der wissenschaftlichen Fortschritte heute hat alles eine Ursache: Man kann sich nicht mit dem Unerklärlichen abfinden, als wäre man ein Schaf. Ich habe das Gefühl, dass es mir leichter fiele, mich aufzuraffen und Energie in meine Gesundung zustecken, wenn ich einen rationalen Zugang fände.

/Ich habe so viel gearbeitet wie nötig, ich habe meine Frau respektiert und meine Kinder ordentlich erzogen, ich habe meine Eltern an ihrem Lebensende betreut, ich habe sogar meine Mutter zu mir genommen. Seit einiger Zeit war endlich Ruhe, und das ist nun der Lohn für alles! Ich war zu angepasst, ich habe oft aus Angst vor Konflikten meine Wut hinuntergeschluckt: Ich glaube, dass ich heute dafür bezahle.

/Mein Großvater, mein Vater, mein Onkel sind an diesem Krebs gestorben. Ich habe diese Diagnose mein ganzes Leben lang erwartet und gefürchtet. Allerdings bin ich mir sicher, dass ich dank der heutigen Medizin und der Vielzahl von Behandlungen, die sie bietet, überleben werde. Und ich bin Vater von drei Frauen, die Glückspilze!

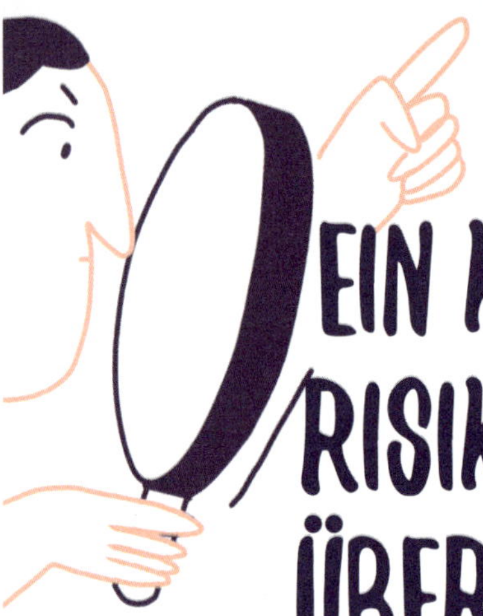

EIN KREBS MIT GERINGEM RISIKO KANN EINFACH ÜBERWACHT WERDEN

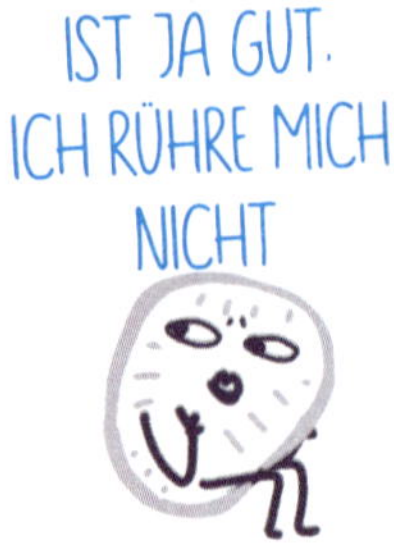

Wenn der Krebs früh entdeckt wird und nicht über die Prostata hinausgreift (lokalisiertes Karzinom), dann kann man ihn einfach überwachen, wenn er wenig aggressiv ist, oder behandeln. Man spricht dann von aktiver Überwachung, denn man plant nur dann eine Behandlung, wenn der Krebs sich entwickelt, was in 70 von 100 Fällen nicht geschieht.

DIE BEHANDLUNG PERSONALISIEREN

Es geht darum, nur die Patienten zu behandeln, bei denen eine Behandlung unabdingbar ist, das heißt: etwa jeden Dritten. Viele dieser Karzinome »mit geringem Risiko« kann man als schlichte Läsionen aufgrund von Alterungsprozessen der Prostata betrachten, sie sind nicht so gravierend wie andere Krebsformen. Sie machen ungefähr die Hälfte aller aktuell in Frankreich diagnostizierten Prostatakarzinome aus.

SICH ZEIT ZUM BEOBACHTEN NEHMEN

In der ersten Phase bei der Überwachung eines Prostatakarzinoms geht es darum, es genau kennenzulernen. Man muss sich vergewissern, dass es ein Krebs mit geringem Risiko ist. Das ist das Ziel des ersten Jahres der Überwachung. In diesem Jahr wird alle drei Monate der PSA-Wert bestimmt, um herauszufinden, ob er im Laufe der Zeit steigt oder nicht. Man kann in der Entwicklung des PSA-Werts ein Barometer für die Entwicklung des Karzinoms sehen, und wenn es steigt, kann es über die zukünftige Gefahr einer Verschlechterung informieren.

Anschließend muss man ein Kontroll-MRT durchführen, um zu überprüfen, ob der Tumor gewachsen ist, sowie weitere Gewebeproben entnehmen, um sicherzustellen, dass es keinen damit verbundenen, aggressiveren Krebsherd gibt. Ein Karzinom mit Gleason-Score 6 (wenig aggressiv und zur aktiven Überwachung geeignet) verwandelt sich nicht mit der Zeit in ein aggressiveres Karzinom mit höherem Gleason-Score. Aber beide können nebeneinander existieren, daher die Notwendigkeit einer Kontrollbiopsie.

Üblicherweise werden das MRT und die Kontrollbiopsien ein Jahr nach der Diagnose geplant, in manchen Krebszentren können sie aber auch schon früher durchgeführt werden. Wenn man dann die Gewissheit hat, dass der Krebs wenig aggressiv ist und sich nur langsam entwickelt, dann fährt man mit der Überwachung durch Erhebung des PSA-Werts fort, wobei man die Abstände dazwischen vergrößert. Die Entscheidung für eine Behandlung fällt man dann, wenn man im Laufe der Zeit feststellt, dass sich die Werte der Überwachungskriterien – der PSA-Wert und/oder die Tumorgröße im MRT oder bei der rektalen Tastuntersuchung – verschlechtert haben.

ZUVERSICHTLICH BLEIBEN

Natürlich muss der Patient mit dieser Betreuung einverstanden sein, und mancher Betroffene erlebt die Tatsache, dass ein Krebs überwacht wird, wie ein Damoklesschwert über seinem Kopf. Erfahrungsgemäß akzeptiert die weit überwiegende Mehrheit der Patienten diese aktive Überwachung. Voraussetzung dafür ist allerdings, dass

sie angemessen informiert wurden und man ihnen schlüssig beweist, dass sie dabei nichts riskieren, dass sie keine Heilungschancen verspielen und dass die Behandlung nicht zu spät kommt, falls sie am Ende doch nötig ist.
Dafür gibt es eine Menge Beweise, angefangen mit den Daten eines 2009 im *Journal of American Medicine*[56] veröffentlichten amerikanischen Registers, in dem nachgewiesen wurde, dass das Risiko, innerhalb von zehn Jahren an einem nicht aggressiven Prostatakrebs zu sterben, unter 10 % liegt. Das zentrale Prinzip der Überwachung besteht darin herauszufinden, welche Patienten zu diesen 10 % gehören könnten, um sie zu behandeln, bevor der Tumor sich entwickelt. Dagegen sollen die 90 % der Patienten, für die keinerlei Sterberisiko besteht, nicht behandelt werden.

EINE »KOMFORTABLE« SITUATION FÜR 84,9 % DER PATIENTEN

Versetzen Sie sich in einen Patienten hinein, dem man erklärt, dass er Krebs hat, dass aber erst einmal keine Behandlung erforderlich ist, er allerdings schon überwacht werden muss! Wie würden wir psychisch auf diese Situation reagieren? Ziemlich gut, wenn man den verschiedenen Studien zu diesem Thema glaubt.

Aus einer Untersuchung in Vancouver geht hervor, dass 84,9 % der Patienten gut mit dieser Situation zurechtkommen.[57] Einer anderen Studie aus Rotterdam an 150 Patienten zufolge hat die Mehrheit der Männer unter Überwachung ein niedrigeres Angst- und Depressionsniveau als die Allgemeinbevölkerung. Darin wurden folgende Angst- und/oder Depressionsfaktoren erfasst: das Gefühl, dass die Entscheidung hauptsächlich vom Arzt getroffen wurde, ein schlechter Allgemeinzustand, ein erhöhter PSA-Wert und vor allem eine neurotische Persönlichkeit.[58] Anders gesagt: Die Patienten, die sich unter aktiver Überwachung ängstlich oder depressiv fühlen, sind entweder ungenügend informiert oder sie waren nicht ausreichend an der Wahl ihrer Behandlung beteiligt oder sie sind neurotisch und aus diesem Grund immer ängstlich, egal, welche Behandlung bei ihnen angewandt wird und unabhängig von der aktiven Überwachung.

WENN MAN AM ENDE DOCH BEHANDELT WIRD, IST ES DANN ZU SPÄT DAFÜR?

Die Antwort lautet Nein. Das sagt auch Professor Peter Scardino, Chirurg und Urologe am renommierten Memorial Sloan Kettering Cancer Center in New York, mit dem ich vor einigen Jahren zusammenarbeiten durfte. Er hat gezeigt, dass eine Tumorresektion bei den Patienten, bei denen eine Behandlung erst nach einer Phase der Überwachung beschlossen worden war, die gleichen Ergebnisse brachte wie die operative Entfernung bei den Patienten, die von vornherein behandelt worden waren.[59]

Erst vor Kurzem wurden schließlich die Ergebnisse einer dazugehörigen Follow-up-Studie veröffentlicht, 20 Jahre nach einer ebenfalls in den USA durchgeführten Untersuchung. In dieser waren Patienten mit einem Prostatakrebs ohne Metastasen nach dem Losverfahren entweder mit einer »Resektion der Prostata« oder »überhaupt nicht« behandelt worden: 362 Patienten wurden operiert und 367 wurden nur beobachtet. 20 Jahre später konnte man bei den Patienten mit einem niedrigen Risiko keinerlei Unterschied zwischen »überhaupt keine Behandlung« und einer Prostataresektion feststellen! Sie hatten die gleiche Lebenserwartung und kein größeres Risiko für Metastasen.[60]

Das ist ein sehr starkes Argument, um den Patienten zu verdeutlichen, dass es bei Karzinomen mit niedrigem Risiko nicht um die Frage geht, wie man sie behandeln soll, sondern vor allem, ob man sie überhaupt behandeln soll! In diesem Bereich kommt der aktiven Überwachung mit Sicherheit die größte Bedeutung zu.

PROFESSOR LAURENCE KLOTZ AUS TORONTO (KANADA): EIN PIONIER DER AKTIVEN ÜBERWACHUNG VON PROSTATA-KARZINOMEN

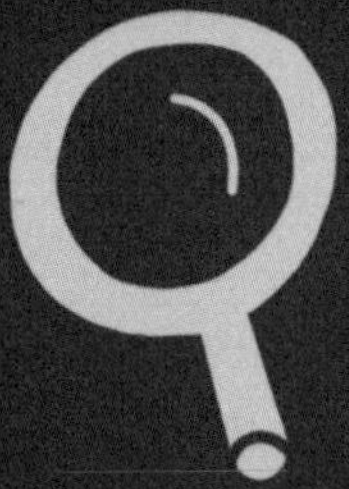

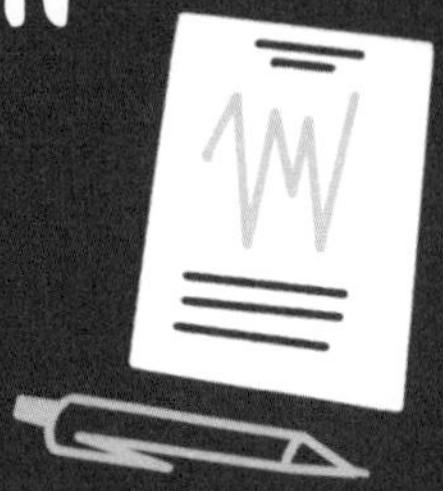

Der Urologieprofessor Laurence Klotz von der Universität von Toronto stellte fest, dass bestimmte Formen von Prostatakrebs sehr häufig vorkamen, aber nicht tödlich verliefen (50 % der Männer über 50 Jahren haben Krebsherde in der Prostata, wie aus Autopsien von Patienten hervorgeht, die an anderen Todesursachen als diesem Krebs gestorben waren; und das Risiko für einen Amerikaner, im Laufe seines Lebens die Diagnose Prostatakrebs zu bekommen, liegt bei 18 %, während das Sterberisiko nur 2,8 % beträgt). Auf der Grundlage dieser Beobachtungen entwickelte er 1995 die Strategie, die am wenigsten aggressiven Formen von Prostatakrebs einfach nur zu überwachen und sie im Fall einer Progression zeitverzögert zu behandeln. Die Idee war also, die Behandlung des Prostatakarzinoms zu individualisieren, indem man nur die Patienten behandelte, bei denen es nötig war.

1995 brauchte es viel Mut, um eine solche Untersuchung auf die Beine zu stellen, denn zu dieser Zeit war die Ansicht, ein Prostatakrebs könnte einfach unbehandelt bleiben, alles andere als verbreitet. Im Gegenteil, das PSA-Screening wurde damals großflächig eingesetzt, und überall tauchten die durch einen erhöhten Wert entdeckten Tumoren auf. Damals galt das Dogma, dass jeder große Tumor klein angefangen hatte und dass folglich jeder durch das PSA entdeckte kleine Tumor behandelt werden musste, weil er groß werden würde, wenn man nichts unternahm. Es gab keinen Platz für eine andere Idee, als jeden aktiv zu behandeln. Diese Überlegungen waren falsch. Klotz und andere sollten es beweisen.

Ihre Ergebnisse über die zehn Jahre dauernde Überwachung von 450 Patienten veröffentlichten diese Pioniere, die damit gegen den Strom schwammen, 2002 (R. Choo, L. Klotz, C. Danjoux et al. *Journal of Urology*, 2002) und 2010 (L. Klotz, *Journal of Clinical Oncology*, 2010). Sie machten damit den Weg für die aktive Überwachung bestimmter Formen von Prostatakrebs frei, indem sie zeigten, dass nur 30% der Patienten eine Behandlung brauchten und dass das Sterberisiko für Prostatakrebs (2,5 % in zehn Jahren) 18,6-mal niedriger war als das Risiko, an einer anderen Todesursache zu sterben (vor allem an Herz-Kreislauf-Erkrankungen).

Diese Ergebnisse führten weltweit zu tief greifenden Veränderungen in der Behandlung des lokalisierten Prostatakarzinoms: Forscherteams von Baltimore (2011), Chicago, Miami, Cleveland und Vancouver (2013), London (2013) und dann die europäischen Teams übernahmen mit der Zeit dieses Konzept, und ihre Ergebnisse bestätigten die von Laurence Klotz.

Heute wird die Überwachung eines lokalisierten Prostatakarzinoms von allen wissenschaftlichen Urologenvereinigungen weltweit als Alternative zu jeder anderen Behandlung empfohlen.

WENN NICHTS ANDERES MEHR BLEIBT ... BEHANDELN

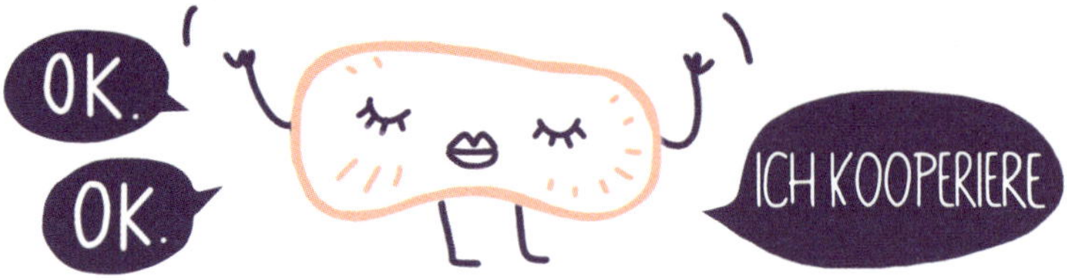

Es gibt viele Möglichkeiten, Prostatakrebs zu behandeln; für welche man sich letztendlich entscheidet, hängt vom Alter und dem Allgemeinzustand des Patienten ab sowie von der Art des Karzinoms – in der Prostata lokalisiert oder metastasiert – und bei den örtlich begrenzten Karzinomen von ihrer Aggressivität, das heißt dem Risiko, dass sie sich mit der Zeit verschlechtern. Referenztherapien sind die radikale Prostatektomie oder die Bestrahlung.

DIE RADIKALE PROSTATEKTOMIE

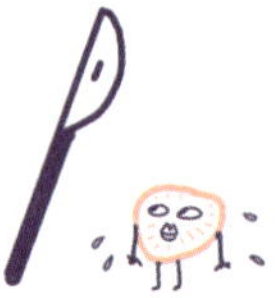

Dabei werden die Prostata und die Samenbläschen in einer etwa zweistündigen Operation vollständig abgetragen. Warum muss man die ganze Prostata entfernen, wenn nur ein Teil der Drüse betroffen ist? Weil neben dem entdeckten Hauptkrebsherd häufig zahlreiche weitere, mikroskopisch kleine Krebsherde existieren, die im Rest der Drüse verstreut sind, und weil es technisch sehr schwierig ist, nur einen Teil der Prostata zu entfernen. Vor vielen Jahren wurden entsprechende Versuche unternommen, sie endeten aber mit einem Scheitern der Krebsbehandlung und erheblichen Inkontinenzrisiken.

WARUM WERDEN GLEICHZEITIG AUCH DIE SAMENBLÄSCHEN ENTFERNT?

Weil Krebszellen in sie einwandern können und weil sie ohnehin zu nichts mehr nutze wären, wenn man sie an Ort und Stelle ließe. Die Samenbläschen liegen direkt hinter der Prostata. Ihre Aufgabe ist die Produktion der Samenflüssigkeit (s. S. 10f.), die sie in einen kleinen Kanal leiten, der die Prostata durchzieht. Durch die Abtragung der Prostata wird dieser Kanal entfernt. Die Bläschen können sich also nicht mehr entleeren, wenn die Prostata entfernt ist.

Nur wenn die gesamte Prostata und die Samenbläschen entfernt werden, spricht man von einer »radikalen« Prostatektomie. Man hätte sie auch als »totale, erweiterte« bezeichnen können: »total«, weil die gesamte Prostata entfernt wird, und »erweitert« wegen der Abtragung der Samenbläschen; aber der Begriff »radikal«, der vom englischen *radical prostatectomy* abgeleitet ist, hat sich durchgesetzt.

Während der Operation entfernt der Chirurg auch die regionalen Lymphknoten in der Prostata; man bezeichnet das als »Ausräumen« der Lymphknoten. Diese Lymphknoten filtern die gesamte Lymphe der Prostata. Sie liegen auf beiden Seiten der Prostata und kleben in Form von kleinen kugelförmigen Haufen mit ein bis zwei Zentimetern Durchmesser an den Innenwänden des kleinen Beckens. Sie sind sehr leicht zugänglich während der Operation und daher problemlos zu entnehmen. Das Funktionieren des Organismus wird durch diese Entfernung der Lymphknoten nicht beeinträchtigt, manchmal kommt es jedoch danach lokal zu einem Ausfluss von Lymphflüssigkeit, der einige Tage andauern kann, bevor er aufhört (Lymphorrhoe). Die Chirurgen legen eine Lymphdrainage, damit die Lymphe nach außen abfließen kann. Diese Drainagen werden bald entfernt (24 bis 48 Stunden nach der Operation), wenn nichts ausfließt. Außerdem kann man nach einer Entnahme der Lymphknoten unter dem Mikroskop untersuchen, ob sie aus der Prostata stammende Krebszellen enthalten oder nicht. Falls ja, so handelt es sich um Metastasen in den Lymphknoten, und ihre Feststellung hat zur Folge, dass die Überwachung in Zukunft engmaschiger sein wird. Es kann auch sein, dass die Behandlungsstrategie modifiziert wird, denn wenn sich in den Lymphknoten Krebszellen befinden, dann besteht die Gefahr, dass man auch anderswo im Körper welche findet.

ZWEI TECHNIKEN

Diese Operation kann auf zweierlei Arten durchgeführt werden: in einer »offenen« Operation – mit der Hand – oder als minimalinvasive Operation in Schlüssellochtechnik mit langen chirurgischen Instrumenten.

1. Bei der ersten Variante, bei der man »offen« operiert, muss man am Unterbauch oberhalb des Schambeins einen fünf bis sechs Zentimeter langen, senkrechten Schnitt Richtung Nabel durch die Haut machen (man sieht ihn praktisch nicht mehr, wenn die Haare nachwachsen). Durch diesen Einschnitt hat der Chirurg einen direkten Zugang für seine Hände.

2. Das andere Operationsverfahren – die Schlüssellochtechnik – erfordert mehrere, ein Zentimeter lange kleine Einschnitte (fünf bis sechs), die wie ein Kreisbogen um den Nabel verteilt sind. Bei der Operation führt der Chirurg unter der Kontrolle einer Kamera lange Instrumente (Scheren, Zangen, Klammern) ein; man bezeichnet diese Technik als Laparoskopie (Bauchspiegelung, *laparo* bedeutet »Bauchhöhle« und *skopie* kommt von »sehen«, wörtlich also »in die Bauchhöhle sehen«). Zur besseren Handhabung kann der Chirurg die Instrumente auch über einen Roboter steuern. Vor allem diese Technik ist seit einigen Jahren immer mehr auf dem Vormarsch.

Sollte man eine Technik bevorzugen? Tatsächlich gibt es keine Differenz zwischen den Resultaten dieser Verfahren, weder hinsichtlich der Krebsbekämpfung noch hinsichtlich möglicher Folgeschäden. Der einzige Unterschied ist, dass bei der Schlüssellochtechnik weniger Blutungen auftreten, denn um im Bauchraum besser sehen zu können, muss man ihn mit Kohlendioxid aufblasen, und durch den Druck des Gases werden kleine Blutgefäße zusammengepresst, die ansonsten bluten könnten.

Bei der radikalen Prostatektomie können wie bei jeder Operation Komplikationen auftreten, aber es handelt sich nicht um eine Risikooperation im engeren Sinne. Es ist eine weltweit sehr häufige Operation, allein in Frankreich werden jährlich etwa 20 000 Männer operiert. Auf der Website des Krebsinformationsdienstes stehen Informationsunterlagen bereit.

WELCHE SPÄTFOLGEN GIBT ES?

Während der Operation besteht vor allem die Gefahr einer Blutung, die eine Bluttransfusion notwendig machen kann, aber langfristig beunruhigen die Patienten vor allem mögliche Spätfolgen wie Probleme bei der Harnkontrolle oder Impotenz. Das Risiko einer Harninkontinenz nach der Operation liegt bei etwa 10 %; das Risiko von sexuellen

Störungen ist erheblich größer, insbesondere besteht bei 50 % der Operierten die Gefahr einer erektilen Dysfunktion.[61, 62, 63]

Nach der Abtragung der Prostata muss der PSA-Wert null sein: Man sagt, es sei nicht messbar, weil er unter der Nachweisgrenze liegt. Da PSA im Organismus ausschließlich von der Prostata produziert wird, wird durch deren Ausschaltung auch jede PSA-Produktion ausgeschaltet. Das PSA sinkt folglich innerhalb von drei bis fünf Wochen nach der Operation kontinuierlich ab und bleibt dann bei null. Bei einem Rezidiv steigt der PSA-Wert langsam wieder an. Das passiert in 20–25 % Prozent der Fälle. Man erklärt sich einen solchen Rückfall damit, dass einige Tumorzellen zum Zeitpunkt der Abtragung bereits die Prostata verlassen hatten. Diese Zellen, die während der Operation unsichtbar waren, brauchen danach einige Wochen, Monate oder sogar Jahre, bis sie in dem Bereich, in dem sich die Prostata befand, wieder neue kleine Tumorherde schaffen, die nun ihrerseits wieder PSA produzieren. Übersteigt der PSA-Wert 0,2 ng/ml, dann spricht man von einem biochemischen Rezidiv, man kann dann eine zusätzliche Behandlung einleiten.

Bei dieser zusätzlichen Behandlung wird der betreffende Bereich bestrahlt, dabei liegen die Erfolgschancen wieder bei 80 %, allerdings sind sie mit einigen Risiken für Spätfolgen verbunden (s. Komplikationen der Strahlentherapie, S. 157).

HARNINKONTINENZ NACH EINER RADIKALEN PROSTATEKTOMIE: VERSTEHEN, VORBEUGEN, HEILEN

Zum Verständnis der Harninkontinenz muss man wissen, dass die normale Harnkontrolle beim Mann auf zwei sich ergänzenden Muskelsystemen beruht: dem eigentlichen Blasenschließmuskel und dem Blasenhals.

DIE ROBOTER EROBERN DEN OPERATIONSSAAL

Damit das ganz klar ist: In der Roboterchirurgie ist nichts automatisiert. Nicht die Maschine operiert Sie, sondern der Chirurg. Er steuert permanent die Bewegungen seiner Instrumente mit kleinen Joysticks wie bei Videokonsolen. Er sieht das Operationsfeld auf einem Bildschirm, und seine Bewegungen werden durch ein System von Kabeln und Riemenscheiben übertragen. Seine Kleidung ist nicht steril, denn er berührt nie den Patienten: Er sitzt hinter der Konsole, zwei Meter von seinem Patienten entfernt. Sein Assistent dagegen ist gekleidet wie ein Chirurg, und er ist auch derjenige, der im Lauf des Eingriffs die Instrumente wechselt, beispielsweise, wenn man eine Zange durch eine andere ersetzen muss.

Das Ganze hat also nichts damit zu tun, wie man sich einen Roboter vorstellt, als eine Maschine, die allein operiert wie an den Fließbändern der Automobilindustrie. Der große Vorteil des Roboters ist, dass der Chirurg bequem im Sitzen operieren kann. Für den Patienten ist der Unterschied zur traditionelleren Chirurgie gering.

Der Vorläufer des OP-Roboters, wie wir ihn heute kennen, wurde Mitte der 1980er Jahre entwickelt, als die NASA und die amerikanische Armee das Ziel verfolgten, Patienten in der Ferne zu operieren. Die Idee war, einen Roboter in einem Container per Fallschirm zum Beispiel in ein Kriegsgebiet zu befördern, damit die Verletzten an Ort und Stelle operiert werden konnten, während der Chirurg hinter der Front in Sicherheit war oder einfach zu Hause in Minnesota oder anderswo blieb. Vor Ort bräuchte man nur einen Krankenpfleger, der den Roboter einschalten und dem Chirurgen assistieren konnte, wenn man die Instrumente wechseln musste.

Die Sternstunde der roboterunterstützten Telechirurgie war die »Operation Lindbergh«, benannt nach dem gleichnamigen Flieger Charles Lindbergh, der 1927 als Erster allein mit dem Flugzeug den Atlantik überflogen hatte (von New York nach Paris in 33 Stunden). Bei diesem Eingriff am 7. September 2001 operierte ein Professor Marescaux, französischer Chirurg und großer Pionier der Telechirurgie (er gründete in Straßburg das IRCAD – *Institute for Research into Cancer of the Digestive System* – und das EITS – *European Institute of Telesurgery*) eine Patientin, die mehr als 10 000 km von ihm entfernt war.[64] Er befand sich in New York, in einem Gebäude in Manhattan, vor dem Kontrollbildschirm eines OP-Robotersystems, das sich wiederum in Straßburg befand, wo die Patientin auf einem Operationstisch schlief. Es handelte sich um die Entfernung einer Gallenblase bei einer 65 Jahre alten Patientin. Professor Marescaux und der Roboter waren durch ein von France Télécom bereitgestelltes Glasfaserkabel verbunden, das den Hin- und Rückfluss der Information zwischen New York und Straßburg in weniger als 200 Millisekunden ermöglichte. In Straßburg standen die Professoren J. Leroy und M. Gagner bereit, um im Falle einer Komplikation direkt einzugreifen. Es gab keine, innerhalb von 45 Minuten wurde die Gallenblase entfernt.

Nach dieser Großtat wurde die Idee der Telechirurgie mehr oder weniger aufgegeben, aber die Technologie war in der Welt, und sie verbesserte sich Schritt für Schritt bis zu den heutigen Roboterchirurgen. Der Chirurg ist nicht mehr 10 000 km von seinem Patienten entfernt, sondern nur ein paar Meter. Durch den Roboter ist die Sicht auf dem 3D-Bildschirm sehr gut geworden und die Bewegungen sind sehr präzise. Es hat lange gedauert, bis man wusste, ob eine robotergestützte Operation sicherer ist als eine »offene« Operation. Die Antwort lautet Nein, es gibt keinen Unterschied; was wirklich zählt, ist die Erfahrung des Chirurgen.

Die Patienten müssen sich dessen sehr genau bewusst sein, denn der »hochtechnologische«, um nicht zu sagen »magische« Charakter des Roboters weckt Hoffnungen, die am Ende in mancherlei Enttäuschungen umschlagen können. Sie sind überzeugt, dass nach der Operation alles wieder wie vorher sein wird. Leider bleibt aber eine Entfernung der Prostata immer eine Entfernung der Prostata, mit den gleichen Risiken postoperativer Folgeschäden. Und wenn die Patienten nach der Operation ihren Zustand realisieren, ohne ausreichend darauf vorbereitet zu sein, dann bedauern viermal so viele von ihnen die Operation mit einem Roboter im Vergleich zu denen nach »offenen« Operationen.[65-66]

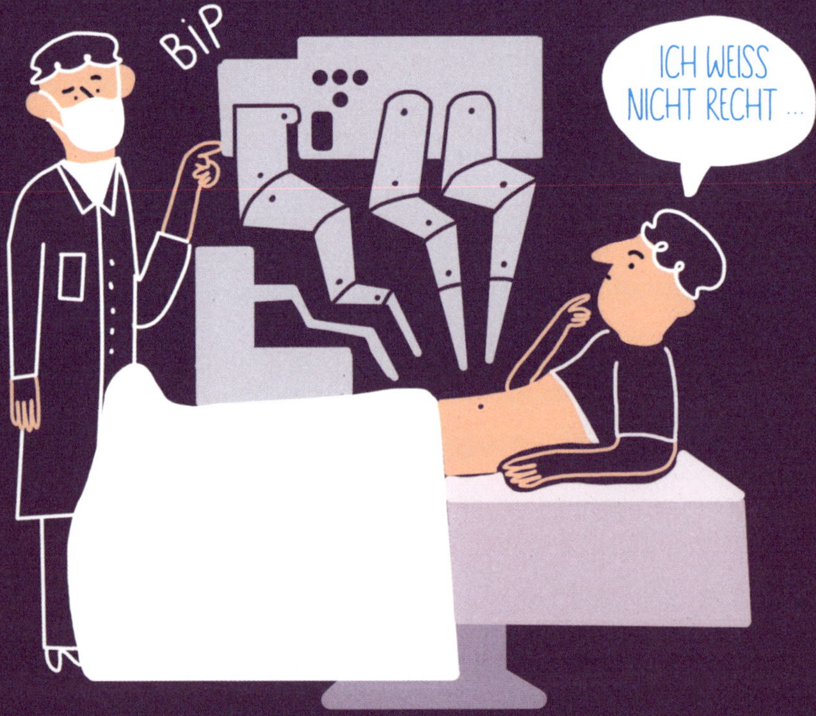

Der Blasenschließmuskel befindet sich am Prostataausgang und sitzt vorne am Schambein an. Bei der Resektion der Prostata wird die Verbindung zwischen Schließmuskel und Schambein durchtrennt, der Schließmuskel ist danach beweglich. Er ist nicht mehr fest verankert, und selbst wenn er durch die Operation nicht beschädigt wird, verändert sich dadurch seine Dichtigkeit.

Der zweite Risikofaktor für eine Harninkontinenz ist der Blasenhals. Es handelt sich um eine sehr muskelreiche Struktur, die an der Kontinenz mitwirkt. Bei der Abtragung der Prostata kann der Blasenhals überdehnt werden, wodurch die Kontinenz nicht mehr gewährleistet ist.

Ungefähr 10 % der Männer leiden nach einer Prostataresektion an unwillkürlichen Harnabgängen. Typischerweise treten diese bei Belastungen auf: Das Schließmuskelsystem ist geschwächt, und wenn es mehr Druck ausgesetzt wird (bei einer Anstrengung erhöht sich der Druck im Bauch und damit auf die Blase), dann kann es seine Aufgabe nicht mehr erfüllen und es kommt zu Harnverlusten. Es gibt Operationstechniken, um dieses Risiko zu senken; dabei wird der Schließmuskel wieder am Schambein fixiert und der Blasenhals erhalten. Wenn es dennoch zu unwillkürlichen Harnabgängen kommt, dann ist die Therapie der Wahl das Beckenbodentraining ... und die Zeit.

Durch ein Beckenbodentraining sollen die Muskeln des Beckenbodens gestärkt werden, damit der Blasenschließmuskel bei Belastungen in der richtigen Position bleibt. Dazu muss man die Beckenbodenmuskeln anspannen, indem man den Anus zusammenzieht, als wollte man eine Blähung zurückhalten. Auf eine Serie von fünf schnellen Kontraktionen folgen dann zehn Sekunden Entspannung, dann beginnt man wieder von vorne. Das Ganze fünf Minuten lang systematisch morgens und nachmittags und wann immer man kann: beim Arbeiten, beim Fernsehen, beim Warten auf den Bus.

Wenn man den Anus anspannt, kontrahiert man alle Beckenmuskeln, die miteinander verbunden sind, und auch den Blasenschließmuskel. Am besten beginnt man mit diesem Training schon vor der Operation mit der Hilfe eines spezialisierten Physiotherapeuten, der über ein spezielles Druckmessungssystem verfügt, um sicherzustellen, dass die richtigen Muskeln kontrahiert werden. Ein Beckenbodentraining vor der Operation reduziert Harnabgänge oder verringert zumindest ihre Dauer, wenn sie trotzdem auftreten.

Auch das Alter spielt als postoperativer Faktor eine Rolle: Je älter man wird, umso mehr nimmt die Muskelstärke ab. Das ist ein normaler Alterungsprozess, der auch die Schließmuskeln betrifft. Ein Mann über 65 Jahren hat daher ein um 23 % höheres Risiko, nach der Entfernung der Prostata Urin zu verlieren, als ein jüngerer Mann.

Ein weiterer Risikofaktor für Harnabgänge nach einer Prostatektomie ist die Größe der Prostata: Je größer sie ist, umso schwieriger ist es, den Blasenhals zu erhalten, denn er ist durch das große Volumen der Prostata, die er bedecken muss, bereits überdehnt. Bei älteren Patienten und/oder bei Patienten mit vergrößerter Prostata muss man infolgedessen Alternativen zu einer Operation besprechen, weil sie ein erhöhtes Risiko für postoperative Inkontinenz haben.

In der Regel handelt es sich bei diesen Harnabgängen um geringe Mengen (ein paar Tropfen bei Belastung oder in bestimmten Positionen), die keine speziellen Schutzmaßnahmen erfordern, manche Männer verwenden auch gelegentlich oder regelmäßig Inkontinenzeinlagen (eine pro Tag). In selteneren Fällen gehen größere Mengen ab. Selbstverständlich gibt es in allen Fällen Behandlungsmöglichkeiten. Man setzt sie ein, sobald sich die Hoffnungen auf eine spontane Besserung als vergeblich erwiesen haben (wenn es länger als ein Jahr nach der Operation immer noch zu Abgängen kommt). In einer umfassenden Generaluntersuchung (Endoskopie und Druckmessung der Blase und des Schließmuskels – urodynamische Untersuchung) wird der zugrunde liegende Mechanismus geklärt und abgesichert (es handelt sich tatsächlich um Harnabgänge durch Versagen des Schließmuskels). Man kann den Schließmuskel dann durch die endoskopische Injektion von sogenannten Bulking Agents (z. B. Teflonpartikel) verstärken, damit er wieder besser abdichtet (so ähnlich, wie man Lippen voller macht, indem man Silikon einspritzt), man kann aufgeblasene Ballons auf beiden Seiten des Blasenhalses implantieren oder eine Harnröhrenschlinge legen, die die Harnröhre einengt. In den schwierigsten Fällen kann man einen künstlichen Schließmuskel einsetzen. Kurzum, man lässt die Männer nicht mit ihren Harnabgängen allein.

Aktuell laufen Versuche mit der Injektion von Stammzellen, die sich im Kontakt mit den Muskelzellen des Blasenschließmuskels ebenfalls in Muskelzellen umwandeln und ihn dadurch verstärken. Die vorläufigen Ergebnisse lassen noch keine endgültigen Schlüsse zu, ob es sich dabei um eine zukunftsträchtige Lösung handelt oder nicht.

Manchmal kommt es aus einem anderen Grund zu Harnabgängen. Ihr Auslöser sind dann nicht Belastungen, sondern das dringende, nicht mehr beherrschbare Bedürfnis, zur Toilette zu gehen. Dann handelt es sich um eine Dranginkontinenz aufgrund einer Reizblase (s. S. 34). Oft bestand diese Blasenüberaktivität bereits vor der Operation, ohne dass es dem Patienten bewusst war. Die Prostata wirkte als Hindernis und half dem Schließmuskel wie ein Korken, den Harn zurückzuhalten. Durch die Operation, bei der dieser »Korken« entfernt wird, tritt dann die Überaktivität der Blase zutage. Als Behandlung kommt ein Verhaltenstraining infrage (s. S. 38) sowie Medikamente, die die Blasenkontraktionen verringern (s. S. 33-34).

Manchmal können auch beide Mechanismen in unterschiedlichen Ausprägungen zusammenwirken, auch die Behandlungen müssen dann kombiniert werden und sich ergänzen.

STRAHLENTHERAPIE

Bei dieser Behandlung werden die Krebszellen zerstört, indem der Tumor einem Photonenstrom (einer Art Röntgenstrahlen) ausgesetzt wird, der ihre Chromosomen aufbricht. Die Strahlendosis, der die Patienten ausgesetzt werden, wird in Gray gemessen (nach dem Namen des englischen Physikers): ein Gray entspricht einer Energie von einem Joule, die in einer Masse von einem Kilo absorbiert ist. Prostatakrebs ist ziemlich resistent gegen Bestrahlungen und man braucht eine starke Dosis, um ihn zu zerstören: 76 bis 80 Gray (weniger, wenn es sich um eine adjuvante Bestrahlung nach einer Abtragung der Prostata handelt, denn dann bleibt nur wenig Gewebe zu bestrahlen übrig; s. S. 150)). Bei Lungenkrebs zum Beispiel ist eine Dosis von fünfzig bis siebzig Gray erforderlich, bei Brustkrebs reichen fünf Gray aus.

Der Photonenstrom wird durch eine externe radioaktive Quelle freigesetzt, vor der der Patient platziert wird, oder mit Hilfe von radioaktiven Stiften (Seeds), die direkt im Tumor in die Prostata eingesetzt werden – das bezeichnet man als Brachytherapie.

DIE EXTERNE RADIOTHERAPIE

Das Prinzip besteht folglich darin, den Tumor zu bestrahlen, ohne die umliegenden gesunden Organe – die Blase (die direkt über der Prostata liegt) und den Enddarm (direkt dahinter) – zu schädigen. Das ist besonders wichtig, weil in diesem Fall eine hohe Dosis erforderlich ist. Die dabei eingesetzten Geräte wurden immer weiter perfektioniert, sie enthalten heute Lamellen, mit denen der Photonenstrom extrem präzise auf das Bestrahlungsfeld eingestellt werden kann (Linearbeschleuniger mit Lamellenkollimator). Dieses umfasst die Prostata und die Samenbläschen. Eine Bestrahlung der umliegenden Lymphknoten kommt in erster Linie bei sehr aggressiven Tumoren infrage. Das

Bestrahlungsfeld wird durch einen Scanner dreidimensional erfasst, sodass der radioaktive Strahl exakt an das Volumen des Tumors angepasst werden kann. Man bezeichnet das als konformale Therapie. Die Gesamtdosis wird auf mehrere kleine Einzeldosen aufgeteilt oder fraktioniert. In diesen Behandlungseinheiten wird eine Dosis von zwei Gray verabreicht. Man braucht folglich etwa 40 Einheiten, um bei vier bis fünf Sitzungen wöchentlich ein Prostatakarzinom zu behandeln, das heißt, die Behandlung dauert insgesamt sieben bis acht Wochen. Vor jeder Behandlungseinheit wird ein 3D-Scan gemacht, um die Bestrahlung optimal an das Bestrahlungsfeld anzupassen und eine Bestrahlung der Blase oder des Enddarms zu vermeiden, denn die Organe können sich von einer Sitzung zur nächsten um ein paar Millimeter verschieben.

Jede Behandlung dauert etwa 15 Minuten, in dieser Zeit wird der Patient gelagert und darf sich dann nicht mehr bewegen. Die Prozedur ist vollkommen schmerzlos. Die Strahlenexposition selbst dauert nur wenige Minuten. Die Behandlung lässt sich problemlos in den Alltag, insbesondere auch ins Berufsleben integrieren, wenn man sich auf die Behandlungszeiten einrichtet.

Während der Behandlung beklagen sich die Patienten häufig über allgemeine Müdigkeit, allerdings hat das wohl mehr mit den täglichen Fahrten ins Behandlungszentrum und den notwendigen Veränderungen des Alltags während der Behandlungszeit als mit der Bestrahlung selbst zu tun.

Eine Strahlentherapie kann akut unerwünschte Nebenwirkungen auf den Darm haben, die schon durch eine geringfügige Bestrahlung des Rektums ausgelöst werden: beschleunigte Darmpassage, schleimiger Stuhl, Verstärkung von Hämorrhoiden. Diese Probleme sind in den meisten Fällen nur Übergangserscheinungen. Eine Ernährung ohne Ballaststoffe und Mittel gegen Durchfall helfen dagegen. Gelegentlich sind auch die Harnwege betroffen, entweder durch eine Reizung mit sehr häufigem oder unkontrollierbarem Harndrang oder durch eine Blockade, sodass man zum Wasserlassen den Bauch pressen muss. Letztere treten vor allem dann auf, wenn die Prostata vergrößert ist. Manchmal müssen diese Nebenwirkungen medikamentös behandelt werden. Dann kommen je nach Art der Beschwerden Alphablocker oder Anticholinergika zum Einsatz (s. ab S. 68).

Möglicherweise treten sekundär auch Spätfolgen auf wie eine fortbestehende beschleunigte Darmpassage oder Blut im Stuhl aufgrund der Bestrahlung des Enddarms, unbeherrschbarer Harndrang oder Blut im Urin durch Bestrahlung der Blase. Diese Komplikationen kommen nicht häufig vor (sie betreffen etwa 5 % der Patienten) und können mit speziellen Verfahren behandelt werden, insbesondere durch Koagulation der Verletzungen, die im Rektum oder in der Blase bluten.

Das Risiko für eine dauerhafte Harninkontinenz ist sehr niedrig (ca. 5 %). Im Wesentlichen handelt es sich dabei um eine Dranginkontinenz, die medikamentös behandelt werden kann. In Ausnahmefällen kann es Jahre nach der Bestrahlung zu Komplikationen der Harnwege wie Verletzungen der Blase, einer Verringerung der Blasenkapazität, Tumoren oder auch einer Schrumpfung der Harnleiter oder der Harnröhre kommen.

Eine Bestrahlung kann Folgen für die Sexualität haben, vor allem für die Erektion, denn die Erektionsnerven liegen direkt auf der Oberfläche der Prostata und befinden sich damit im Bestrahlungsfeld. Erektionsstörungen sind Spätfolgen, sie treten nach Abschluss der Bestrahlungen auf und werden allmählich schlimmer. Zwei Jahre nach der Strahlenbehandlung sind etwa 50 % der Männer davon betroffen.

Aber Sexualität beschränkt sich nicht auf Erektionen. Unglücklicherweise kann es nach einer Bestrahlung der Prostata auch zu anderen Veränderungen kommen. Die jüngsten Daten zu diesem Thema kommen aus Dänemark. Dort beantworteten 109 Patienten, die eine Bestrahlung mit 78 Gray erhalten hatten und vor der Therapie sexuell aktiv gewesen waren, einen sehr detaillierten Frageboden zu ihrem Sexualleben.[67] Aus der Untersuchung ergibt sich, dass nach einer Strahlentherapie der Prostata der Orgasmus verändert ist: Er kann weniger intensiv (44 % der Fälle) oder schmerzhaft (15 % der Fälle) sein oder gar verschwinden (24 % der Fälle). In 11 % der Fälle verschwindet die Ejakulation. Nur selten kommt es zu Urinverlusten während der sexuellen Aktivität (4 % der Fälle).

Die Behandlung der sexuellen Spätfolgen ist die gleiche wie nach einer radikalen Prostatektomie. In manchen Situationen ist eine Bestrahlung kontraindiziert oder wenig wünschenswert, etwa bei einer vorhergehenden Bestrahlung des kleinen Beckens, einer Sklerodermie oder einer Entzündungskrankheit des Rektums. Dann darf die Prostata nicht bestrahlt werden. Bei einer vergrößerten Prostata kann man in Erwägung ziehen, vor der Bestrahlung durch eine Abtragung des Adenoms, das für die umfangreiche Vergrößerung verantwortlich ist, das Volumen zu reduzieren.

Nach der Strahlentherapie sinkt der PSA-Wert, er bleibt jedoch nachweisbar, denn es bleibt Prostatagewebe zurück, das weiterhin PSA sekretiert. Das PSA kann sogar spontan ansteigen und wieder sinken. Man spricht jedoch erst dann von einem Rezidiv, wenn der PSA-Wert dem niedrigsten gemessenen PSA-Wert um + 2 ng/ml übersteigt.

Wenn es nach der Bestrahlung zu einem Krebsrezidiv kommt, was in 20–25 % Prozent der Fälle passieren kann, dann rät man nur selten zur einer Abtragung der Prostata, denn das bestrahlte Gewebe ist verändert und die Komplikationsrate ist damit erhöht.

BRACHYTHERAPIE

Durch diese Technik können hohe Strahlendosen verabreicht und gleichzeitig die schädlichen Folgen für die umliegenden Organe begrenzt werden, weil die radioaktive Quelle direkt in die Prostata implantiert wird. Meistens benutzt man hierfür kleine Kapseln, sogenannte Seeds, die mit Jod-131 angereichert wurden. Ihre Radioaktivität klingt allmählich im Verlauf von sechs Monaten ab, sie bleiben aber dauerhaft in der Prostata, ohne dort irgendwelche Schäden zu verursachen.

Während dieser sechs Monate ist das Risiko einer Strahlung für die Umwelt praktisch gleich null, denn die Strahlen der Jod-131-Stifte haben nur eine sehr kurze Reichweite und treten nicht aus dem Körper aus. Danach bleibt jedenfalls keine Radioaktivität zurück.

Die Implantation erfolgt in Vollnarkose oder unter Spinalanästhesie im Operationssaal und verläuft nach einem zuvor je nach Größe der Prostata festgelegten Bestrahlungsplan. Die Seeds werden mit Hohlnadeln implantiert, in die sie hineingetrieben werden, so wie man ein Geschoss in ein Kanonenrohr schiebt. Die Nadeln werden in die Prostata eingeführt, indem man die Haut zwischen den Hoden und dem Anus durchsticht. Die richtige Lage in der Prostata wird per Ultraschall überprüft. Ein Computerprogramm ermöglicht die direkte Erfassung der von jedem Seed bestrahlten Zone der Prostata und der abgegebenen Dosis. Im Durchschnitt sind 100 Seeds pro Patient nötig.

Die Implantation aller Seeds dauert fast zwei Stunden. Am Ende des Eingriffs wird für die Nacht ein Blasenkatheter gelegt, denn die Einpflanzung der Seeds kann zu Blutungen im Urin und einer gewissen Schwellung der Prostata führen, die eine Harnwegsblockade auslösen kann. Dieser Katheter wird am nächsten Tag entfernt.

Sehr selten kommt es vor, dass ein Seed später aus der Prostata hinauswandert und in den Urin gelangt. In den ersten Tagen wird daher empfohlen, durch einen Kaffeefilter oder ein Sieb zu urinieren. Falls das der Fall sein sollte, muss man den Seed ergreifen, ohne ihn zu berühren (Löffel oder Pinzette) und das Krankenhaus verständigen, um zu erfahren, wie man ihn dorthin zurückbringen soll. Auch im Sperma kann sich ein Seed finden, aus diesem Grund muss man in den ersten Wochen ein Kondom benutzen. Ansonsten gibt es nach einer Brachytherapie nur wenige Komplikationen: Es kann zu lokalen Blutungen am Ort des Nadeleinstichs oder im Urin kommen. Die Langzeitfolgen sind deckungsgleich mit denen der externen Strahlentherapie, sie sind jedoch seltener, weil der Enddarm und die Blase einer geringeren Strahlung ausgesetzt werden.

Kommt es nach einer Brachytherapie zu einem Rückfall, dann ist wie bei der Bestrahlung wegen der Gewebeveränderungen, die das Risiko für Komplikationen erhöhen, eine radikale Prostatektomie oft nicht empfehlenswert.

WELCHE DER DREI TECHNIKEN IST DIE RICHTIGE?

Oft steht am Ende einer multidisziplinären Konferenz die Schlussfolgerung: »Kurative Behandlung empfohlen«. Damit ist gemeint, dass man eine radikale Prostatektomie oder eine externe Bestrahlung oder eine Brachytherapie vorschlägt. Wie soll man dann zwischen diesen drei Optionen entscheiden?

Die Entscheidung fällt immer nach mehreren Besprechungen zwischen dem Arzt und dem Patienten. Für den Patienten ist es im Übrigen am besten, nacheinander mit den jeweiligen Operateuren, dem Urologen und dem interventionellen Radiologen, zu sprechen, um vor seiner Entscheidung so viele Informationen wie möglich zu sammeln. Er kann sich dabei so viel Zeit lassen, wie er will.

Die wichtigsten Kriterien für die Entscheidungsfindung sind einerseits das Alter des Patienten und die Aggressivität des Karzinoms und andererseits die innere Überzeugung des Patienten. Und jeder Fall bleibt ein Einzelfall.

ANDERE LOKALE BEHANDLUGNSMÖGLICHKEITEN
Diese sind weniger verbreitet und noch im Erprobungsstadium.

DIE BEHANDLUNG MIT FOKUSSIERTEM ULTRASCHALL

Diese Behandlung wurde in den 1950er Jahren von William Fry entdeckt. Sie beruht auf dem Prinzip der Bündelung von Ultraschallwellen, daher die Bezeichnung hochintensiver fokussierter Ultraschall (*High Intensity Focused Ultrasound*; HIFU). Anstatt einem flachen Schallkopf wie bei der Ultraschalldiagnostik ist die Sonde hier konkav. Aus diesem Grund überschneiden sich die geradlinigen Ultraschallwellen in geringer Entfernung von der Sonde. An ihrem Kreuzungspunkt, dem Fokus, wird eine große Energiemenge freigesetzt, die zum einen eine hohe Hitze erzeugt und zum anderen ein Phänomen namens Kavitation bewirkt. William Fry hatte also eine Technik erfunden, durch die von der Schallquelle entferntes Gewebe zerstört werden kann, ohne dass das Gewebe zwischen Quelle und Ziel beschädigt wird. Ihre Wirkung basiert auf Ultraschallwellen, die im Unterschied zu den ionisierenden Strahlen der Radiotherapie und noch mehr zum Laser, der alles auf seinem Weg verbrennt, keinerlei Schäden hervorrufen, solange sie sich nicht kreuzen (es sind die gleichen Ultraschallwellen, die bei der Ultraschalldiagnostik verwendet werden). Hier dagegen gibt es keinerlei Schäden auf dem Weg, die einzigen Verletzungen passieren in der Ferne, am Brennpunkt der Strahlen.

Nun musste man nur noch medizinische Anwendungsgebiete finden. Lange Jahre und diverse Meisterleistungen von Ingenieuren waren notwendig, bis die Sonde klein genug und so zuverlässig war, dass man es ins Auge fassen konnte, Prostatakrebs durch die Einführung der Sonde ins Rektum zu behandeln. Sobald der Schallkopf eingeführt ist, gibt er Schallwellen ab, die die Enddarmwand passieren, ohne sie zu beschädigen, und sich in der Prostata bündeln. Unter der Kontrolle einer integrierten Ultraschallsonde kann man den Schallkopf Stück für Stück so bewegen, dass man die ganze Prostata behandeln kann.

Mehr als 3000 Patienten wurden weltweit im Lauf der letzten Jahre bereits mit HIFU behandelt. Es sieht so aus, als wäre diese Behandlung etwas weniger effektiv als die Brachytherapie oder die externe Strahlentherapie, aber offenbar ist auch das Risiko für Komplikationen niedriger. Als Komplikationen können Harninkontinenz (1 bis 25 % der Fälle) oder Erektionsstörungen (nur bei 20 bis 50 % der Patienten bleibt das Sexualleben unverändert wie vor der Behandlung) auftreten. Schließlich besteht in Ausnahmefällen (0 bis 3 % der Fälle) die Gefahr einer Fistel zwischen Prostata und Rektum (anormale Verbindung zwischen Prostata und Rektum und Ursache einer Inkontinenz, die durch den Abfluss des Harns in das Rektum verursacht wird), schuld daran sind Verbrennungen der Enddarmwand. Die Behandlung dieser Fisteln erfordert nachfolgend oft heikle chirurgische Eingriffe, um sie zu schließen.

Diese Behandlung ist in Frankreich Gegenstand einer umfangreichen Evaluation bei Patienten über 70 Jahren mit einem wenig aggressiven Karzinom mit begrenzter Ausdehnung. Die HIFU kann außerdem bei der Behandlung von Rezidiven nach einer externen Strahlentherapie angewandt werden.

DIE KRYOTHERAPIE

Wie der Name schon sagt, beruht die Kryotherapie auf der Zerstörung des Tumors durch Kälte. Man führt dazu wie bei der Brachytherapie Hohlnadeln in die Prostata ein, und ein eingeleitetes Gas vereist die

Nadeln. Dadurch werden sukzessive Phasen der Abkühlung und der Erwärmung initiiert, die das Gewebe um die Nadeln zerstören.

Diese Technik wird in Frankreich nur selten angewandt und hat eine geringere Wirksamkeit als die radikale Prostatektomie oder die externe Bestrahlung, sie ist dabei nicht ohne Nebenwirkungen. Dazu gehören Harninkontinenz (Risiko zwischen 1 und 8 %), Harnabflussstörungen (4 bis 10 %) und Erektionsstörungen (30 bis 100 % der Fälle) je nach Studie. Schließlich gibt es noch wie bei der HIFU ein Ausnahmerisiko für eine Fistel zwischen Prostata und Rektum (0 bis 1 %). Die Kryotherapie kann auch zur Behandlung eines Rezidivs nach vorhergehender externer Strahlentherapie eingesetzt werden.

FOKALE THERAPIEN: NUR DEN TUMOR SELBST UND NICHT DIE GANZE PROSTATA BEHANDELN

Der Tumor kann verkocht, (tief)gefroren, gelasert oder elektrischen Impulsen ausgesetzt werden: All diese fokalen Therapien sind noch in der Erprobungsphase. Fokale Behandlungen kommen nur bei nicht aggressiven Karzinomen mit einer guten Prognose als mögliche Alternative zur aktiven Überwachung infrage. Sie verdanken ihre Entwicklung den Fortschritten der bildgebenden Verfahren in der Medizin: Erst das MRT macht den Tumor in der Prostata sichtbar, was weder dem Ultraschall noch der Computertomographie mit der gleichen Präzision gelingt. Mit Hilfe der Kernspintomographie kann man ein Ziel definieren, durch Biopsien bestätigen, dass es sich wirklich um Krebs handelt und dass er wenig aggressiv ist, und anschließend wird das Ziel mit physikalischen Mitteln zerstört.

Zu diesen Mitteln gehören der fokalisierte Ultraschall oder die Kryotherapie, die gleichen, die wir bereits kennengelernt haben, nur dass dieses Mal mit ihrer Hilfe nur ein Teil der Prostata verkocht oder tiefgefroren wird. Auch andere physikalische Methoden können zum Einsatz kommen: die interstitielle Lasertherapie (»interstitiell« bedeutet, dass die Laserfaser direkt in die Prostata eingeführt wird), oder hochfrequente Wellen, die die Prostata mit Hilfe eines elektromagnetischen Felds durch Nadeln im Tumorgewebe erhitzen, oder die Elektroporation, dabei wird ein elektrisches Feld in der Prostata erzeugt.

Die fokale Behandlung setzt darauf, dass der im MRT sichtbare Tumor der einzige Krebsherd in der Prostata ist. Da man weiß, dass das nicht zutrifft und dass es weitere verstreute Herde gibt, haben die Verfechter dieser Technik den Begriff der »Indexläsion« geprägt: die wichtigste und für den Patienten gefährlichste Läsion.

Wenn sich in den darauffolgenden Jahren die kleinen Herde weiterentwickeln, dann wird es Zeit, sie mit den gleichen Techniken zu behandeln. Alle diese Therapien sind aktuell in der Phase der Evaluation, bislang liegen noch keine wissenschaftlich gesicherten Ergebnisse über ihre Wirksamkeit oder die Risiken von Komplikationen vor. Die Grundfrage lautet jedenfalls ohnehin nicht, wie man einen kleinen, nicht aggressiven Krebsherd in der Prostata behandelt, sondern ob man ihn wirklich behandeln muss. In vielen Fällen handelt es sich einfach um einen Alterungsprozess der Prostata, und Männer mit weißen Haaren färben sie ja auch nicht.

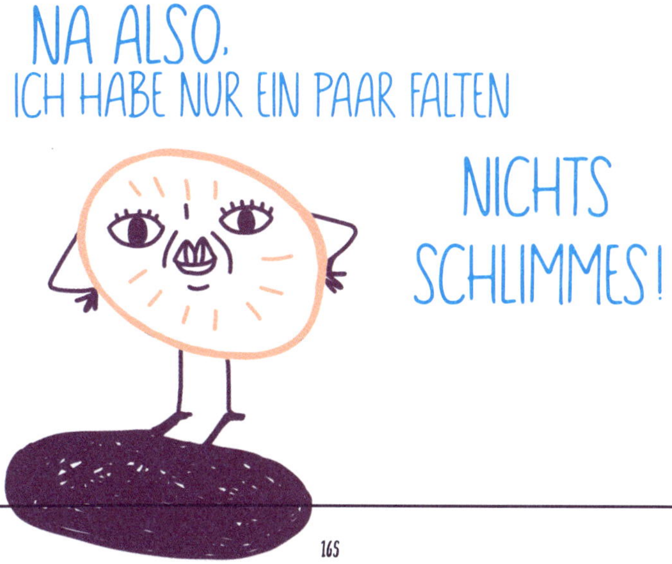
NA ALSO.
ICH HABE NUR EIN PAAR FALTEN
NICHTS SCHLIMMES!

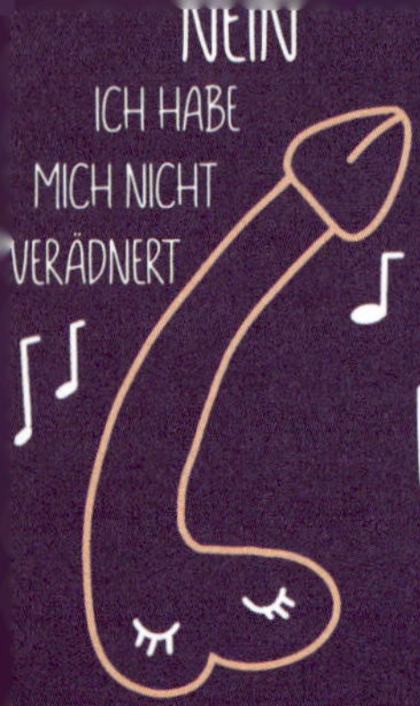

WIE BEWAHRT MAN EIN BEFRIEDIGENDES SEXUALLEBEN NACH DER OPERATION?

Wie wir gesehen haben, kann die Abtragung der Prostata bei etwa 50% der Männer zu Erektionsstörungen führen. Tatsächlich lässt sich die genaue Zahl nur sehr schwer feststellen, denn die Ergebnisse unterscheiden sich stark von einer Studie zur anderen: Manche, die (vielleicht) bei der Analyse der Qualität der Erektionen ein wenig zu streng sind, berichten von einer Rate von 30% unbeeinträchtigter Erektionen, andere dagegen, die (zu?) enthusiastisch und sehr stolz auf ihre Ergebnisse sind, verkünden mehr als 90% unbeeinträchtigte Erektionen.

DIE NERVEN RETTEN

Wer übertreibt und in welche Richtung? Wie dem auch sei, Erektionen lassen sich nicht auf Nerven reduzieren und die Sexualität nicht auf Erektionen. Man darf sich die Erektionsnerven nicht wie zwei säuberlich getrennte Kabel auf beiden Seiten der Prostata vorstellen, die wie zwei elektrische Drähte den Strom zum Penis leiten - das ist eine viel zu schematische Vorstellung! In Wirklichkeit handelt es sich um winzige Nerven, die man mit bloßem Auge nicht sehen kann. Sie umgeben die Prostata. Manche befinden sich vor der Prostata, aber die größte Dichte findet man an jeder Seite. Man sieht sie nicht, aber man weiß, wo sie liegen: Sie verlaufen parallel zu kleinen Blutgefäßen, die die Prostata und das Glied durchbluten. Diese aus Blutgefäßen und Nerven bestehenden Strukturen werden als »Gefäß-Nerven-Bündel« bezeichnet.

Die Operationstechniken machen es schon seit Langem möglich, diese Stränge zu erhalten, sowohl in der traditionellen Chirurgie wie auch bei Operationen mit Roboterunterstützung. Wenn der Krebs klar auf das Innere der Prostata begrenzt ist, kann man diese Stränge auf beiden Seiten erhalten. Wenn jedoch die Gefahr besteht, dass der Tumor auf einer Seite darüber hinauswächst, dann muss man aus Sicherheitsgründen das Bündel auf der betroffenen Seite entfernen. Nur so kann man das Risiko, zu nahe am Tumor zu schneiden oder gar einen Rest Krebsgewebe an Ort und Stelle zu belassen, reduzieren. Statistisch gesehen sind die Chancen für zukünftige spontane Erektionen umso höher, je mehr Nervenstränge man belässt: Eine beidseitige Erhaltung erhöht die Erektionschancen nach der Operation im Vergleich zu einer einseitigen Erhaltung um 20–30%.

Dabei ist die Erhaltung der Nerven zwar ein sehr wichtiger Faktor für die Aufrechterhaltung der Potenz, aber nicht der einzige, auch wenn diese Tatsache das Ego der Chirurgen hart treffen mag. Ich berichte meinen Patienten oft von den Ergebnissen einer vor mehr als zehn Jahren in der Schweiz veröffentlichten Studie: Wenn der Chirurg bei der Operation die beiden Bündel opfern musste und sein Patient 50 Jahre alt ist, dann bleibt seine Erektionsfähigkeit trotzdem in 20% der Fälle erhalten; wenn der gleiche Chirurg beide Stränge erhalten kann, sein Patient aber 75 Jahre alt ist, dann ist die Potenz ebenfalls nur in 20% der Fälle unbeeinträchtigt. Motivierten jungen Männern genügen wenige verbleibende Nerven für eine Erektion, obwohl der Chirurg der Meinung war, er hätte sie komplett durchtrennt. Dagegen sind ältere Männer nicht mehr zu Erektionen in der Lage, auch wenn die Ner-

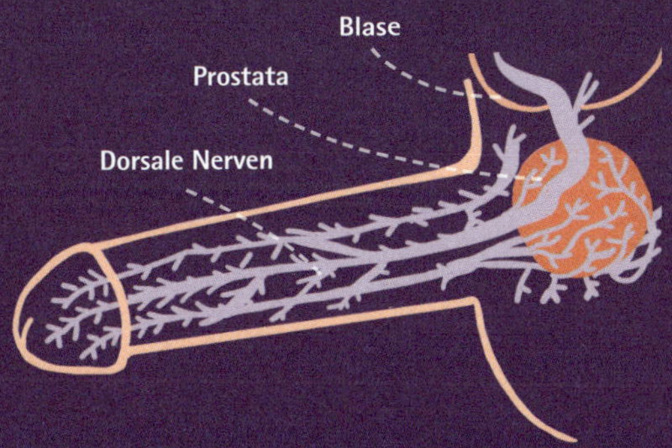

ven einigermaßen intakt sind, allerdings durch den Eingriff durcheinandergebracht wurden.

Die Nerven sind also nicht allein entscheidend: Auch das Alter des Patienten, sein Wunsch und der seiner Partnerin nach einem erfüllten Sexualleben, das psychische Gleichgewicht des Patienten und seine Gelassenheit sowie die Vertrautheit in der Beziehung spielen eine große Rolle.

ALLE FUNKTIONEN WIEDERERLANGEN

Die funktionelle Wiederherstellung nach einer radikalen Prostatektomie verläuft in drei Phasen: In der ersten geht es um die Kontinenz, die in den allermeisten Fällen in den ersten drei Monaten nach der Operation wiederhergestellt wird. Der Mann schämt sich dann nicht mehr wegen seiner Harnabgänge und beginnt sich wieder wohlzufühlen und vor allem Selbstvertrauen zu gewinnen. In der zweiten Phase vollzieht sich die psychische Gesundung: Der Schrecken der Krebserkrankung löst sich auf, wenn

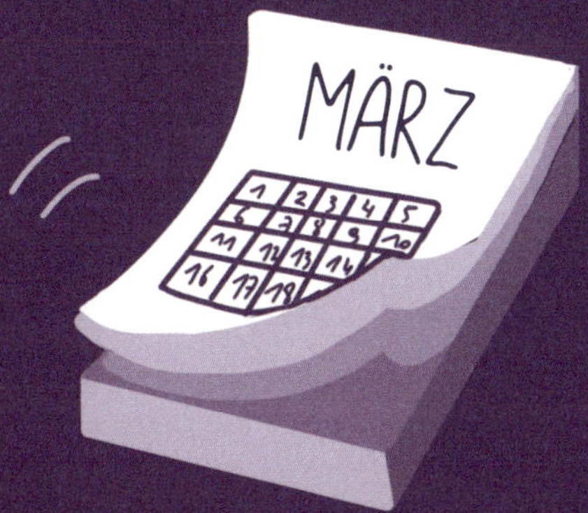

die ersten PSA-Werte bei null sind und beweisen, dass der ganze Tumor entfernt wurde. Erst danach beginnt die dritte Phase der funktionellen Wiederherstellung, in der es wieder zu spontanen Erektionen kommt. Es dauert also eine Weile, bis es wieder zu Erektionen kommt, man sollte nicht gleich in Panik geraten, wenn sie sich nicht sofort einstellen.

DIE DRUCHBLUTUNG VERBESSERN

Damit die Erektionsfähigkeit schneller wiederhergestellt wird, hat man die penile Rehabilitation entwickelt. Die Grundidee dabei ist, die nächtlichen Erektionen zu fördern, die in Tiefschlafphasen und beim Aufwachen auftreten. Bei der penilen Rehabilitation wird systematisch, ohne sexuelle Stimulation, ein Medikament eingenommen, das die Durchblutung des Glieds verbessert. Dahinter steht die Annahme, dass die durch die Operation verursachten Erektionsstörungen zum großen Teil auf der Schädigung der Nerven beruhen, aber auch mit der Ausschaltung der kleinen Blutgefäße zu tun haben können, die gemeinsam mit ihnen in den Gefäß-Nerven-Bündeln verlaufen. Durch die Unterbrechung dieser kleinen Blutgefäße ist die Blutzufuhr in den Penis verringert, das kann Ursache einer fortschreitenden Fibrose des Erektionsgewebes sein. Das einfachste Mittel zur Verbesserung der Durchblutung des Glieds ist die Einnahme eines Phosphodiesterase-5-Hemmers. Diese Medikamente werden gewöhnlich bei »Allerwelts«-Erektionsstörungen verschrieben, ihr bekanntester Vertreter ist die berühmte blaue Pille, Sildenafil (Viagra®), die heute als Generikum verkauft wird und damit erschwinglicher geworden ist.

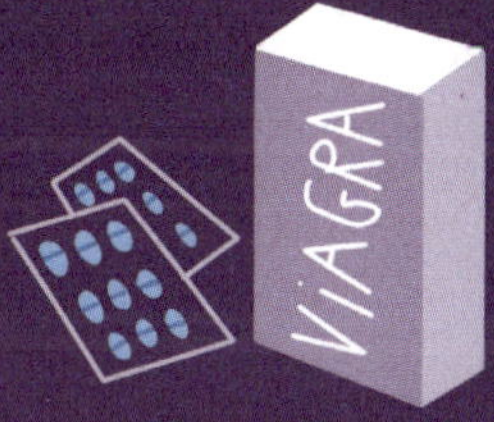

Mehrere Studien wurden bereits durchgeführt, ohne dass man nachweisen konnte, dass die Chancen für eine Wiederkehr der Erektionen letztlich durch die Einnahme dieser Medikamente steigen, aber es geht einfach schneller, falls sich wieder Erektionen einstellen.

Die Patienten gewinnen wieder Zuversicht, wenn sie wieder nächtliche oder morgendliche Erektionen haben. Diese Zuversicht lässt das Verlangen wiederaufleben, und das Verlangen verstärkt die Rückkehr der Erektionen.

WAS GESCHIEHT MIT DEN EJAKULATIONEN UND DEM ORGASMUS?

Nach der Abtragung der Prostata und der Samenbläschen gibt es kein Sperma mehr. Die Prostata und die Samenbläschen, die 95 % des Ejakulats beisteuern, sind entfernt, und die Kanäle, die die Samenzellen von den Hoden in die Prostata transportierten (die Samenleiter), sind unterbrochen. Es gibt also kein Sperma mehr und damit auch keine Ejakulation, auch wenn Erektionen weiter möglich sind. Man kann keine Kinder mehr zeugen. Das Lustempfinden aber kann weiterbestehen, selbst wenn es keine Ejakulation mehr gibt: Der Orgasmus ist von der Ejakulation unabhängig. Der Orgasmus ist ein komplexer Prozess, bei dem Interaktionen zwischen dem Gehirn und den Empfindungsnerven eine Rolle spielen. Aus diesem Grund kann er vielleicht ohne Ejakulation, aber auch ohne Erektion erreicht werden. Die Patienten berichten postoperativ im Übrigen häufig über Orgasmen ohne Erektion, durch Stimulierung erogener Zonen, durch Zärtlichkeiten und manchmal einfach durch das warme Wasser aus dem Duschkopf.
Es gibt nur wenige wissenschaftliche Daten über den Orgasmus nach einer radikalen Prostatektomie.[68] Falls er erhalten bleibt, in 33 bis 77 % der Fälle je nach Studie, dann ist er häufig verändert, möglicherweise schmerzhaft (in 19 % der Fälle Schmerzen entlang des Glieds) und häufig verbunden mit der Absonderung einiger Tropfen Urin in 20 bis ... 93 % der Fälle! Diese wenigen Tropfen Urin (im Durchschnitt 5 ml) haben oft enorme Auswirkungen auf die Qualität der sexuellen Beziehungen, denn sie sind Anlass für Scham und sekundäre Vermeidung. Leider gibt es kaum Behandlungsmöglichkeiten für diese Orgasmusanomalien.

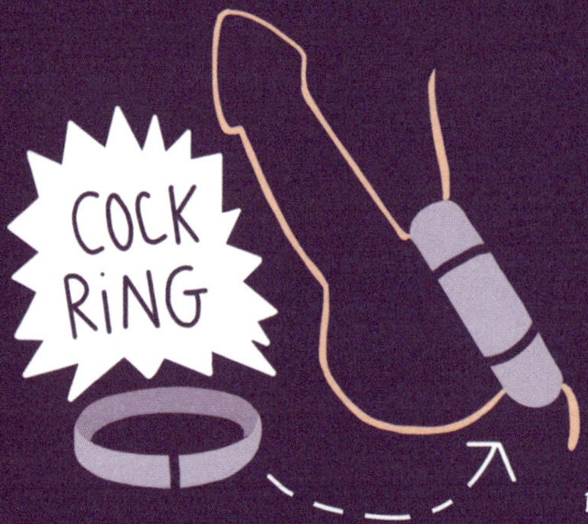

Bei Anorgasmie (kein Orgasmus) kann man psychotherapeutische Hilfe in Erwägung ziehen. Einige wenige Versuche mit Medikamenten, die auf das Gehirn wirken (Dopamin), ergaben keine brauchbaren Ergebnisse.
Auch gegen die Schmerzen gibt es leider keine wirksame Behandlung. Man hat es mit Alphablockern ebenso wie mit Phosphodiesterase-Hemmern versucht.

Bei Urinabgängen beim Orgasmus gewöhnen die Patienten sich von alleine an, vor dem Geschlechtsverkehr die Blase zu leeren oder ein Kondom zu benutzen. Auch ein verstellbarer Gummiring, der an der Wurzel des erigierten Penis angezogen wird, kann eine Lösung sein: Die Hälfte von 123 Amerikanern, die nach einer Prostatektomie an Harnabgängen beim Orgasmus litten, war nach dem Gebrauch eines solchen Rings (»cockring«, problemlos im Internet oder in Sexshops erhältlich) beschwerdefrei.

EINE FRAGE DER GRÖSSE

Ein weiteres, selten vor der Operation besprochenes Thema ist die Länge des Glieds. Nach der Operation schrumpft es um ein bis zwei Zentimeter, es zieht sich nach innen. Eine sehr einfallsreiche Studie mit dem MRT hat das gezeigt. In der gleichen Studie stellte sich zum Glück auch heraus, dass das Glied einige Monate später wieder seine ursprüngliche Größe zurückerlangte.

DIE VERTRAUTHEIT IN DER BEZIEHUNG ERHALTEN

Eine Prostataentfernung bedeutet folglich eine große Umwälzung des Sexuallebens, auf die der Patient sich vorbereiten muss, um ihre Folgen zu minimieren. Der Patient, aber auch seine Partnerin, denn nur in der Vertrautheit der Beziehung kann man die fatalen Folgen mancher Bewährungsproben vermeiden, Fragen wie: »Wird das jetzt was oder nicht?« oder tiefgreifende Selbstzweifel des

Patienten (»Ich bin kein richtiger Mann mehr«) oder der Partnerin, die sich weniger begehrt fühlt. Der Mann fühlt sich minderwertig und weniger selbstsicher und vermeidet sexuelle Kontakte daher lieber als das Risiko eines Versagens einzugehen (»Bevor ich es nicht schaffe, versuche ich es lieber erst gar nicht«). Diese Negativspirale verschlechtert die Beziehung nur noch mehr, und das erschwert wiederum die Rückkehr der Erektionen. Wenn das Paar gut informiert ist, kann es besser mit den sexuellen Problemen umgehen, sie überwinden und mit oder ohne stimulierende Behandlung darauf warten, bis ein befriedigendes Sexualleben wieder möglich ist.

Die Prostataentfernung stellt folglich den Patienten und seine Beziehung auf eine harte Probe. Leider musste ich oft erleben, dass Paare sich in dieser Zeit trennten. Die Auswirkungen der Operation auf das Sexualleben der Partnerin sind proportional zur Wiedererlangung der Erektionsfähigkeit: Eine in Texas in Kalifornien durchgeführte Studie an 88 Partnerinnen von operierten Patienten hat gezeigt, dass die Operation in 60 % der Fälle negative oder sehr negative Folgen für ihr Sexualleben hatte. Und aus den Antworten von 22 Schweizer Paaren zu diesem Thema ergab sich, dass die Zufriedenheit der Partnerin in Hinblick auf ihr Sexualleben im gleichen Maße abnahm, wie sich die Erektionen verschlechterten.

ES GIBT THERAPIEN, NUTZEN WIR SIE!

Dabei gibt es dafür Therapien, aber überraschenderweise nutzen viele Paare sie nicht in ihrem Intimleben. Es gibt die Phosphodiesterase-5-Hemmer, die wirken können, solange einige Nervenverästelungen erhalten sind, und die man ein paar Minuten vor dem Geschlechtsverkehr einnimmt. Sie verstärken selbst eine schwache Erektion, die durch eine erotische Stimulierung ausgelöst wurde, aber sie lösen nicht selbst eine aus. 60 % der Patienten sind bereit, sie zu nehmen, aber nur 40 % der Partnerinnen wünschen das.

Diese Medikamente haben kaum Nebenwirkungen, warum also dieses Widerstreben? Die Erklärung dafür ist manchmal, dass in der Beziehung ein neues Kapitel eingeleitet wird. Die Patienten, vor

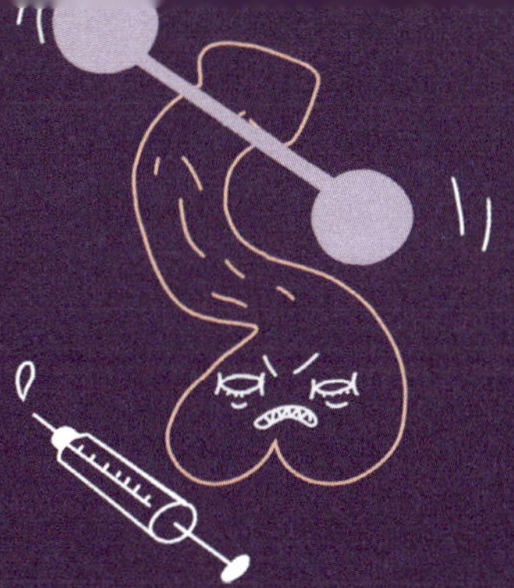

allem die Männer, sagen mir, sie hätten ein ausreichend erfülltes und befriedigendes Sexualleben gehabt und wenn es damit nun vorbei wäre, dann wäre das nicht schlimm. Andere Paare haben schon seit Jahren die Sexualität aufgegeben, und dank der Operation können sie diese Tatsache nun offiziell anerkennen, ohne dass damit ein Gefühlselement verbunden wäre: »Das ist eine medizinische Tatsache, wir lieben uns, aber wir hören damit auf, weil es nicht mehr geht«; und alle sind zufrieden oder sogar erleichtert.

Was für die Medikamente gilt, gilt noch mehr für die Behandlungen, die immer funktionieren, ob noch Nerven vorhanden sind oder nicht: die intrakavernösen Injektionen.

Das sind Injektionen, die der Mann sich in das Glied spritzt, so wie ein Diabetiker sich Insulin spritzt, und die auch ohne jede erotische Stimulation über mehrere Stunden eine Erektion bewirken. In diesem Fall kann man sicher sein, dass man bei jeder Gelegenheit eine Erektion hat. Und trotzdem werden diese Therapien meiner Erfahrung nach nur selten oder überhaupt nicht eingesetzt, wenn der Mann in einer festen Beziehung lebt. Warum? Die Angst, sich selbst zu spritzen, spielt eine Rolle, manchmal ist die Erektion auch etwas schmerzhaft, vor allem aber kaufen die Patienten sie (sie werden von den Krankenkassen erstattet), legen sie in ihren Arzneischrank ... und lassen sie dort liegen nach dem Motto: »Wenn wir wollten, dann könnten wir ja«, aber letzten Endes wollen wir nicht, weil es uns auch so gut geht.

Wenn die Patienten keine Injektionen wollen oder sie nicht funktionieren, dann bleibt als Letztes noch die Penisprothese, die nach einer ungefährlichen Operation mehr als 80 % der Patienten Befriedigung verschafft.[69]

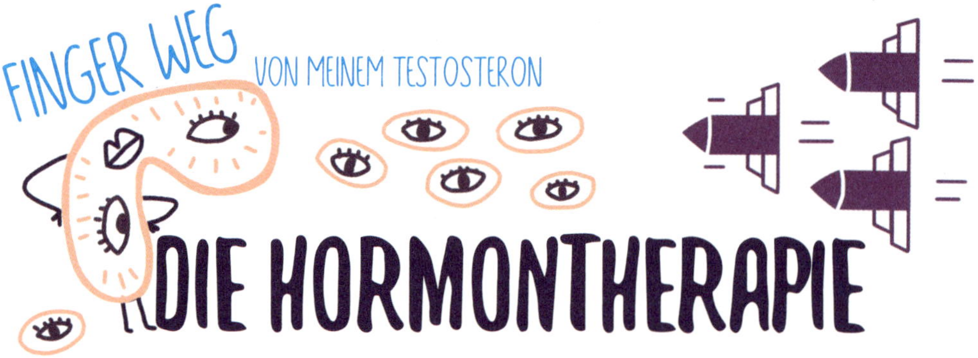

FINGER WEG VON MEINEM TESTOSTERON

DIE HORMONTHERAPIE

Wenn der Krebs über die Prostatagrenzen hinausgreift oder wenn er Metastasen gebildet hat, dann rückt die Hormontherapie ins Zentrum der Behandlung, allein oder in Kombination mit anderen Behandlungen. Die Hormontherapie beruht nicht darauf, Hormone einzunehmen, sondern ganz im Gegenteil darauf, eines zu unterdrücken, nämlich das Testosteron.

TESTOSTERON IN AKTION

Testosteron wird von den Hoden produziert, um die männliche Entwicklung zu gewährleisten. Es gehört zu einer Gruppe von Hormonen, die als Androgene bezeichnet werden. Die Prostata ist ein sekundäres Geschlechtsorgan, das heißt, ohne Testosteron – beispielsweise im Fall einer Kastration durch Unfall vor der Pubertät – bleibt sie atrophiert. Sie braucht Testosteron, das sie in Dihydrotestosteron umwandelt, um sich zu entwickeln.

Wenn man bei einem Erwachsenen das Testosteron unterdrückt, indem man ihm Medikamente gibt oder indem man die zwei Hoden entfernt – wir sprechen dann von einer chemischen oder chirurgischen Kastration – dann verringert sich das Prostatavolumen in 80 % der Fälle, und es verringert sich erst recht, wenn es sich um Prostatakrebs handelt. Ohne Testosteron schrumpft der Tumor innerhalb von zwei bis drei Wochen. Man spricht von einem hormonabhängigen Krebs: Der Tumor und die Metastasen werden kleiner, die damit verbundenen Schmerzen lassen nach und das PSA sinkt auf fast null unter die Nachweisgrenze.

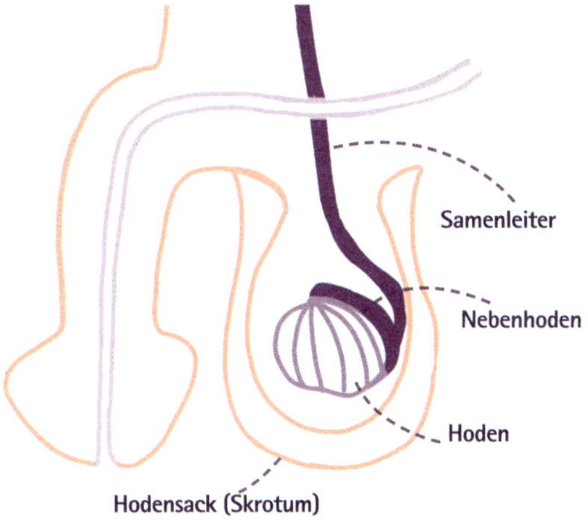

Bedauerlicherweise verschwindet nicht das ganze Karzinom nach der Kastration, denn bei allen Patienten bleibt ein sehr kleiner Teil des Karzinoms übrig, der ohne Testosteron existieren kann. Während der gesamte hormonabhängige Teil ohne Testosteron schrumpft, lebt dieser andere Teil weiter und entwickelt sich langsam fort. Er benötigt im Durchschnitt zwei Jahre, bis er sichtbar wird. Der Krebs wird dann gegen die Kastration resistent, und das passiert bei jedem zweiten Patienten nach zwei Jahren. Je schneller und wirksamer allerdings die erste Reaktion auf die Unterdrückung des Testosterons war, umso länger hält die Wirkung an.

Die Hormontherapie alleine bringt also keine Heilung, sie verbessert nur das Leben und in manchen Fällen verlängert sie es. Ziel ist, gut und so lange wie möglich zu leben ...

ANSATZPUNKT HODEN

Historisch gesehen wurde seit dem Ende des 19. Jahrhunderts die Entfernung der Hoden praktiziert. Sie kommt auch heute noch zum Einsatz, aber selten. Dabei werden beide Hoden entfernt, das heißt, das Hodengewebe, das das Testosteron produziert, wird ausgeschält, wobei die Hodenkapseln erhalten bleiben, damit die Hodensäcke ein gewisses Volumen behalten. Diese subkapsuläre Orchiektomie genannte Operation ist sehr einfach, schnell und kaum mit Komplikationen verbunden. Das Interessante daran ist, dass das Testosteron sehr schnell, innerhalb weniger Tage, zurückgeht. Der Nachteil der Operation ist, dass sie irreversibel ist, während die Hormontherapie, wie wir noch sehen werden, in vielen Fällen nur vorübergehend angewandt werden kann, und das ist psychisch brutal für die Patienten.

ANSATZPUNKT GEHIRN

Die andere Methode, um Testosteron zu unterdrücken, sind Medikamente. Dabei werden Medikamente gespritzt, die die Produktion von Testosteron durch die Hoden blockieren. Sie werden als Depotspritzen je nach eingesetztem Mittel monatlich, alle drei oder alle sechs Monate verabreicht.

Diese Medikamente wirken zum Gehirn aufsteigend auf die entsprechenden Strukturen, die die Testosteronproduktion steuern, um die Sekretion von Testosteron durch die Hoden zu stoppen. Im Gehirn sind zwei Regionen für die Steuerung der Hoden verantwortlich: der Hypothalamus, der sich im Zentrum des Gehirns befindet, und die Hypophyse (Hirnanhangdrüse), eine kleine Drüse an der Unterseite des Gehirns. Der Hypothalamus schüttet LH-RH aus, das auf die Hypophyse wirkt, diese produziert daraufhin LH, das die Hoden aktiviert (LH: luteinisierendes Hormon, LH-RH: LH Releasing Hormone).

Wenn man alles von Anfang an noch einmal durchgeht, dann stimuliert LH-RH die Produktion von Testosteron durch die Hypophyse und LH regt die Produktion von Testosteron in den Hoden an. Wenn man also das LH-RH im Gehirn blockiert, dann blockiert man das gesamte System (man bezeichnet das als Hypothalamus-Hypophysen-Hoden-Achse) und blockiert damit auch die Produktion von Testosteron in den Hoden am unteren Ende der Leiter.

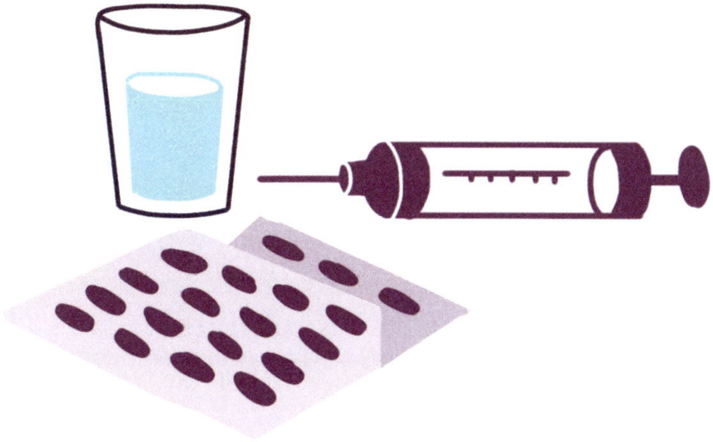

Diese Medikamente, die das LH-RH blockieren, bezeichnet man als LH-RH-Hemmer (Inhibitoren). Es gibt zwei Arten von Inhibitoren, die LH-RH-Antagonisten, die seine Ausschüttung verhindern, und die LH-RH-Agonisten, die seine Rezeptoren blockieren, indem sie selbst dort binden. Ihre Wirkung auf ein Absinken des Testosteronspiegels ist die gleiche.

Die Hormontherapie mit LH-RH-Hemmern kann mit einer Bestrahlung kombiniert werden, wenn es sich um ein lokal fortgeschrittenes Karzinom handelt oder die Gefahr einer Progression besteht. Die Dauer der Hormontherapie ist dann unterschiedlich und variiert je nach Fall zwischen sechs Monaten und drei Jahren.

ANSATZPUNKT NEBENNIEREN

Abgesehen von den Hoden gibt es noch einen weiteren, unbedeutenderen Produzenten von Androgenen, nämlich die Nebennieren, zwei Drüsen, die wie der Name schon suggeriert, direkt auf den Nieren sitzen, aber keinerlei Verbindung zu ihnen haben. Die Hoden sind für 95 % der Testosteronproduktion verantwortlich, während die zwei Nebennieren nur 5 % produzieren, aber diese 5 % können ausreichen, um die Prostata zu stimulieren. Manchmal muss man daher auch diese zusätzliche Quelle der Testosteronproduktion ausschalten, indem man ergänzend zu den beschriebenen Injektionen noch Medikamente verschreibt.

Diese Medikamente bezeichnet man als Antiandrogene. Es handelt sich um Bicalutamid und Cyproteronacetat. Ein neues, hochwirksames Antiandrogen, das zusammen mit Kortikosteroiden eingenommen werden muss, weil es auch die Ausschüttung anderer Substanzen aus den Nebennieren blockiert, ist Abirateron.

ANSATZPUNKT PROSTATAZELLEN

Die letzte Methode, um die Stimulierung der Prostata durch die Androgene zu unterbinden, beruht weder auf der Unterdrückung des Testosterons noch auf der Unterdrückung der Androgenproduktion durch die Nebennieren, sondern auf der Blockade der Rezeptoren, durch die die Androgene die Prostatazellen aktivieren. Im Augenblick gibt es in dieser Medikamentengruppe nur ein einziges Medikament, das Enzalutamid.

MEDIKAMENTE, DIE DIE TESTOSTERONWIRKUNG AUF DIE PROSTATA BLOCKIEREN

ANTIANDROGENE	LH-RH-AGONISTEN	INHIBITOREN DER ANDROGEN-SYNTHESE
Cyproteronacetat	Diethylstilbestrol	Aminoglutethimid
Flutamid	Leuprolid	Ketoconazol
Bicalutamid	Goserelin	Abirateron
Nilutamid	Triptorelin	
Enzalutamid	Histrelin	
	Cetrorelix	
	Abarelix	
	Degarelix	

EINE BEHANDLUNG AUF LEBENSZEIT

Wenn es Metastasen gibt, muss die Hormonbehandlung das ganze Leben lang durchgeführt werden. In manchen Fällen kann man sie aber auch von Zeit zu Zeit unterbrechen. Das bezeichnet man als intermittierende Hormontherapie, sie kommt aber nur in den Fällen infrage, in denen nur wenige Tochtergeschwülste vorhanden sind, die gut auf die Behandlung ansprechen, das heißt, der PSA-Wert sinkt deutlich und schnell nach der Injektion von LH-RH-Inhibitoren. In diesen Fällen lässt man die nächste Injektion aus und kontrolliert den PSA-Wert alle drei Monate. Man verabreicht wieder eine Spritze, wenn der PSA-Wert steigt und einen bestimmten, individuell festgelegten Grenzwert überschreitet (im Allgemeinen 10 ng/ml). Oft genügt eine einzige Injektion pro Jahr, um den Krebs unter Kontrolle zu halten. Ziel ist es, die Dauer der Kastrationsphasen zu reduzieren, um deren Nebenwirkungen zu verringern; denn nachdem die Wirkung der LH-RH-Hemmer nachgelassen hat, steigt das Testosteron allmählich wieder an, und durch dieses Ansteigen verschwinden die Nebenwirkungen, insbesondere die Hitzewallungen (s. S. 185). In allen anderen Fällen muss die Behandlung ohne Unterbrechung durchgeführt werden, selbst wenn der PSA-Spiegel wieder ansteigt, was auf eine Kastrationsresistenz hinweist: Der Tumor ist dann »hormontaub« geworden (s. S. 171). Im Falle einer Kastrationsresistenz kann die Hormonbehandlung durch Antiandrogene oder eine Chemotherapie ergänzt werden.

Seitdem vor Kurzem die positiven Resultate einer von Anfang an kombinierten Behandlung aus Hormontherapie und Chemotherapie bekannt wurden, verbindet man diese beiden Therapieansätze immer häufiger von Beginn an miteinander, wenn sich bereits viele Metastasen gebildet haben (s. S. 176).

Manchmal führt man eine Hormontherapie durch, obwohl es überhaupt keinen sichtbaren Tumor mehr gibt, weil das PSA nach einer Erstbehandlung durch eine radikale Prostatektomie oder eine Strahlentherapie wieder angestiegen ist. Es ist wissenschaftlich nicht bewiesen, dass die Hormontherapie in einem solchen Fall zwingend nötig ist, aber sie wird oft verordnet, weil jeder erleichtert ist vom Sinken des PSA, das sie bewirkt. In diesem Fall ist eine intermittierende Behandlung sehr interessant, aber auch hier gibt es keine wissenschaftlichen Beweise für ihren Nutzen.

Ungefähr 100 000 Patienten werden in Frankreich mit einer Hormontherapie behandelt. Einer französischen Untersuchung aus dem Jahr 2008 zufolge kommt die Hormontherapie bei einem Drittel in der Langzeitbehandlung von Metastasen zum Einsatz, bei einem weiteren Drittel vorübergehend in Kombination mit einer Strahlentherapie und beim letzten Drittel aufgrund eines Rezidivs, entweder weil das PSA trotz Erstbehandlung sekundär wieder angestiegen ist oder weil der Tumor trotz Abtragung der Prostata oder Bestrahlung wieder aufgetreten ist.

SCHWERE NEBENWIRKUNGEN

Die Hormontherapie ist eine nützliche und wirksame Behandlung bei Prostatakrebs, aber die brutale Unterdrückung des Testosterons löst im Körper massive Störungen aus. Diese Störungen sind vorhersehbar; sie äußern sich in Symptomen, die der Patient spürt oder bemerkt, aber auch in biologischen Veränderungen, die in Blutproben sichtbar werden, und in allgemeinen, insbesondere kardiovaskulären und zerebralen Gesundheitsrisiken (s. S. 184).

WENN DER KREBS WIDERSTAND LEISTET ... DIE CHEMOTHERAPIE

Wenn es Metastasen gibt und wenn der Krebs nicht mehr auf die Hormontherapie durch LH-RH-Inhibitoren anspricht (kastrationsresistenter oder »hormontauber« Krebs), dann ist es an der Zeit für die Kombination von Behandlungen: LH-RH-Hemmer plus neue Antiandrogene oder LH–RH-Hemmer plus Chemotherapie.

Die Behandlung des metastasierten Prostatakarzinoms verläuft in zwei sukzessiven Phasen: In der ersten spricht der Krebs auf die Unterdrückung des Testosterons an, in der zweiten, die mit mehr oder minder großer Verzögerung, im Durchschnitt zwei Jahre, unweigerlich darauf folgt, schreitet der Krebs trotz Hormonbehandlung weiter fort.
Der Eintritt in die Phase der Kastrationsresistenz wird dann diagnostiziert, wenn die Krankheit trotz der durch die LH-RH-Inhibitoren bewirkten Kastration (oder trotz Entfernung der Hoden) weiter fortschreitet. In diesem Fall steigt das PSA, das bis dahin niedrig war, erneut wieder an, und die schmerzhaften Symptome aufgrund der Metastasen können wieder auftreten. Man muss dann die verschiedenen verfügbaren Behandlungsmöglichkeiten kombinieren, allerdings ohne

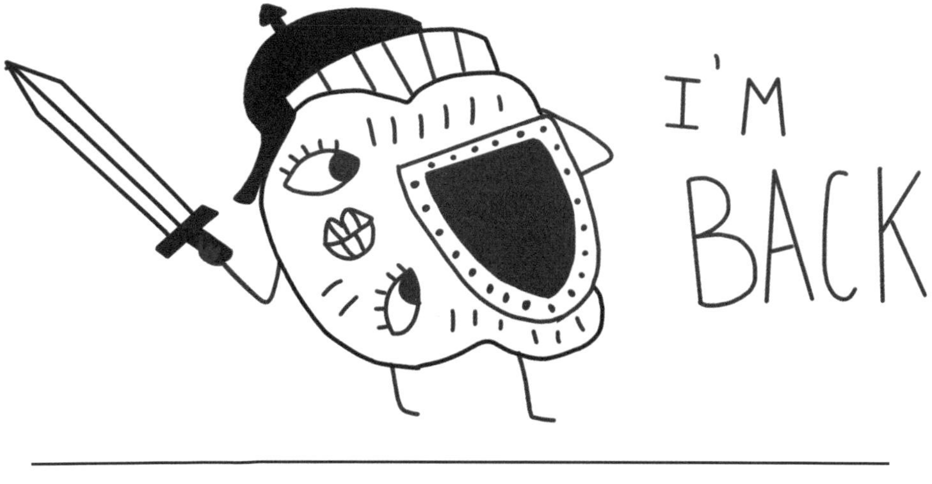

dass bis jetzt ein Schema existiert, das die Reihenfolge dieser Kombinationen festlegt. Historisch betrachtet folgte auf die LH-RH-Hemmer die Stunde der Chemotherapie. Viele chemotherapeutische Substanzen wurden schon bei Prostatakrebs eingesetzt, ohne spezifisch für diesen Krebs zu sein. Sie werden auch bei der Behandlung anderer Krebsarten angewandt, insbesondere bei Brustkrebs.

Zu den verschiedenen Substanzen mit der besten Wirkung gehören das 2004 entwickelte Docetaxel und Cabazitaxel, das seit 2010 verwendet wird, zwei Medikamente aus der gleichen Familie, den Taxanen, die aus Eiben gewonnen werden.

DIE NEBENWIRKUNGEN DER CHEMOTHERAPIE

Wie alle Zytostatika können auch Docetaxel und Cabazitaxel Nebenwirkungen haben; im Allgemeinen ist diese Chemotherapie, die das Sterberisiko um 20–30 % in zwei Jahren reduziert, jedoch nicht zu beschwerlich für die Patienten. Die Therapie läuft in sogenannten Zyklen ab. Jede intravenöse Injektion von Docetaxel oder Cabazitaxel wird in einer einstündigen Infusion verabreicht, und zwar alle drei Wochen, normalerweise in einer Tagesklinik. Die Anzahl der Zyklen wird individuell vom Arzt verordnet. Im Durchschnitt sind es sechs Zyklen. Vorrangiges Ziel ist das Verschwinden der Schmerzen bei bestmöglicher Verträglichkeit. Die Infusionen werden durch einen sogenannten Port vorgenommen, ein kleines Reservoir, das zuvor in der Nähe des Schlüsselbeins unter die Haut eingesetzt wird.

Die Nebenwirkungen resultieren aus der toxischen Wirkung der Chemotherapie auf die gesunden Zellen des Organismus, insbesondere auf die weißen und roten Blutkörperchen. Ihre Anzahl sinkt, wobei der niedrigste Spiegel im Durchschnitt zehn Tage nach der Chemotherapie erreicht wird.
Docetaxel und Cabazitaxel können dann durch die Abnahme der roten Blutkörperchen eine Anämie auslösen, vor allem aber einen Rück-

gang der weißen Blutkörperchen (Neutropenie), der bei jedem dritten Kranken auftritt und mit Fieber und – seltener – Infektionen als Komplikationen einhergeht, denn die weißen Blutkörperchen bilden die Immunabwehr der Organismus. Als weitere Nebenwirkungen sind zu befürchten:

- Fatigue (durchgreifende Erschöpfung) bei jedem zweiten Kranken,
- Übelkeit und Durchfall bei Docetaxel, Verstopfung bei Cabazitaxel bei jedem dritten Kranken,
- Taubheitsgefühle oder Kribbeln an Händen und Füßen wegen der toxischen Wirkung auf sensible Nerven (Neuropathie), die bei jedem fünften Patienten auftreten können,
- Hautanomalien (Röte, Ausschlag) an Händen und Füßen, aber auch im Gesicht und am Rumpf,
- Anomalien der Nägel, die brüchig werden können,
- Mundfäule.

Diese Nebenwirkungen sind unabhängig von der Wirksamkeit der Chemotherapie auf den Krebs: Wenn man die Chemotherapie gut verträgt, dann heißt das nicht, dass sie wirkungslos ist, und umgekehrt.

DAMIT MAN DIE BEHANDLUNG BESSER VERTRÄGT

Fallen die Haare aus? Das ist eine zentrale Frage für die betroffenen Männer, denn der Haarausfall durch die Chemotherapie ist ein unübersehbares Zeichen für Krebs. Ja, leider fallen die Haare aus, aber nicht immer: Sie fallen bei zwei Dritteln der Kranken aus, und zwar mehr oder weniger ausgeprägt. Zwei bis drei Wochen nach der ersten Zytostatika-Infusion beginnen die Haare auszufallen, aber sechs bis acht Wochen nach der letzten Chemotherapie-Behandlung wachsen sie wieder nach. Alle Chemotherapeuten geben Ratschläge, damit die Behandlung so gut wie möglich vertragen wird. Dazu gehören folgende Tipps:

- Keine Grapefruits essen, sie können die Nebenwirkungen des Docetaxel verstärken,
- Laufen und alle wiederholten Reibungen von Händen und Füßen vermeiden, sie können die Nebenwirkungen auf die Haut verstärken; außerdem kein heißes Bad nehmen,
- Rauchen und Alkoholkonsum einschränken, um Übelkeit und das Risiko von Mundfäule zu senken,
- Die Ernährung anpassen bei Durchfall (ballaststoffarme Ernährung: Reis, Karotten, Bananen) oder bei Verstopfung (ballaststoffreiche Ernährung: Obst, frisches Gemüse, Pflaumen, Vollkornbrot und reichlich trinken).

WAS MAN VON DER BEHANDLUNG ERWARTET

Einem Unbeteiligten erscheint die Antwort darauf einfach: Man erwartet von einer Behandlung, dass sie uns heilt. So lautete auch die Antwort von 172 von 200 amerikanischen Urologen, die bei einer groß angelegten telefonischen Umfrage in den Vereinigten Staaten interviewt worden waren. Diese war von dem Meinungsumfrageinstitut Louis Harris & Associates im Auftrag einer Patientenvereinigung von Prostatakrebskranken mit dem Namen US TOO (»Wir auch«) durchgeführt worden.
Während der Befragung der 200 Urologen wurden gleichzeitig auch 1000 Mitglieder dieser Vereinigung befragt, sie antworteten auf die gleiche Frage: Was erwarten Sie von Ihrer Behandlung? Und die Antworten der am stärksten Betroffenen unterschieden sich deutlich von den ersteren: 45% der Patienten erwarten von der Behandlung vor allem, dass sie ihre Lebensqualität erhält; nur 29% erwarten, dass sie ihr Leben verlängert und 13% hoffen, dass sie das Fortschreiten der Krankheit verzögert.

Heilung um jeden Preis steht also nicht an erster Stelle bei den Erwartungen der Patienten. Alle Behandlungen haben Nebenwirkungen, die gegen ihre Vorteile aufgewogen werden müssen. Was die Patienten wollen, ist, gut und so lange wie möglich zu leben; die Heilung als alleiniges Ziel ist mehr eine ärztliche Vorstellung.

NEUE PERSPEKTIVEN

Durch die Einführung der neuen Antiandrogene Abirateron und Enzalutamid hat sich die Reihenfolge verändert, diese Medikamente können im Fall einer Kastrationsresistenz auch vor der Chemotherapie verabreicht werden. Umfangreiche Studien haben jüngst sogar gezeigt, dass der gleichzeitige Beginn der Chemotherapie und der Hormontherapie ihre Wirksamkeit noch steigerte, wenn sich bereits viele Metastasen gebildet hatten.

Letztlich muss man bei einem metastasierten Prostatakrebs für jeden Einzelfall einen individuellen Behandlungsplan erarbeiten. Er wird von den Ärzten besprochen und abhängig vom Allgemeinzustand des Kranken, von seinen Schmerzen und der Anzahl und dem Ort seiner Metastasen erarbeitet.

Wenn sich Metastasen in den Knochen angesiedelt haben, was, wie wir gesehen haben, sehr häufig ist, dann besteht die Gefahr, dass die Knochen instabil werden und es zu Brüchen kommt. Diese Brüche können schon bei einem minimalen Stoß auftreten oder sogar spontan. Zur Stärkung der Knochen kann man Zoledronsäure verschreiben, eine intravenöse Injektion pro Monat. Zoledronsäure ist eine synthetische Substanz, die zur Gruppe der Bisphosphonate gehört. Diese Mittel werden auch bei der Behandlung bestimmter Fälle von Osteoporose eingesetzt, ohne dass ein Krebs vorliegt. Sie hemmen die Aktivität der sogenannten Osteoklasten, Zellen, die Knochengewebe resorbieren, und hemmen auch die Vermehrung der Krebszellen in den Knochen. Regelmäßige Infusionen von Zoledronsäure reduzieren Knochenbrüche und Schmerzen, ohne irgendwie toxisch zu sein. Abgesehen von der Chemotherapie und den neuen Antiandrogenen, die bereits bei anderen Krebsarten eingesetzt werden, kommen auch andere Behandlungen im Rahmen klinischer Therapiestudien des metastasierten, kastrationsresistenten Prostatakrebses infrage, aber sie werden noch nicht routinemäßig angewandt. Dabei handelt es sich insbesondere um antiangiogenetische Substanzen (die die Mikrodurchblutung des Tumors hemmen), die besonders bei Nierenkrebs zum Einsatz kommen, oder um die Immuntherapie (die die körper-

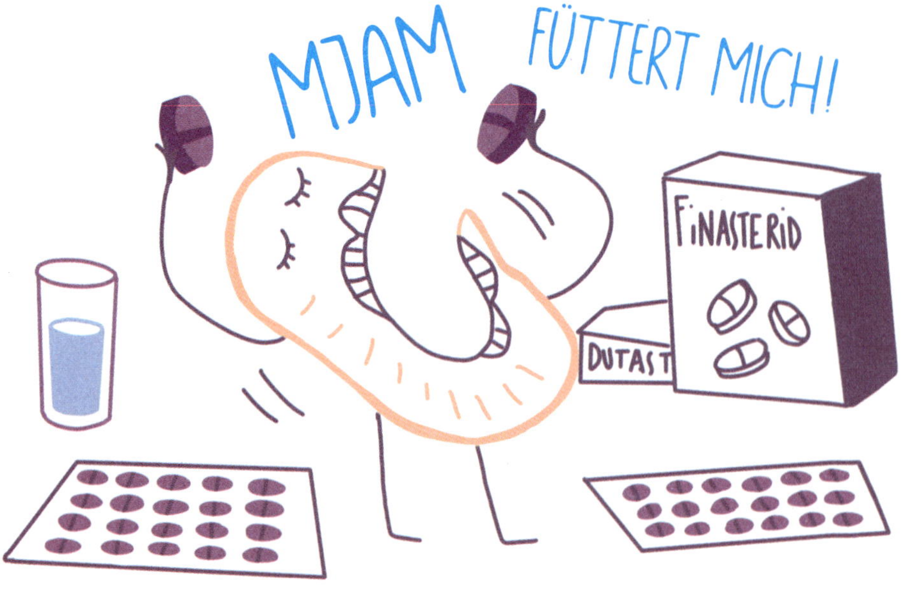

eigene Immunabwehr gegen Krebs stimuliert), die vor allem bei Blasenkrebs eingesetzt wird.

KANN MAN MIT MEDIKAMENTEN VORBEUGEN?

Bis jetzt wurde kein Medikament für die Prävention von Prostatakrebs zugelassen. Dabei hatten die 5-Alpha-Reduktase-Hemmer große Hoffnungen in diese Richtung geweckt: Im Abstand von einigen Jahren wurden zwei Substanzen aus dieser Gruppe, Finasterid und Dutasterid (beide Wirkstoffe werden regelmäßig bei der Behandlung der benignen Hypertrophie der Prostata angewandt), in zwei großen internationalen Studien an mehreren Tausend Freiwilligen untersucht, doch ihre Ergebnisse ließen keine positiven Schlüsse zu. Tatsächlich sank durch die tägliche Einnahme einer Tablette Finasterid oder Dutasterid das Risiko für einen Prostatakrebs mit niedrigem Risiko, das in diesen Studien systematisch alle zwei Jahre durch Biopsien gemessen wurde. Zugleich aber entdeckte man in denselben Gewebeproben etwas mehr Prostatakarzinome mit mittlerem oder hohem Risiko. Das heißt, man hat das Risiko für das Auftreten aggressiverer Formen von Krebs erhöht, um das Risiko für das Auftreten von wenig aggressiven Karzinomen zu senken, und das ist wahrlich nicht das Ziel der Prävention!

Diese Resultate haben heftige Kontroversen ausgelöst, ohne dass man bis jetzt zu einem endgültigen Schluss kommen konnte: Ist diese Zunahme aggressiver Karzinome der biologische Effekt der Medikamente oder hängt sie mit bestimmten Verzerrungen der Studien zusammen, die dazu führten, dass man aggressivere Karzinome entdeckte, die bereits vorhanden waren? Für die zweite Annahme spricht, dass die Männer, die diese Medikamente zur Behandlung einer gutartigen Prostatavergrößerung nehmen, nicht mehr aggressive Karzinome haben. Angesichts der bestehenden Zweifel erhielt jedenfalls keines der beiden Medikamente die gesetzliche Zulassung als Präventionsmittel gegen Prostatakrebs.

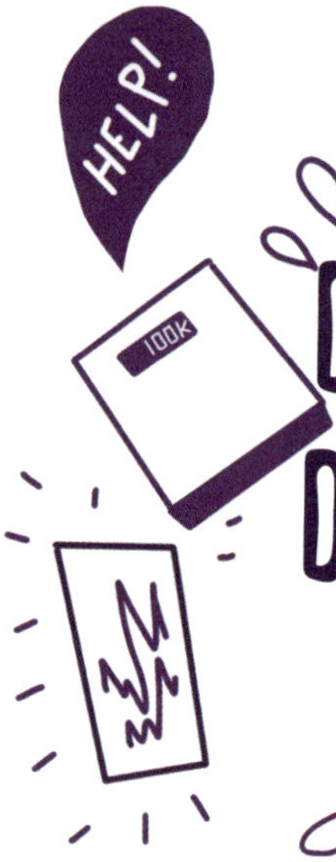

DIE NEBENWIRKUNGEN DER HORMONTHERAPIE VERMEIDEN

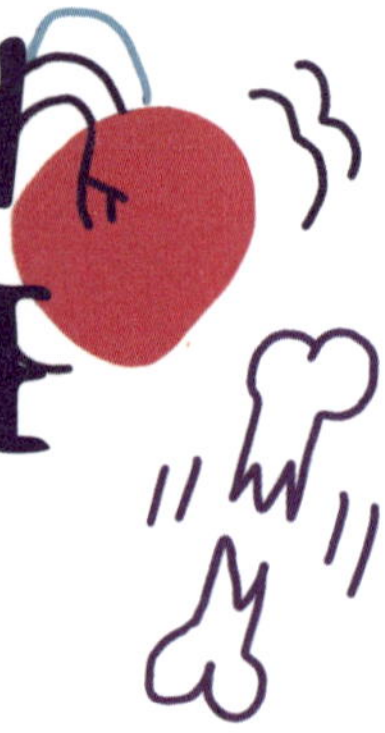

In den Wochen nach dem Beginn einer Hormontherapie kommt es zu Hitzewallungen, Müdigkeit, Libidoverlust und Erektionsstörungen. Außerdem kann eine Schwellung der Brustdrüsen hinzukommen. Auf lange Sicht können eine als Osteoporose bezeichnete Demineralisierung der Knochen, Gewichtszunahme und Diabetes, Cholesterinprobleme, Anämie, Herzanfälle (Myokardinfarkt) und Gedächtnisstörungen folgen. Kurz, auch wenn man es nicht auf den ersten Blick sieht, eine Hormontherapie ist eine folgenreiche Behandlung, die man engmaschig begleiten und überwachen muss, um ihre Nebenwirkungen zu begrenzen.

HITZEWALLUNGEN UND NÄCHTLICHE SCHWEISSAUSBRÜCHE

Unter Hitzewallungen aufgrund von Hormonbehandlungen versteht man Wärmeschübe, vor allem am Oberkörper, gefolgt von Schweißausbrüchen. Sie sind identisch mit denen, die Frauen während der Wechseljahre erleben, und im Übrigen liegt ihnen auch der gleiche Mechanismus zugrunde. Es bleiben zwar noch einige Restunklarheiten, aber wie es scheint, ist der Auslöser dafür der abrupte Rückgang der Sexualhormone (Testosteron bei der Hormonbehandlung von Prostatakrebs, Östrogene im Fall der Menopause), der den Hypothalamus durcheinanderbringt. Der Hypothalamus ist eine Region im

Gehirn, die unter anderem für die Regulierung der Körpertemperatur zuständig ist: Hitzewallungen entstehen, weil der vollkommen aus der Bahn geworfene Hypothalamus plötzlich die Körpertemperatur senken will. Er bewirkt dann eine Gefäßerweiterung in der Haut. Das erklärt die im Moment der Hitzewallungen auf der Haut der Patienten sichtbaren Rötungen und Schweißausbrüche, damit die Hitze des Körpers verfliegt.
Diese Nebenwirkung aufgrund des abrupten Hormonentzugs ist seit mehr als einem Jahrhundert bekannt.[72, 73] Seit 1896 versuchte man, Prostataprobleme durch eine Kastration zu behandeln, und schon die damaligen Ärzte hatten festgestellt, dass diese Behandlung ähnliche Hitzewallungen wie die von Frauen in den Wechseljahren auslöste. Den gleichen Effekt fand auch Huggins, der als Vater der Hormontherapie von Prostatakrebs gilt, er schilderte ihn in seiner ersten Veröffentlichung von 1941 (die ihm später den Nobelpreis einbrachte).

Forscher aus Fort Washington setzten vor Kurzem 47 Männern in hormoneller Behandlung Sensoren auf die Haut und konnten dadurch zeigen, dass diese Hitzewallungen im Durchschnitt 13 Mal pro Tag auftraten, vor allem am frühen Nachmittag, und dass sie vollkommen unabhängig von körperlichen Aktivitäten waren.[74] Aus der gleichen Untersuchung geht hervor, dass die starke Wärme, die diese Männer empfinden, jedes Mal von den Sensoren bestätigt wird: Die Hitzewallungen sind kein psychisches Phänomen!
Im Durchschnitt treten zwölf Wärmeschübe pro Tag auf, aber hinter dieser Zahl verbirgt sich eine Ungleichheit. Denn damit sich ein Durchschnitt von zwölf Hitzewallungen pro Tag ergibt wie in dieser Studie, müssen manche Patienten nur drei pro Tag erleiden und andere dafür bis zu 22. Dieser Ungleichheit versucht man nun auf den Grund zu gehen. Sie beruht vermutlich auf bestimmten genetisch bedingten individuellen Faktoren; derzeit weiß man nur, dass vor allem die jüngsten und schlanksten Patienten von diesen Hitzewallungen betroffen sind.

Ob jung oder weniger jung, schlank oder weniger schlank, die Hitzewallungen sind mehr oder weniger intensiv oder mehr oder weniger häufig, aber bedauerlicherweise gibt es nur wenige Männer, die bei einer Hormontherapie nicht darunter leiden. Wenn man sie wie in einer erst vor Kurzem veröffentlichten Studie an 398 Patienten unter Hormontherapie aus Vancouver systematisch untersucht, dann findet man sie in mehr als 90 % der Fälle. Sie setzen im Durchschnitt vier Monate nach Beginn der Hormonbehandlung ein.[75]
Es kommt vor, dass die Wärmeschübe mit der Zeit verschwinden, wenn die Hormonbehandlung das ganze Leben lang durchgeführt werden muss, aber nicht bei jedem. Oft gewöhnt sich der Körper nicht an diesen Hormonmangel, und die Hitzewallungen bleiben bestehen: bei bis zu 70 % der Patienten noch nach fünf Jahren Behandlung und bei 40 % der Patienten nach acht Jahren Behandlung.[76]

Wenn die Hormonbehandlung unterbrochen wird, dann gehen die Hitzewallungen innerhalb einiger Monate zurück, sobald der Testosteronspiegel wieder angestiegen ist. Dieser Zeitraum hängt von der Dauer der Behandlung ab: Je länger sie war, desto mehr Zeit ist nötig, damit das gesamte Hormonsystem wieder hochfährt. Nach einem Jahr Behandlung sind bei manchen Patienten bis zu 18 Monate nötig, bis sich der Testosteronspiegel wieder auf Normalniveau eingependelt hat.
Die durch die Hormontherapie des Prostatakrebses ausgelösten Hitzewallungen wurden im Gegensatz zu denen der Wechseljahre lange Zeit von den Ärzten und Forschern ignoriert. Man sah in ihnen höchstens zweitrangige Nebenwirkungen der Behandlung, mit denen man eben zurechtkommen musste. Dabei gehören sie für die Patienten zu den unangenehmsten Nebenwirkungen einer Hormonbehandlung, auch wenn sie nur als zweitrangig gelten.

Als Behandlung kommen verschiedene Hormonsubstitutionen (Östrogen, Progesteron, Antiandrogene, insbesondere Cyproteronacetat) infrage, aber sie haben alle Nebenwirkungen wie Venenentzündungen, Vergrößerung der Brustdrüsen und Leberfunktionsstörungen, die die Ärzte oft von einer Verschreibung abhalten oder die Patienten von der Einnahme.

Individuell auf das Profil jedes einzelnen Patienten abgestimmt, kann man auch nicht hormonelle Behandlungen in Erwägung ziehen, wie etwa Antidepressiva (Venlafaxin oder Paroxetin), Antiepileptika oder sogar blutdrucksenkende Mittel.

Yoga, Muskelentspannung und Verhaltenstherapie können ebenso unterstützend eingesetzt werden wie manche Pflanzen: Ginseng, Leinsamen, Trauben-Silberkerze (diese Pflanze, die häufig bei der Behandlung der Hitzewallungen in der Menopause angewandt wird, hat östrogenähnliche Eigenschaften) oder Soja (auch Soja hat sich als Mittel gegen Hitzewallungen in der Menopause bewährt).

Dank mehrerer wissenschaftlicher Veröffentlichungen in jüngster Zeit ist die Akupunktur in Mode gekommen. Dazu gehört die Studie des Thomas Jefferson University Hospital in Philadelphia[77] (Pennsylvania), in der von einem Rückgang der Hitzewallungen um 50 % nach zwei Akupunktursitzungen pro Woche über die Dauer von sechs Wochen berichtet wurde. Jede Sitzung dauert 45 Minuten, dabei werden zwölf präzise Akupunkturpunkte gestochen. Die Nadeln werden gegen den Uhrzeigersinn gedreht und abgekühlt, damit die überschüssige Energie (Yang) abgeführt wird, oder im Uhrzeigersinn gedreht und erwärmt, um sie zurückzuhalten (Yin).

Eine Untersuchung der hochseriösen Oregon Health and Science University in Portland kommt zum gleichen Schluss: Akupunktur verringert durch die Hormonbehandlung verursachte Hitzewallungen um 50 %, ein Placebo senkt sie um 25 %.[78]

OSTEOPOROSE

Die Testosteronunterdrückung führt zu einer Demineralisierung (Mineralverlust) der Knochen, die man als Osteoporose bezeichnet. Diese

Wirkung erstreckt sich auf den gesamten Organismus und betrifft alle Knochen im Körper. Sie ist vollkommen unabhängig vom Metastasenrisiko. Das Osteoporoserisiko nimmt mit der Dauer der Kastration zu, und je länger die Kastration dauert, umso größer wird die Gefahr von Brüchen.
Nach fünf Jahren Testosteronunterdrückung liegt das Risiko für Knochenbrüche bei 20 % im Vergleich zu etwas über 10 % bei den Patienten, deren Prostatakrebs ohne Kastration behandelt wird. Nach 15 Jahren Kastration liegt dieses Risiko bei 40 % im Vergleich zu 20 % bei den nicht-kastrierten Männern. In einer umfangreichen dänischen Untersuchung wurde 2017 nachgewiesen, dass die Hormontherapie das Risiko für einen Oberschenkelhalsbruch generell um 3,7 % erhöht.
Was also tun?
Zuallererst muss man vor dem Beginn einer Hormonbehandlung den Zustand der Knochen überprüfen, um das Risiko für Knochenbrüche einzuschätzen. Denn mit dem Alter kommt es in jedem Fall zu einem gewissen Maß von Knochenschwund. Je niedriger der Mineralsalzgehalt der Knochen vor der Behandlung ist, umso größer ist die Gefahr von Knochenbrüchen unter einer Hormonbehandlung. Die notwendige Untersuchung zur Bestimmung des Mineralsalzgehalts der Knochen bezeichnet man als »Osteodensitometrie« oder »Knochendichtemessung«.
Um das Risiko von Brüchen zu reduzieren, muss man mit dem Rauchen aufhören, denn Nikotin verringert die Mineralisierung der Knochen, und durch Muskeltraining unter voller Belastung 20 bis 30 Minuten pro Tag, drei bis vier Mal pro Woche, stärkt man die Knochen.
Auch Nahrungsergänzungsmittel mit Kalzium und Vitaminen tragen zur Stärkung der Knochen bei, dabei wird eine Dosis von 1200 bis 1500 mg Kalzium und 400 IE (Internationale Einheiten) Vitamin D pro Tag empfohlen, sie werden vom Arzt verschrieben.
Im Folgenden sehen Sie einige Beispiel für Übungen zur Muskelstärkung bei vollem Einsatz des eigenen Körpergewichts.

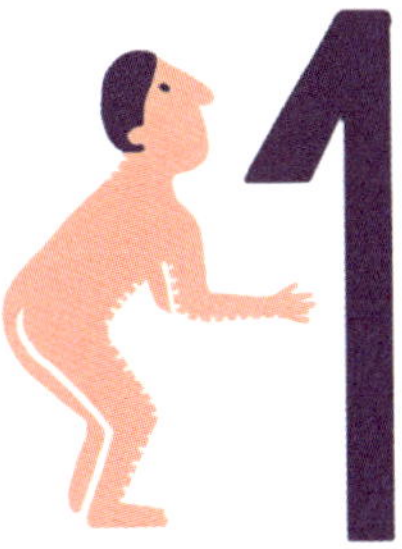

IN DIE HOCKE GEHEN

- Stellen Sie sich etwa hüftbreit hin, die Füße etwas weiter auseinander als die Schultern.
- Gehen Sie in die Hocke und beugen Sie dabei die Hüften und Knie um 30 bis 40 Grad.
- Gehen Sie in eine angenehme Position hinunter. Ihre Knie dürfen nicht über die Zehenspitzen hinausragen.
- Stoßen Sie sich mit den Fersen ab, um wieder in die Ausgangsposition zu kommen.
- Wiederholen Sie die Übung 10 Mal.

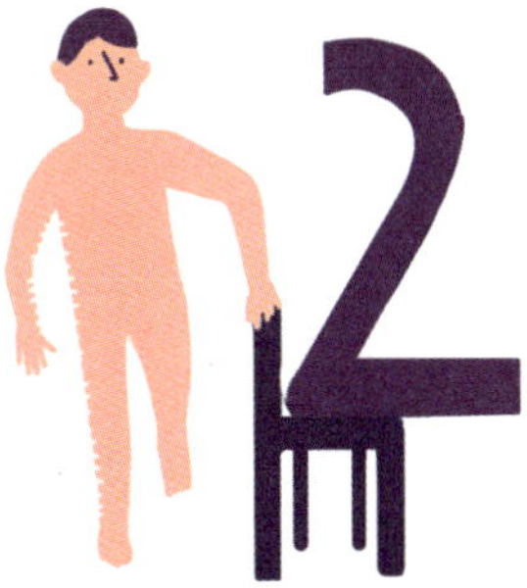

AUF EINEM BEIN STEHEN MIT UNTERSTÜTZUNG

- Stellen Sie sich etwa hüftbreit hin, die Füße etwas weiter auseinander als die Schultern.
- Beugen Sie ein Knie leicht und heben Sie dieses Bein langsam 10 cm vom Boden ab.
- Bleiben Sie 10 Sekunden lang so stehen, bevor sie das Bein wieder abstellen.
- Wiederholen Sie die Übung 10 Mal pro Bein.

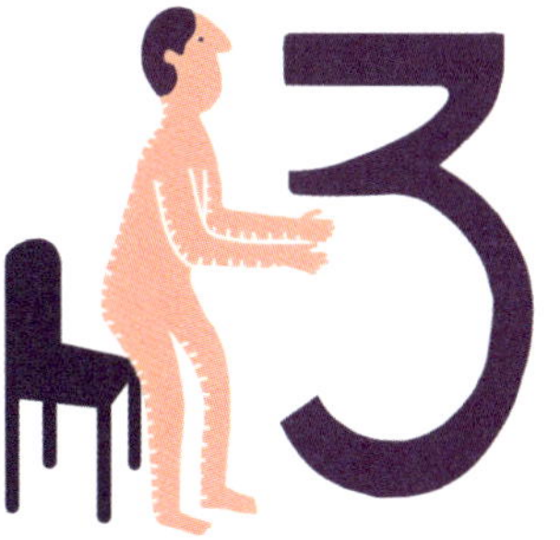

STEHEN – SITZEN

- Stellen Sie sich vor einen Stuhl.
- Beugen Sie Knie und Hüften, indem Sie sich langsam in eine sitzende Position herablassen, dabei aber ein paar Zentimeter über dem Stuhl bleiben.
- Halten Sie diese Position einige Sekunden und richten Sie sich dann wieder auf.
- Wiederholen Sie die Übung 10 Mal.

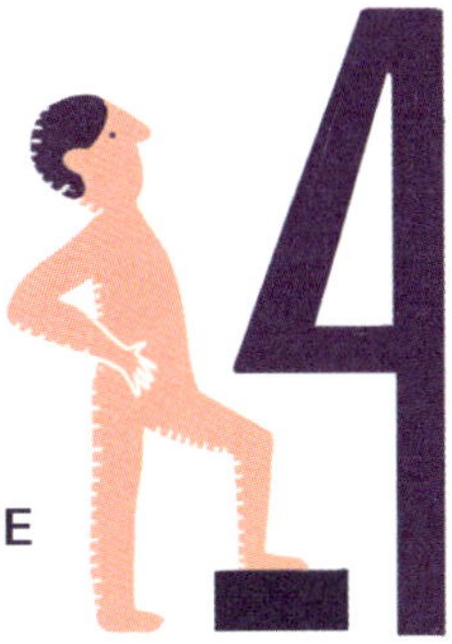

AUF EINE NIEDRIGE STUFE STEIGEN

- Stellen Sie sich hüftbreit vor eine niedrige Stufe.
- Stellen Sie einen Fuß fest auf die Stufe.
- Stoßen Sie sich mit der Ferse ab und steigen Sie mit dem anderen Fuß auf die Stufe.
- Stellen Sie langsam einen Fuß wieder auf den Boden zurück, machen Sie dann das Gleiche mit dem andern.
- Wiederholen Sie die Übung 10 Mal für jedes Bein.

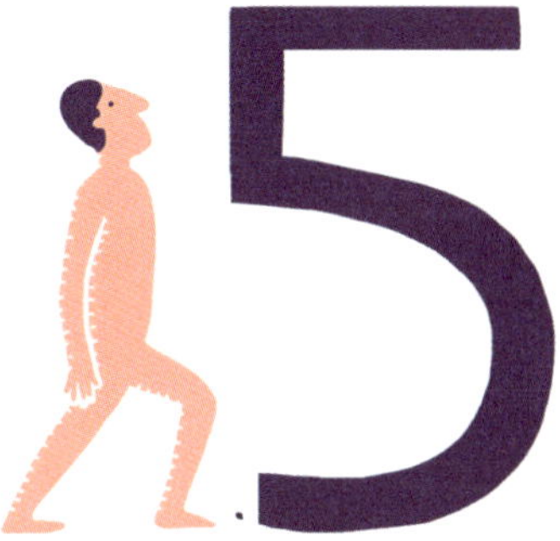

AUSFALLSCHRITT

- Stellen Sie sich hüftbreit hin.
- Heben Sie ein Bein an und setzen Sie es fest vor sich auf den Boden.
- Verlagern Sie langsam Ihr Gewicht auf den vorderen Fuß und gehen Sie in eine angenehme Position hinunter.
- Kehren Sie in die Ausgangsstellung zurück.
- Wieder holen Sie die Übung 10 Mal für jedes Bein.

ERÉKTILE DYSFUNKTION UND LIBIDOVERLUST

Im Sexualleben kommt es bei einer Hormonbehandlung zu tiefgreifenden Veränderungen. Weniger als 20% der Männer haben dann noch eine für den Geschlechtsverkehr ausreichende Erektion. Die sexuelle Lust ist noch stärker beeinträchtigt, nur 5% der Männer zeigen noch Interesse an einem Sexualleben. Der Libidoverlust ist proportional zur Dauer der Kastration. Hinzu kommen das Verschwinden der spontanen nächtlichen Erektionen und das Schrumpfen des Penis und der Hoden, die bei einer Kastration durch Injektion von LH-RH-Inhibitoren nicht mehr normal stimuliert werden. Die Behandlung dieser negativen Auswirkungen auf das Sexualleben ist sehr schwierig. Natürlich kann man Medikamente einsetzen, die – wie Viagra und seine Generika – Erektionen stimulieren, aber diese Medikamente wirken nur, wenn noch sexuelles Verlangen existiert, und in diesem Fall ist dieses Verlangen verschwunden.
In diesem Fall bleiben noch Spritzen in das Glied (s. S. 169), aber auch hier gilt: Ohne Libido haben die Patienten keine Lust, sie zu benutzen. Letztlich fällt es dem Mann oft leichter, seine Impotenz zu ertragen, wenn er ohnehin keine Lust mehr empfindet, in der Beziehung kann das allerdings erhebliche Probleme auslösen. Daher ist eine umfassende vorhergehende Information ebenso notwendig wie gegenseitiges Verständnis.

STIMMUNGSSCHWANKUNGEN, DEPRESSION, GEDÄCHTNISSTÖRUNGEN

Die biologischen Wirkungen des Testosterons auf das Gehirn sind noch nicht ganz geklärt, aber offenbar kann es die Durchblutung bestimmter Bereiche verbessern, und mehrere Gehirnareale besitzen Rezeptoren für dieses Hormon. Die Unterdrückung des Testosterons kann folglich zu Stimmungsschwankungen und Störungen der kognitiven Funktionen führen.

Das Risiko für eine Depression ist beispielsweise unter einer Hormonbehandlung 38-mal höher als im Normalfall. Manche Studien kommen zu alarmierenden Ergebnissen bezüglich des Demenzrisikos, allerdings kann man aus diesen Untersuchungen noch keine endgültigen Schlüsse ziehen. So zeigten Forscher der Biomedical Informatics an der Stanford University in Philadelphia vor Kurzem, dass sich durch die Unterdrückung des Testosterons das Risiko für Veränderungen der kognitiven Funktionen einschließlich der Alzheimerkrankheit verdoppelte. Sie analysierten dazu elektronisch die Daten von 9272 Patienten, die in ihrer Einrichtung wegen Prostatakrebs behandelt worden waren. 1826 von ihnen erhielten eine Hormontherapie. Durch den Vergleich dieser zwei Gruppen (7446 Männer ohne Hormonbehandlung und 1826 mit) konnten sie nachweisen, dass das Risiko, innerhalb von fünf Jahren eine Demenz zu entwickeln, 7,9 % betrug, wenn man eine Hormonbehandlung machte, im Vergleich zu 3,5 % ohne Hormonbehandlung. Dieses Risiko ist abhängig von der Dauer der Kastration. Die Behandlungsdauer muss mindestens ein Jahr betragen, damit das Risiko steigt, und es ist offenbar höher bei kastrierten Männern über 70.

Eine weitere Untersuchung aus Taiwan weist in die gleiche Richtung. In diesem Fall wurden die Daten von 24 360 Patienten mit Prostatakrebs auf der Datenbasis der Krankenversicherung analysiert. Dabei verglich man 15 959 Patienten unter Hormonbehandlung mit 8401 anderen Patienten ohne Hormontherapie. Mit dem gleichen Ergebnis in Taiwan wie in Philadelphia: Offenbar verdoppelt die hormonale Behandlung das Risiko für Störungen der höheren kognitiven Funktionen und für Demenz. In beiden Fällen basieren die Ergebnisse allerdings auf der nachträglichen Analyse umfangreicher Datenerhebungen, die bereits abgeschlossen waren. Es ist daher unmöglich, die Persönlichkeit jedes Patienten und seine komplexen Krankheitsbilder miteinzubeziehen, zwei Faktoren, die beim Auftreten dieser Anomalien eine Rolle spielen.

Wie dem auch sei, bis jetzt gibt es keine speziellen Präventionsmaßnahmen, um gegen diese Gefahren vorzubeugen. Man kann alle Methoden der kognitiven Stimulierung einsetzen, die sich im Kampf gegen die Alzheimerkrankheit schon großer Beliebtheit erfreuen, aber es gibt keinerlei spezielle Angaben für die Hormonbehandlung.[79, 80, 81]

GEWICHTSZUNAHME, MUSKELSCHWUND UND ZUNAHME DER FETTMASSE

Die Hormonbehandlung verändert den Körper, indem sie die Fettmasse erhöht und die Muskelmasse verringert. Die Betroffenen nehmen unter der Behandlung zu, und zwar um 1,8 bis 3,8 % ihres Ausgangsgewichts, das heißt zwei bis drei Kilo für einen Mann mit anfänglich 80 kg. Ihr Taillenumfang nimmt ebenfalls zu, insbesondere das Unterhautfettgewebe.[82]
Diese Veränderungen setzen drei Monate nach Behandlungsbeginn ein und werden proportional zu ihrer Dauer schlimmer. Es gibt keine Untersuchung darüber, ob dieser Effekt nach Beendigung der Behandlung reversibel ist. Man weiß also nicht, ob die während der Behandlung angesammelten Kilos wieder verschwinden, wenn das Testosteron wieder ansteigt.

Um diesen körperlichen Veränderungen entgegenzuwirken, muss man auf sein Gewicht achten, seine Kalorienzufuhr kontrollieren und Sport treiben. Die Kalorienzufuhr kontrollieren ist allerdings leichter gesagt als getan, denn die Hormonbehandlung steigert den Appetit. Durch regelmäßige körperliche Aktivität kann man dem Muskelschwund entgegensteuern und ein paar Kalorien abbauen. Durch 30 Minuten Gehen beispielsweise verlieren Sie ungefähr 200 Kalorien, ein Butterbrot mit Marmelade wiederum liefert 291 Kalorien.
Es gibt zahlreiche Kalorienrechner im Netz und für das Mobiltelefon. Ich ziehe natürlich die iPhone-App »KcalMe« vor, die ich selbst zusammen mit A. NoncLerq, A. Cocaul und E. de Kerviler entwickelt

habe. KcalMe ist im Apple Store erhältlich. Mit ihrer Hilfe kann man in Realzeit die Kalorienzufuhr und die Kalorienverbrennung durch Aktivitäten berechnen, um sein Zielgewicht zu halten.

DIABETES, ERHÖHTER CHOLESTERINSPIEGEL UND ANÄMIE

Diese biologischen Störungen sind sehr häufig. Mehr als jeder zweite Mann leidet während einer Hormonbehandlung an Diabetes oder erhöhten Cholesterinwerten, und 90% leiden an einer Anämie. Zur Kontrolle dieser entgleisten Werte lässt der Arzt regelmäßig Bluttests durchführen und verschreibt, falls nötig, entsprechende Medikamente. Die Anämie, die schon im ersten Monat der Behandlung einsetzt, erklärt zusammen mit der Gewichtszunahme, wieso das Gesicht manchmal wie poliert und wächsern aussieht. Eine Anämie kann auch eine Fatigue (Müdigkeit, Erschöpfung) oder Übelkeit auslösen. Sie ist mit dem Ende der Behandlung reversibel, aber oft muss man ein Jahr warten, bis der Hämoglobinspiegel wieder so ist wie zuvor.

MYOKARDINFARKT

Das ist eine sehr ernst zu nehmende Gefahr der Hormonbehandlung: Sie erhöht das Risiko von Herz-Kreislauf-Erkrankungen – Angina pectoris und Infarkt –, manchmal mit tödlichem Ausgang. Mögliche Ursachen sind die bereits erwähnten erhöhten Cholesterinwerte, denn Cholesterin trägt zur Verengung der Koronararterien bei, die das Herz

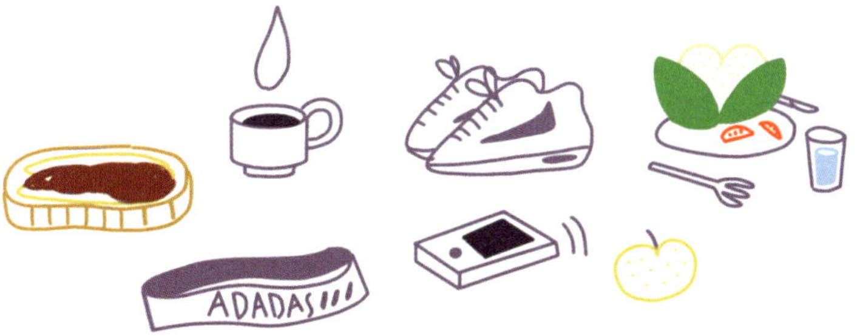

durchbluten. Außerdem werden durch den Testosteronmangel die Arterien weniger elastisch, und das verringert den Blutfluss zum Herzen.

In der Praxis tritt dieses Risiko frühestens nach sechs Monaten auf, und es ist vor allem bei Männern über 65 Jahren verbreitet, wie eine umfassende Studie an 1372 Patienten zeigt, die von d'Amico in Boston vor zehn Jahren publiziert wurde (d'Amico ist der Vater der Einteilung der Prostatakarzinome in drei Risikogruppen; s. S. 126).

Zwei weitere Untersuchungen bestätigten dieses Risiko im gleichen Jahr, eine davon ging sogar so weit zu sagen, dass für die Männer mit den am wenigsten fortgeschrittenen Karzinomen das Risiko, an einem Herzinfarkt zu sterben, höher war als das Risiko, an Krebs zu sterben.

Die Studie, die nachwies, dass das Risiko, an einem Herzinfarkt zu sterben, höher war als das Risiko, an Prostatakrebs zu sterben, wurde in dem angesehenen *Journal of the National Cancer Institute* veröffentlicht. Die Autoren kamen zu diesem Schluss, nachdem sie eine Kombination aus Hormontherapie und Entfernung der Prostata wegen Krebs mit der alleinigen Abtragung der Prostata verglichen hatten. Wenn die Betroffenen zusätzlich eine Hormontherapie erhalten, dann ist das Risiko für Männer über 65 Jahre, innerhalb von fünf Jahren an einem Herzinfarkt zu sterben, mehr als doppelt so hoch wie im Normalfall: Es beträgt 5,5 % bei den 121 Patienten, die mit Hormontherapie plus Abtragung behandelt worden waren (im Durchschnitt drei Monate Behandlung bis zur Abtragung), im Vergleich zu 2 % bei den 1018 Patienten, bei denen nur eine Abtragung vorgenommen worden war. Man kann diese Differenz aufgrund des großen Unterschieds in der Patientenanzahl in jeder der beiden Gruppen zwar in Frage stellen, dennoch wird diese Kombination (Abtragung plus Hormontherapie) natürlich seitdem nicht mehr empfohlen.
Für die zweite Untersuchung zog man die nordamerikanischen Gesundheitsregister (aus Atlanta, Detroit, Los Angeles, San Francisco/

Oakland, San Jose/Monterey und Seattle/Puget Sound sowie den Staaten Connecticut, Hawaii, Iowa, New Mexico und Utah) heran, um die Daten von 22 000 Patienten mit Prostatakrebs zu analysieren. 4800 von ihnen hatten mindestens ein Jahr lang eine Hormonbehandlung erhalten: Sie hatten ein um 20 % höheres Risiko für einen Herzinfarkt als die anderen. Falls es zu einem Herzinfarkt kommt, dann tritt dieser vor allem im Jahr nach dem Beginn der Behandlung ein.[85, 86]

Was also tun? Zunächst einmal gilt es natürlich, die Hormontherapie auf die Fälle zu beschränken, in denen ihr Nutzen erwiesen ist, das heißt in Kombination mit Bestrahlungen im Fall von Metastasen, damit das Heilmittel nicht schlimmer ist als das bekämpfte Übel, und bei bereits bekannten Herzproblemen sehr vorsichtig vorzugehen. In diesem Fall wird ein Kardiologe vor Beginn der Behandlung den Zustand der Herzkranzgefäße untersuchen. Anschließend muss man alle bekannten Maßnahmen ergreifen, um das Infarktrisiko zu senken: mit dem Rauchen aufhören, regelmäßig körperlich aktiv sein, abnehmen und den Fettgehalt im Blut überwachen.[46]

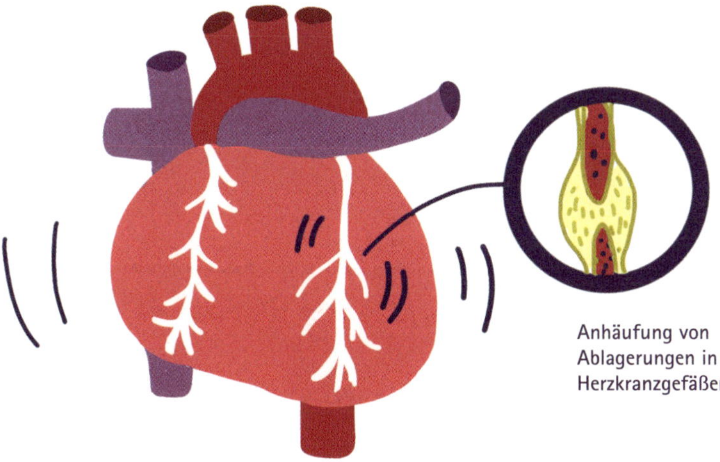

Anhäufung von Ablagerungen in den Herzkranzgefäßen

(3) VORBEUGEN IST BESSER ALS HEILEN

Kann man Prostatakrebs vermeiden? Das ist eine zwiespältige Frage, denn wie wir gesehen haben, tritt Prostatakrebs sehr häufig auf und mit zunehmendem Alter immer öfter. In den meisten Fällen bleibt das Prostatakarzinom klein, stört das Leben des Patienten nicht und verkürzt nicht seine Lebensdauer. Man muss die Frage also anders stellen: Wie kann man das Risiko senken, wegen eines Prostatakarzinoms krank zu werden? Die Prävention gegen Prostatakrebs beruht auf Empfehlungen zur Lebensweise: körperliche Bewegung, bessere Ernährung und regelmäßige sexuelle Aktivität.

WER SPORT MACHT, IST GERETTET?

Körperliche Bewegung und Sport gelten oft als Schlüssel zur Gesundheit und werden oft von den Ärzten empfohlen. Gilt das auch für Prostatakrebs?

Offenbar besteht zwischen körperlicher Bewegung und Prostatakrebs eine umgekehrte, wenn auch schwache Beziehung. Mit anderen Worten: Körperliche Aktivität senkt das Risiko für Prostatakrebs etwas. Das war das Ergebnis einer Studie chinesischer Epidemiologen aus der Provinz Heilongjiang im Nordosten Chinas, die die Daten aus 43 Untersuchungen zu dieser Frage mit insgesamt 88 294 Fällen zusammengetragen hatten. Diese 2011 veröffentlichte statistische Mammutarbeit bewies, dass ein Mann, der körperlich äußerst aktiv ist, ob aus beruflichen Gründen oder in der Freizeit, ein nur um 10 % niedriges Risiko hatten, an Prostatakrebs zu erkranken, als einer, der körperlich vollkommen inaktiv ist. Genauer

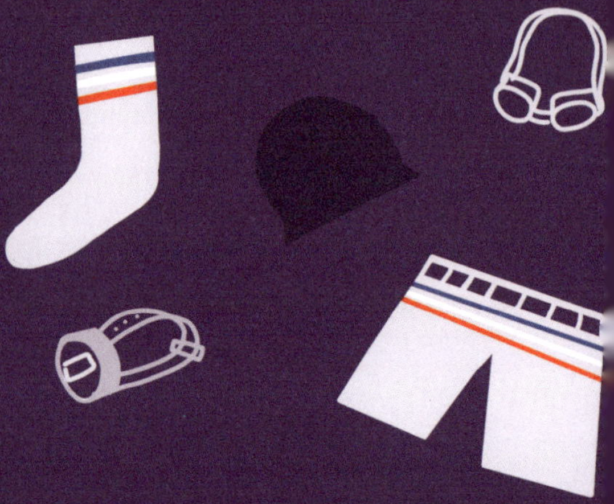

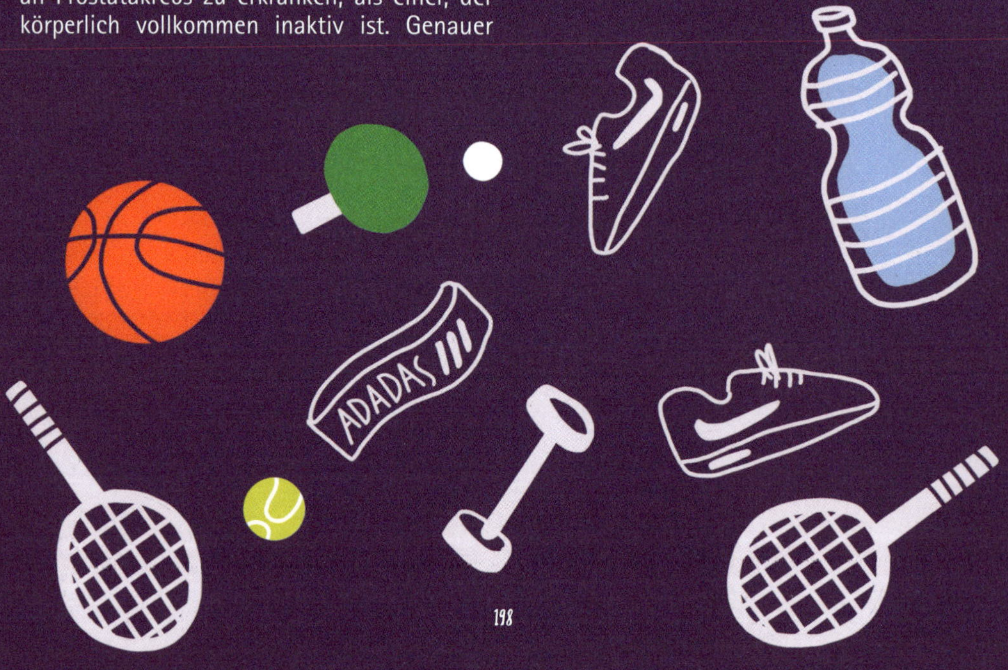

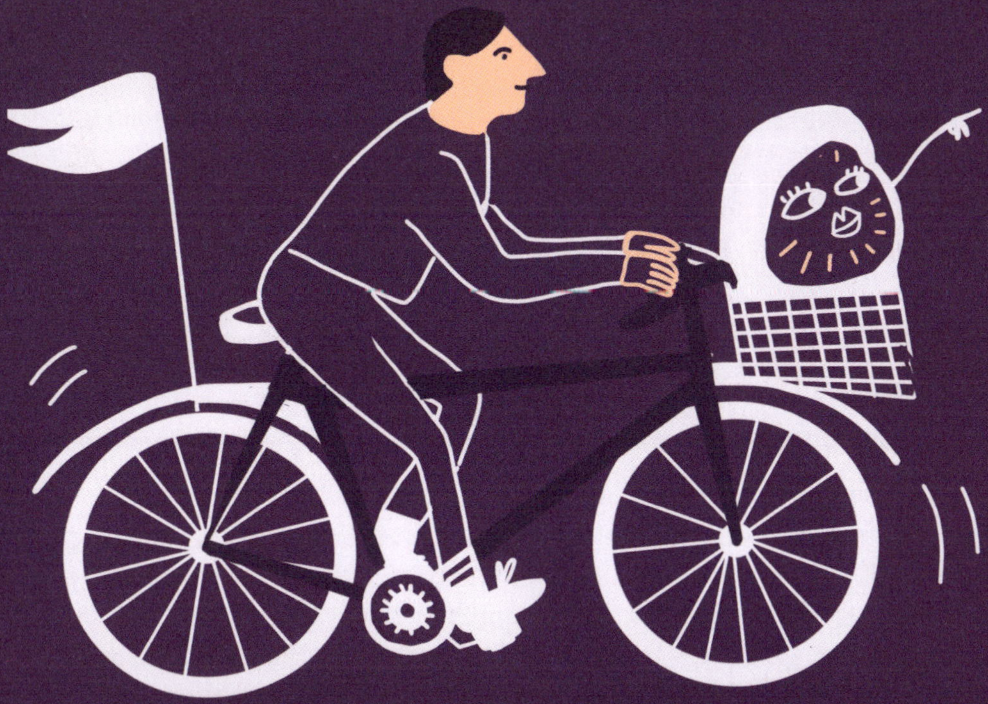

gesagt, ist dieser schwache Effekt nur zwischen 20 und 65 Jahren wirksam: Körperliche Bewegung vor dem Alter von 20 und nach dem Alter von 65 spielt keine Rolle!

NIEDER MIT DEM FAHRRAD?

Ein weites Feld, in dem widersprüchliche Gerüchte umgehen: Hat Fahrradfahren einen Einfluss auf die Prostata? Ein beliebtes Thema bei den Wochenend-Amateurtrupps:
»Und du, hast du dein PSA bestimmen lassen?«
»Ja, und es war ziemlich hoch, um die 15, aber ich habe es am Montag gemacht, nachdem ich am Tag davor 150 Kilometer gefahren bin ...«
Wahr oder falsch? Kann Radfahren sich auf die Prostata auswirken?
Die Grundlage dieses Gerüchts ist der Glaube, dass der Radfahrer auf seiner Prostata sitzt und dass durch den fortgesetzten Druck des Sattels die Prostata gequetscht und das PSA ausgeschüttet wird. Dann wäre es nur normal, dass der PSA-Wert nach einer langen Radtour erhöht ist.

Das ist falsch: Wenn der Radfahrer auf dem Sattel sitzt, dann sitzt er in Wirklichkeit auf dem Bulbus penis an der Peniswurzel hinter den Hoden. Die Prostata liegt weiter innen – und einige Zentimeter höher – ohne jeden Kontakt mit dem Sattel. Natürlich kann der Bereich zwischen dem Schambein oben und dem Sattel unten gequetscht werden. Diese Kompression betrifft dann also die Peniswurzel und kann eventuell Nervenschädigungen oder eine Quetschung der Arterien des Glieds verursachen und dadurch zu einer verringerten Sensibilität der Genitalorgane oder gar Erektionsschwierigkeiten führen, aber nicht zu Problemen mit der Prostata.

Um die Sache endgültig zu klären, begleitete ich medizinisch das Senior-Peloton des Rennens Paris–Nizza, eine Gruppe von 133 Männern, die sich bereit erklärten, den PSA-Wert vor dem Rennen in Paris zu bestimmen und nach 1500 Kilometern in neun Etappen bei der Ankunft in Nizza. Ergebnis? Keinerlei Veränderung des PSA! Damit war bewiesen, dass Fahrradfahren keine Steigerung des PSA bewirkt. Man muss die Radfahrer darüber aufklären, dass ein erhöhtes PSA nicht auf das Fahrrad geschoben werden kann, sondern zu einer Generaluntersuchung der Prostata führen muss.

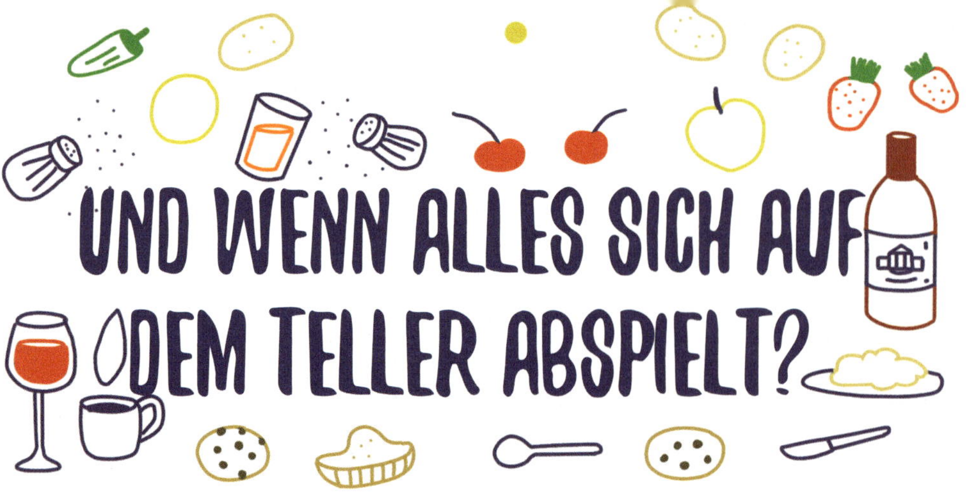

UND WENN ALLES SICH AUF DEM TELLER ABSPIELT?

»Ich habe gehört, dass Kurkuma gut sein soll, also esse ich jeden Tag was davon, und ich kaufe es im Internet«; »Ich trinke grünen Tee, der soll sehr wirksam sein«; »Ich habe gelesen, dass Soja gut ist für die Prostata«, »Wir essen schon seit Jahren kein rotes Fleisch mehr ... nur noch Geflügel ... und nie mehr Käse!«; »Und wie wirkt Kaffee auf die Prostata?«

WIE HAT MAN ENTDECKT, WELCHE ROLLE DIE ERNÄHRUNG BEI PROSTATAKREBS SPIELT?

Alles beginnt Anfang der 1990er Jahre, als man entdeckte, wie groß der Unterschied in der Häufigkeit von Prostatakrebs zwischen den Industrieländern des Nordens, wo es eine große Zahl von Prostatakarzinomen gibt, und den anderen Ländern – asiatischen oder Entwicklungsländern – ist, wo Prostatakrebs im Gegenteil ziemlich selten vorkommt. Als man daraufhin genauer hinsah und Europa Land für Land betrachtete, stellte man auch dort große Ungleichheiten je nach geographischer Lage fest: In den Ländern Nordeuropas war Prostatakrebs weit mehr verbreitet als in Südeuropa. War das auf die körperliche Konstitution der jeweiligen Bevölkerungen zurückzuführen? Auf genetische Faktoren? Oder auf ihre Umwelt? Drei Forscher der Internationalen Agentur für Krebsforschung mit Sitz in Lyon und vom Institut für Onkologie in Gliwice, Polen – die Doktoren C. S. Muir, J. Nectoux und J. Staszewski – bewiesen 1990 in einem glänzenden

Vortrag während einer Konferenz der WHO im berühmten Karolinska Hospital von Stockholm, dass diese Differenz keine genetischen Ursachen hatte, sondern zweifellos auf Umweltfaktoren und unter diesen vor allem auf die Ernährung zurückzuführen war. Ihre Arbeiten wurden im folgenden Jahr in *Acta Oncologica* veröffentlicht.[88]

Die Forscher untersuchten zu diesem Zweck die Häufigkeit von Prostatakrebs bei Japanern und Chinesen, die nach San Francisco ausgewandert waren. Sie fanden eine um das drei- bis siebenfache erhöhte Häufigkeit von Prostatakrebs bei den Nachkommen, die in der Bucht von San Francisco lebten, im Vergleich zu ihren Vätern, die in Japan oder China gelebt hatten. Die Gene der Nachkommen sind aber die gleichen wie die der Väter und können folglich diesen Unterschied nicht erklären. Was sich geändert hat, ist ihre Lebensweise, von einem asiatischen Land sind sie in die westliche Welt gekommen, ins Reich der Hamburger und anderer gesättigter Fettsäuren.

DIE EINKAUFSLISTE

Der Mensch verabscheut die Vorstellung, dass sein Schicksal nur vom Zufall abhängt. Er erträgt die Vorstellung nicht, dass er krank wird, ohne dass es eine für alle nachvollziehbare Ursache dafür gibt und ohne dass man diese vermeiden könnte. Hinzu kommt, dass die Ernährung im Unbewussten der Menschen ein idealer Sündenbock für das Auftreten einer Krankheit ist. Womöglich eine lange zurückreichende historische Erinnerung, als Vergiften ein Mittel war, um die Macht an sich zu reißen? Erinnerungen an kindliche Magen-Darm-Grippen oder Gelbsucht (Hepatitis A) nach dem Verzehr verdorbener Produkte? Oder gar biblische Erinnerung an einen Apfel, der nicht hätte gegessen werden dürfen? Und denken wir an das türkische Sprichwort »Wer mit vollem Magen isst, schaufelt sich sein Grab mit den Zähnen«, auf das der Leitspruch der hippokratischen Medizin antwortet: »Eure Nahrung soll eure Medizin sein.«

Kurzum, die Ernährung ist ein idealer Sündenbock, sie flößt dem Kranken, der gegessen hat, was er nicht essen sollte, Schuldgefühle ein, und schützt den Rechtschaffenen, der eine gesunde Ernährung bevorzugt. Ernährung als Gift oder Gegengift erfreut sich größter Beliebtheit bei unseren Zeitgenossen. Was den Prostatakrebs angeht, so haben sich manche Glaubenssätze drum herum tatsächlich als wahr erwiesen: Die Ernährung kann Prostatakrebs wirklich fördern oder davor schützen.[89] Schauen wir also genauer hin: Was ist gut und was vermeidet man besser?
Um diese Frage zu beantworten, haben drei Urologen der Duke University in North Carolina vor drei Jahren mehr als 5000 wissenschaftliche Publikationen, die seit 1964 zu diesem Thema veröffentlicht worden waren, unter die Lupe genommen. Hier die lange Einkaufsliste ihrer Schlussfolgerungen.[90]

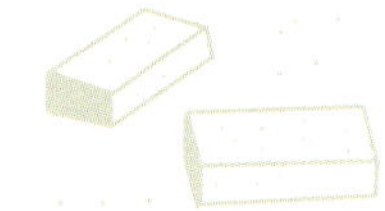

- **Zucker:** Einfachzucker (Mono- und Disaccharide), die man z. B. in Obst und Würfelzucker findet, sollte man besser reduzieren. Sie führen zu einem schnellen Insulinanstieg und könnten dadurch Prostatakrebs fördern. Davon abgesehen nimmt man durch eine Ernährung mit wenig Einfachzuckern ab, und die Gewichtsabnahme verlangsamt die Krebsprogression. Komplexe Zucker (Cerealien, Kartoffeln, Gemüse ...) haben nicht diese Wirkung. Zucker also besser reduzieren.

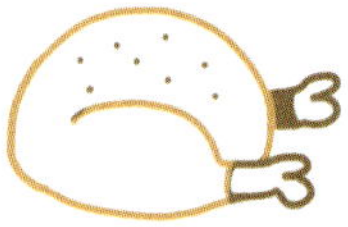

- **Proteine:** Nichts dagegen einzuwenden und insbesondere keine Einwände gegen Soja, es hat keine Auswirkungen auf Prostatakrebs.

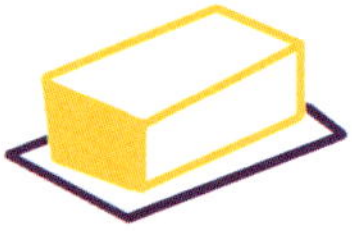

- **Fette:** Gesättigte Fettsäuren (Butter, Speck, fettes Fleisch) und mehrfach ungesättigte Omega-6-Fettsäuren (Sonnenblumenöl) einschränken und stattdessen die Zufuhr von mehrfach ungesättigten Omega-3-Fettsäuren begünstigen: Lachs, Hering, Leinsamenöl.

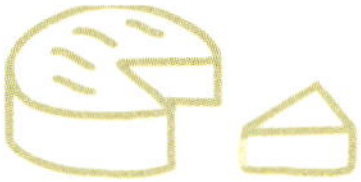

• **Nahrungsmittel mit hohem Cholesterinwert reduzieren:** Käse, Eigelb, tierische Fette.

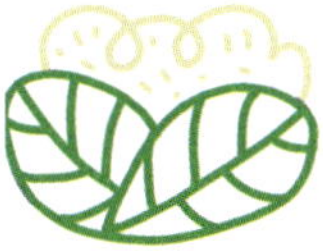

• **Mehr Gemüse essen:** Kreuzblütler (Kohl, Blumenkohl, Brokkoli), Tomaten, Lauch, Zwiebeln, Knoblauch und Schnittlauch.

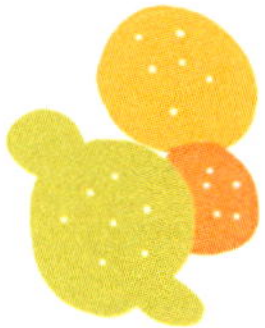

• **Die Vitamine A, B und C** sind wirkungslos, aber **Vitamin D** hat eine Schutzwirkung; gehen Sie also im Zweifelsfall von Zeit zu Zeit in die Sonne, denn Vitamin D wird vom Körper aus dem UV-B-Licht der Sonne synthetisiert.

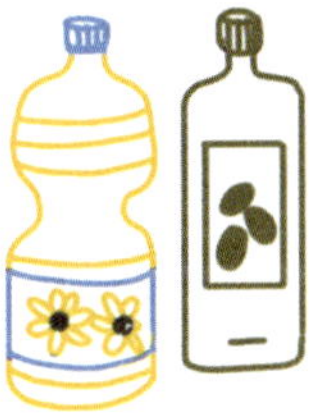

• **Vitamin E** (Maisöl, Sonnenblumenkernöl, grüne Bohnen) scheint eher positiv zu wirken, doch eine Studie an Hunderten von Männern in den USA, die Nahrungsergänzungsmittel mit Vitamin E in Tablettenform genommen hatten, ergab keinerlei Präventionswirkung gegen Prostatakrebs.

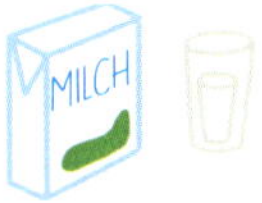

• **Bei Kalzium** sind die Ergebnisse widersprüchlich, eine Risikosteigerung ist nicht zweifelsfrei festzustellen.

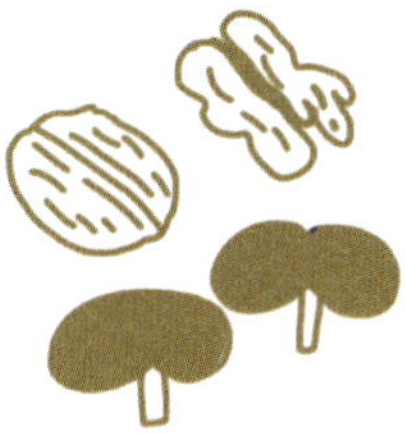

• **Selen:** findet sich in Paranüssen und in Pilzen sowie in verschiedenen Gemüsearten abhängig von der Selenmenge in dem Boden, in dem sie wachsen. Selen scheint eine Schutzwirkung zu haben, aber in derselben Studie wie über Vitamin E (s. oben) ergab sich, dass Selentabletten keine Präventivwirkung haben, dafür aber tendenziell das Diabetesrisiko erhöhen.

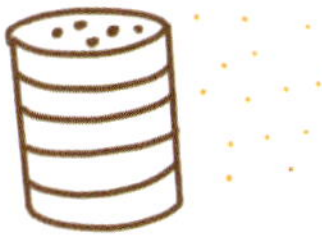

• **Kurkuma** ist in Mode. Es gibt in der Tat einige experimentelle Studien, die für eine eher positive Rolle sprechen, aber noch keinen endgültigen Beweis für den Menschen.

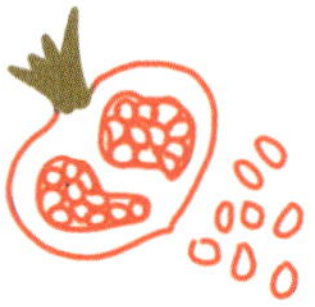

• **Granatapfel:** Auch er ist in Mode, seitdem eine Untersuchung vor einigen Jahren gezeigt hat, dass ein Glas Granatapfelsaft pro Tag die Progression von Prostatakrebs verlangsamen konnte. Leider hatte diese Untersuchung keine Placebogruppe, um die Wirkung des Granatapfels zu vergleichen. Und als dasselbe Forscherteam vor Kurzem den Granatapfel unter den gleichen Bedingungen mit einem Placebo verglich, war keinerlei Differenz festzustellen: der Granatapfelsaft war nicht besser als Wasser! Lassen wir den Granatapfel also fallen? Nicht ganz, denn in eben derselben Studie fand man auch heraus, dass Granatapfelsaft trotzdem bei einer kleinen Gruppe von Patienten mit einem speziellen biologischen Profil hilft. Im Zweifelsfall probieren Sie ihn einfach aus, und wenn er bei Ihnen wirkt (die Wirkung ist an der Kurve des PSA-Werts ablesbar, der sinkt), dann machen Sie damit weiter.

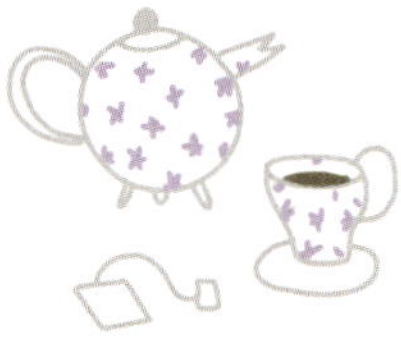

• **Grüner Tee** ist das Wahrzeichen der gesundheitsbewussten Ernährung. Sein Verzehr senkt das Krebsrisiko ganz allgemein, aber man muss viel davon trinken und früh damit anfangen: mehr als 1,5 Kilo pro Jahr und mehr als 40 Jahre lang.

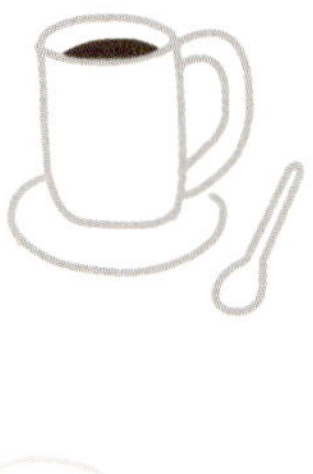

• **Kaffee** hat offenbar kaum einen Effekt oder vielleicht eine geringe Schutzwirkung. Ein italienisches Team veröffentlichte soeben, dass das Risiko für Prostatakrebs sinkt, wenn man mehr als drei Tassen Kaffee (italienischen natürlich) pro Tag trinkt.

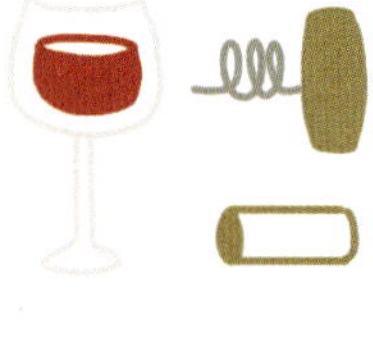

• **Was Rotwein angeht,** so deuten einige experimentelle Ergebnisse eher auf eine Schutzwirkung der Traubenkerne hin, aber es gibt noch keinen Beweis dafür …

WAS GUT IST FÜR DAS HERZ IST AUCH GUT FÜR DIE PROSTATA

Ich gebe häufig Ernährungsratschläge für eine gesunde Prostata: weniger essen, wenn man übergewichtig ist, und auch besser essen, das heißt: gesättigte tierische Fettsäuren reduzieren (fettes rotes Fleisch, Wurst, Butter und Käse), Milchprodukte reduzieren, mehr Fisch mit viel Omega-3-Fettsäuren essen (Lachs, Hering, Sardinen) und auch mehr Obst und Gemüse – mit besonderem Augenmerk auf Tomaten, Brokkoli und Granatapfel.

Diese Ratschläge gelten im Übrigen gleichermaßen für ein gesundes Herz-Kreislauf-System: Alles, was gut ist für das Herz, ist auch gut für die Prostata. Auch hier zeigt sich, dass Herz und Prostata enger miteinander verknüpft sind, als es scheint!

Solche Tipps lösen in der Beziehung oft Streitigkeiten aus. Die Frau sagt beispielsweise zu ihrem Mann: »Ich habe dir doch gesagt, dass du zu viel Wurst isst«, oder: »Du und deine Käsesucht, da siehst du mal, wohin uns das führt!« Der Mann entgegnet dann anklagend: »Sie ist doch diejenige, die kocht, wissen Sie!« Oder aber er stellt sich, vielleicht ein bisschen übertreibend, als Musterschüler dar und behauptet: »Wissen Sie, wir essen schon seit Jahren kein rotes Fleisch mehr, wir essen nur noch Huhn!«

KÖNNEN MENSCHEN IHRE ERNÄHRUNGS-GEWOHNHEITEN ÄNDERN?

Die Antwort fällt zwiespältig aus: Im Hôpital Saint-Louis in Paris wurden 134 Patienten, die wegen Prostatakrebs stationär behandelt wurden, zu ihren Ernährungsgewohnheiten befragt, das heißt, wie oft sie rotes Fleisch, Milchprodukte, Gemüse und Fisch aßen. Anschließend erhielten sie ein kleines Büchlein mit Ratschlägen und Empfehlungen, wie sie ihre Gewohnheiten ändern könnten und wie eine optimale Ernährungsweise bei Prostatakrebs aussah. Ein Jahr später schickten wir ihnen den gleichen Fragebogen nach Hause zu.

Die Ergebnisse sind rührend: Die Männer geben ihr Bestes, sie machen wirkliche löbliche Anstrengungen, aber sie schaffen es nicht, hundertprozentig das zu tun, was gut für sie ist. Zwar essen 60 % der Männer mehr Fisch, aber nur 40 % haben ihren Verzehr von Obst und Gemüse erhöht oder die Milchprodukte verringert, und nur 30 % essen weniger fettes rotes Fleisch.

DURCH DEN VERZEHR VON GEMÜSE DIE PROGRESSION VON PROSTATAKREBS VERLANGSAMEN? DER BEWEIS FOLGT IN EINIGEN JAHREN ...

Aktuell läuft ein Versuch in den Vereinigten Staaten: Etwas mehr als 400 Amerikaner mit einem wenig aggressiven Prostatakarzinom unter aktiver Überwachung wurden durch das Losverfahren zwei Gruppen zugeteilt. Die eine wird telefonisch von einem Coach betreut, der sie zu einer »gemüsereichen Anti-Prostatakrebs-Diät« anhält, die andere nicht. Die Coaches rufen regelmäßig ihre Patienten an, um sie zur Befolgung dieser Ernährungsweise zu motivieren. Die anderen Patienten erhalten nur eine Informationsbroschüre und Ernährungsratschläge.[91]
Die »gemüsereiche Anti-Prostatakrebs-Diät« besteht darin, täglich folgende Nahrungsmittel zu verzehren:

- mindestens sieben Portionen Gemüse (darunter zwei Portionen Kreuzblütengewächse und zwei Portionen Tomaten),
- zwei Portionen Obst,
- zwei Portionen Vollkornprodukte,
- eine Portion Hülsenfrüchte.

Für eine maximale Versorgung mit potenziell gesundheitsfördernden, bioaktiven Nahrungsbestandteilen wird den Patienten empfohlen, Gemüse und Obst mit leuchtenden Farben und intensivem Geschmack zu konsumieren. Abgesehen von Kreuzblütengewächsen und Tomaten sollen die Patienten bevorzugt Gemüse mit dunkelgrünen Blättern, dunkeloranges Obst und Gemüse, Knoblauch und Zwiebeln, Beeren und Zitrusfrüchte essen. Die Portionen sind definiert als eine halbe Tasse rohes oder gekochtes Gemüse, Obst oder hundertprozentige Gemüsesäfte, eine volle Tasse grünes Blattgemüse, eine halbe Schale gekochte Vollkornprodukte oder Hülsenfrüchte und eine Scheibe Vollkornbrot. Aufgrund ihres geringeren Gehalts an potenziell gesundheitsfördernden, bioaktiven Nahrungsbestandteilen werden Eisbergsalat, weißfleischige Kartoffeln und Fruchtsäfte nicht bei den täglichen Zielvorgaben berücksichtigt.

Die Wirkung dieses Coachings wird über 24 Monate beobachtet und die zwei Gruppen werden am Ende verglichen.

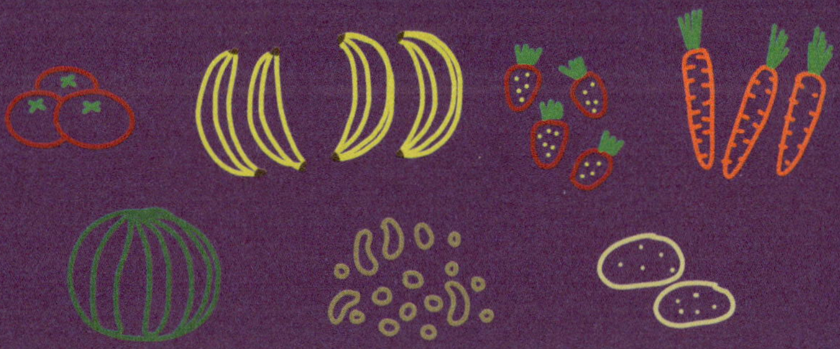

ESSEN SIE GENUG TOMATEN?

Gar nicht so leicht zu beantworten: Das hängt von den Wochen und Jahreszeiten ab, man hat nie wirklich gezählt. Die Antwort ist also eine Schätzung, der Durchschnitt zwischen dem, was man vermutet (ich esse gerne Tomaten, also esse ich oft welche), frischen Erinnerungen (ich habe gestern welche gegessen, also esse ich oft welche) und dem, was, wie man weiß, als richtige Antwort erwartet wird (Gemüse ist gesund, also ist es gut, welches zu essen, also antworte ich, dass ich oft welche esse).

Am Ende kreuzen Sie diese ungefähre Schätzung Ihrer Gewohnheiten an ... und damit beginnt die Statistik: Ihre Antworten werden mit denen anderer Befragter und mit den verschiedenen Krankheiten der einen und der anderen verglichen. Und so wird am Ende errechnet, dass man mehr (oder weniger) krank ist, je mehr oder weniger Tomaten, Orangen, Kohl, grüne Bohnen, Salat oder Sonstiges man isst. Es handelt sich hier um Beobachtungsstudien. Auf ihrer Grundlage kann man Hypothesen aufstellen oder Tendenzen beobachten, aber sie sind keine wissenschaftlichen Beweise.

Unglücklicherweise ist es bei Ernährungsfragen schwierig, anders vorzugehen, als zu beobachten, was die Leute tun. Um herauszufinden, ob ein Nahrungsmittel gesund ist oder nicht, müsste man theoretisch hunderte von Patienten ohne die fragliche Krankheit auswählen, in zwei Gruppen aufteilen, einer Gruppe fünf oder sechs Jahre lang den Verzehr bestimmter Nahrungsmittel verbieten und die andere Gruppe dazu verpflichten, konstant feststehende Mengen davon zu essen. Nach Ablauf all dieser Jahre müsste man dann feststellen, wie viele Versuchspersonen in der einen und der andren Gruppe krank geworden sind. Solche Untersuchungen bezeichnet man als Interventionsstudien, sie sind sehr selten und sehr schwierig durchzuführen.

Man kann Menschen durch Tiere ersetzen, deren Ernährung man kontrolliert, oder durch Zellen, deren Kultur man kontrolliert, aber Tiere und ihre Krankheiten sind sehr weit von Menschen entfernt und Zellen noch mehr, was dazu führt, dass die unter diesen Bedingungen erhaltenen Resultate nicht immer auf den Menschen übertragbar sind.

REZEPTE

(Auszüge aus F. Desgrandchamps und S. Brissaud: Recettes pour l'homme, Nutrinov, 2015)

TOMATEN-SARDINEN-PIZZA

Für 4 Personen
Zubereitungszeit: 30 Minuten
Backzeit: 10 bis 15 Minuten

ZUTATEN
8 frische Sardinen (filetiert)
1 EL Weinessig
Olivenöl
1 Packung Blätterteig (küchenfertig)
1 große reife Tomate
1 große rote Zwiebel
10 cl passierte Tomaten
Thymianblüten oder getrockneter Thymian
einige Blätter glatte Petersilie
Grobes Meersalz oder Fleur de Sel, Pfeffer aus der Mühle

KÜCHENGERÄTE
Grätenzange
Küchenmesser
Backblech

1. Entfernen Sie mit Hilfe eines Küchenmessers und einer Grätenzange die verbleibenden Gräten aus den Sardinenfilets. Salzen und pfeffern Sie die Filets leicht, reiben Sie sie dann mit Essig ein. Legen Sie sie auf eine Platte, beträufeln Sie sie mit Olivenöl und drehen Sie sie dann mehrmals um, damit sie rundum mit Olivenöl überzogen sind. Stellen Sie sie in den Kühlschrank.

2. Heizen Sie den Ofen auf 200 °C vor. Rollen Sie den Teig auf einem Backblech aus.

3. Schälen Sie die Tomate, nachdem Sie sie einige Sekunden in kochendes Wasser getaucht haben. Halbieren Sie sie, drücken Sie sie leicht zusammen, um die Kerne zu entfernen, und schneiden Sie sie dann in kleine Stücke.

4. Schälen Sie die Zwiebel und schneiden Sie sie in feine Scheiben.

5. Verstreichen Sie die passierten Tomaten auf dem Teig und lassen Sie dabei einen Zentimeter am Rand frei. Verteilen Sie dann die Zwiebelscheiben und die Tomatenwürfel. Salzen und pfeffern Sie alles. Streuen Sie den Thymian darüber und träufeln Sie Olivenöl darauf. Backen Sie die Pizza 10 bis 15 Minuten oder bis der Teig ausreichend Farbe angenommen hat, im Ofen. Entfernen Sie in dieser Zeit die Haut von den marinierten Sardinen.

6. Holen Sie die Pizza aus dem Ofen. Garnieren Sie sie mit den Sardinenfilets, dann mit Petersilie. Servieren Sie sie sofort.

Tipp: Es ist wichtig, die letzten Gräten zu entfernen, denn die beim Fischhändler gekauften, filetierten Sardinen haben immer noch welche, vor allem am Rand der Filets. Die genaue Backzeit hängt von Ihrem Ofen ab: Achten Sie auf die Bräunung des Teigs.

TERRINE MIT BROKKOLI, CREVETTEN UND TOMATENSAUCE

Für 4 Personen
Zubereitungszeit: 40 Minuten
Ruhezeit: 6 bis 12 Stunden
Backzeit: 1 Stunde 30

ZUTATEN
600 g Brokkoli
5 oder 6 schöne Wirsingblätter
5 Eier
1 großer EL Maisstärke
300 g große gekochte Riesengarnelen
1 kleine reife Tomate
Grobes Salz, Piment d'Espelette

Tomatensauce
2 EL Olivenöl
1 kleine, fein gehackte Zwiebel
50 cl passierte Tomaten
1 Lorbeerblatt
1 Thymianzweig
1 gehackte Knoblauchzehe
2 EL Sherryessig
Feines Salz

KÜCHENGERÄTE
Küchenmesser
Töpfe
Schaumlöffel
Mixer oder Pürierstab
Kuchenform mit 26 cm Länge
Alufolie, Küchenrolle
Gratinform für Wasserbad

1. Schälen sie die Brokkolistängel, blanchieren Sie dann die Stängel und die Röschen 6 bis 7 Minuten in kochendem Salzwasser, bis sie weich, aber bissfest sind (testen Sie den Garzustand mit einer Messerspitze). Heben Sie alles mit einem Schaumlöffel heraus und tauchen Sie es 1 Minute lang in Eiswasser. Abtropfen und beiseitestellen.

2. Bringen sie das Brokkoliwasser wieder zum Kochen. Geben Sie die Wirsingblätter 1 Minute lang hinein, nehmen Sie sie wieder heraus und geben Sie sie in das Eiswasser. Trocknen Sie sie dann sorgfältig auf Küchenpapier. Schneiden Sie die Mittelrippe mit einem Messer heraus.

3. Mixen oder pürieren Sie die Brokkoliröschen in einem Mixbecher. Geben Sie nacheinander die Eier hinein und mixen Sie jedes Mal. Fügen Sie die Maisstärke hinzu, mixen Sie wieder. Salzen Sie alles und würzen Sie mit etwas Piment d'Espelette.

4. Heizen Sie den Ofen auf 200 °C (Thermostat 6-7) vor. Schneiden Sie die Brokkolistängel der Länge nach in Stangen mit 1 cm Kantenlänge. Schälen Sie die Riesengarnelen und schneiden Sie sie grob in Stücke. Tauchen Sie die Tomate einige Sekunden in kochendes Wasser, schälen Sie sie und entfernen Sie das Innere. Schneiden Sie das Fleisch in Stücke mit 1 cm Durchmesser.

5. Reiben Sie eine 26 cm lange Kuchenform innen leicht mit Öl ein. Kleiden Sie sie vollständig mit Wirsingblättern aus, lassen Sie dabei rundum einen Rand überstehen. Verteilen Sie die Hälfte des Brokkolipürees in der Form und streichen Sie die Masse glatt. Legen Sie die Brokkolistangen sowie die Riesengarnelen und die Tomatenstücke der Länge nach auf das Püree. Geben Sie das restliche Püree darüber, schlagen Sie die Wirsingblätter ein und drücken Sie leicht darauf, damit die Terrine sich setzt. Träufeln sie etwas Olivenöl darüber. Wickeln Sie die Form in Alufolie und stechen Sie einige Löcher in die Oberfläche.

6. Stellen Sie die Kuchenform in eine große Gratinform, füllen Sie kochendes Wasser in die Form und stellen Sie alles in den Ofen. Lassen Sie die Terrine 1 Stunde backen. Heben sie die Kuchenform dann heraus, lassen sie sie abkühlen und bewahren Sie sie 6 bis 12 Stunden im Kühlschrank auf.

7. Bereiten Sie die Sauce zu: Erwärmen Sie das Olivenöl und dünsten Sie die Zwiebel darin an, ohne dass sie Farbe annimmt. Fügen Sie die passierten Tomaten, Lorbeer und Thymian hinzu, lassen Sie die Sauce 10 Minuten im offenen Topf kochen. Stellen Sie sie beiseite. Entfernen Sie die Kräuter, fügen Sie den gehackten Knoblauch und den Essig hinzu, salzen Sie, rühren Sie um und lassen Sie sie abkühlen. Die Sauce muss dick sein. Bewahren Sie sie gut abgedeckt im Kühlschrank auf. Servieren Sie die Terrine zimmerwarm, in Scheiben geschnitten, mit der Sauce.

Tipp: Sie können diese Terrine auch in einer Stunde im Dampfgarer machen, immer in Alufolie gewickelt. Sie eignet sich perfekt für ein Picknick.

IN GRÜNEM TEE MARINIERTE MAKRELEN

Für 4 Personen
Zubereitungszeit: 20 Minuten
Ruhezeit: 12 Stunden

ZUTATEN
6 sehr frische mittelgroße Makrelen (je 150 bis 200 g)
4 Lauchzwiebeln
20 cl Mineralwasser
15 cl Weißweinessig (oder Reisessig)
2 EL Oliven- oder Sesamöl
1 gestrichener EL chinesische (long jing) oder japanische (sencha) grüne Teeblätter
1 EL Nuoc Mam oder thailändische Fischsauce (im Asialaden oder im Supermarkt erhältlich)
1 Vogelchili
Salz, gestoßener schwarzer Pfeffer

KÜCHENGERÄTE
Küchenmesser
Grätenzange
Gratinform
Töpfe
Feines Sieb

1. Lassen Sie die Makrelen vom Fischhändler filetieren. Entfernen Sie die verbliebenen Gräten vorsichtig, ohne das Fleisch zu beschädigen. Salzen Sie die Filets und legen Sie sie in einer Schicht in eine Gratinform.

2. Schälen Sie die Lauchzwiebeln und schneiden Sie sie in feine Ringe.

3. Erhitzen Sie das Mineralwasser in einem kleinen Topf auf 65 °C. Ziehen Sie den Topf vom Feuer, geben Sie die grünen Teeblätter hinein und lassen Sie sie 5 Minuten lang ziehen. Fügen Sie den Essig, das Olivenöl, die Chilischote und 2 Messerspitzen zerstoßenen schwarzen Pfeffer hinzu. Erhitzen sie alles wieder bis kurz vor den Siedepunkt. Nehmen Sie den Topf vom Herd, fügen Sie das Nuoc Mam und die Lauchzwiebeln hinzu.

4. Lassen Sie die Sauce abkühlen, stellen Sie sie 12 Stunden in den Kühlschrank und servieren Sie das Gericht am nächsten Tag kalt mit einem Salat oder mit gedämpften Kartoffeln.

Tipp: Die Teeblätter verleihen der Makrele ein delikates Aroma, aber Sie können die Infusion auch filtern, damit der Geschmack weniger ausgeprägt ist. Dieses Gericht kann man auch als Vorspeise servieren.

SOLL MAN SICH MIT NAHRUNGS-ERGÄNZUNGSMITTELN DOPEN?

Die Daten sind widersprüchlich. Man kann immerhin festhalten, dass bestimmte Nahrungsergänzungsmittel wirksam sind, wenn auch nicht bei jedem: Ihre Wirkung ist individuell und variiert von einem Patienten zum anderen. Zurück zu den verfügbaren Fakten.

DIE FRANZÖSISCHE SU.VI.MAX-STUDIE (SUPPLEMENTATION EN VITAMINES ET MINERAUX ANTIOXYDANTS)[92]

Dabei handelt es sich um eine außerordentlich umfangreiche Untersuchung: Fünf Monate lang (zwischen März und Juli 1994) wurde in den Medien eine große Informationskampagne durchgeführt, im Anschluss daran wurden freiwillige Studienteilnehmer gesucht.
79 978 Franzosen meldeten sich als Freiwillige: 13 017, darunter 5141 Männer zwischen 45 und 60 Jahren aus ganz Frankreich wurden schließlich ausgewählt, um an der Untersuchung teilzunehmen, die im Oktober 1994 begann. Nachdem einige noch abgesprungen sind, erhalten nun 2508 Männer für die Dauer von durchschnittlich 7,5 Jahren ein Placebo, und 2520 andere erhalten Nahrungsergänzungsmittel in Tablettenform, die Beta-Carotin (6000 mg/Tag), Vitamin C (120 mg/Tag) und Vitamin E (30 mg/Tag), Selen (100 mg/Tag) und Zink ((20 mg/Tag) enthalten.
Jeden Monat berichteten diese Freiwilligen anschließend über ihren Gesundheitszustand, anfangs per Minitel (ein zu Beginn dieser Untersuchung in Frankreich sehr beliebtes Kommunikationsmittel), später

per Mail. Die Ergebnisse erfüllten nicht die Hoffnungen, die man in diese Studie gesetzt hatte: 124 Teilnehmer von den 2508 Männern unter Placebobedingungen entwickelten in dieser Zeit eine Krebserkrankung und 88 von den Männern, die Nahrungsergänzungsmittel einnahmen. Dieser Rückgang der Krebserkrankungen um 29 % beruht vor allem darauf, dass Karzinome des Verdauungstrakts seltener auftraten. In Hinblick auf den Prostatakrebs gibt es bei den Männern mit Nahrungsergänzungsmitteln nur einen Rückgang um wenige Fälle, und dieser Rückgang wurde nur bei den Teilnehmern festgestellt, deren Blutwerte auf einen Mangel an Antioxidantien und insbesondere an Beta-Carotin hinwiesen. Bei den Frauen wiederum, die ebenfalls die gleichen Nahrungsergänzungsmittel testeten, war überhaupt kein Einfluss auf das Krebserkrankungsrisiko feststellbar, vielleicht, weil sie sich ohnehin besser ernähren und daher keine zusätzlichen Nahrungsergänzungsmittel brauchen. Eine der Schlussfolgerungen dieser Studie lautete, dass Nahrungsergänzungsmittel durch eine Ernährung mit einem höheren Anteil an Antioxidantien ersetzt werden können: das berühmte fünf Mal pro Tag Obst und Gemüse!

DIE SELECT-STUDIE FÜR THE SELENIUM AND VITAMIN E CANCER PREVENTION TRIAL[93]

Die zweite umfassende Untersuchung zu diesem Thema wurde in den Vereinigten Staaten durchgeführt. Es handelt sich um die SELECT-Studie, SELECT steht für The SELenium and Vitamin E Cancer Prevention Trial. Ihr Ziel war es herauszufinden, ob Selen oder Vitamin E das Risiko für Prostatakrebs senken kann.

35 533 Männer erhielten drei Jahre lang entweder Selen oder Vitamin E oder beides zugleich oder ein Placebo. Fazit: Keinerlei Senkung des Risikos für Prostatakrebs, aber eine leichte Zunahme von Diabeteserkrankungen unter Einnahme von Selen und sogar eine geringe Erhöhung des Erkrankungsrisikos für Prostatakrebs bei den Männern, die Vitamin E einnahmen!

Kurzum, all diese verschiedenen Nahrungsergänzungsmittel – Beta-Carotin, Vitamin C, Vitamin E, Selen und Zink – sind für die Prävention von Prostatakrebs kaum interessant.

LYCOPIN – DER STAR

Das trifft nicht auf andere Substanzen zu, insbesondere auf das in Tomaten enthaltene Lycopin, und auf das Sulforaphan in Brokkoli. Lycopin bleibt allerdings der Star in der Prävention von Prostatakrebs. Lycopin ist ein Antioxidans. Es wirkt also Chromosomenveränderungen aufgrund von Oxidationsvorgängen in der Zelle entgegen, die der Ausgangspunkt für krebsartige Veränderungen sind. Lycopin ist das rote Pigment, das bestimmte Früchte färbt. Besonders reichlich findet man es in Tomaten und Tomatenprodukten (Sauce, Ketchup, Tomatenmark), in Wassermelonen und Guaven (s. Tabelle auf der gegenüberliegenden Seite). Wenn man es mit der Nahrung zu sich nimmt, dann sinkt das Risiko, an Prostatakrebs zu erkranken und daran zu sterben!

Seit Jahren wird diese präventive Wirkung immer wieder festgestellt, sie bestätigte sich erneut in großem Maßstab in den Vereinigten Staaten durch die Analyse von Gesundheitsdaten, die regelmäßig bei 51 529 Männern zwischen 40 und 75 Jahren erhoben werden.[94] Diese nehmen seit 1986 an einer großen prospektiven Studie mit dem Namen *The Health Professionals Follow-up Study* teil. Health Professionals, weil diese Amerikaner allesamt im Gesundheitsbereich arbeiten, ob als Optiker, Podologen, Zahnärzte, Osteopathen, Apotheker oder Tierärzte. Sie haben sich alle verpflichtet, regelmäßig Auskunft über ihre Gesundheit zu geben und zahlreiche Fragebögen zu beantworten, insbesondere über ihre Ernährungsgewohnheiten. Auch die letzte statistische Auswertung dieser enormen Datenmengen, die 2014 veröffentlicht wurde, zeigt, dass eine erhöhte Lycopinaufnahme – mehr als 10 mg/Tag versus weniger als 3 mg/Tag – in Form von rohen oder gekochten Tomaten, Tomatensauce oder sogar Pizza umgekehrt proportional zum Risiko für Prostatakrebs ist. Je mehr Lycopin über die Nahrung aufgenommen wird, umso niedriger ist das Risiko, daran zu sterben, dabei wird die Senkung des Risikos auf 28 % geschätzt! 100 g rohe Tomaten liefern 3 mg Lycopin.

Einige Patienten erhielten vor der krebsbedingten Abtragung der Prostata Lycopin in Form von Nahrungsergänzungsmitteln. Anscheinend kann durch eine solche Zufuhr in hohen Dosen (30 mg/Tag über drei Wochen) die Aggressivität und das Volumen des Karzinoms und der PSA-Wert reduziert werden.

SULFORAPHAN: ESSEN SIE KREUZBLÜTENGEWÄCHSE

Kreuzblütengewächse und insbesondere Brokkoli stimulieren die Anti-Krebs-Gene unserer Zellen. In einer französischen Vorlaufstudie in der Bretagne an 90 Patienten, bei denen die Behandlung gescheitert

NAHRUNGSMITTEL	LYCOPINGEHALT (mg/100 g)
Tomatenmark	29,3
Passierte Tomaten	17,5
Ketchup	17
Tomatensauce	15,9
Tomatensuppe	10,9
Dosentomaten	9,7
Tomatensaft	9,3
Guave	5,4
Wassermelone	4,8
Rohe Tomaten	3
Papaya	2

war und das PSA kontinuierlich anstieg, zeigte sich, dass die Zunahme des PSA-Wert durch die Gabe von 60 mg Sulforaphan pro Tag gestoppt werden konnte.[95]

GEBRAUCHSANLEITUNGEN

Im freien Handel ist eine Vielzahl von Nahrungsergänzungsmitteln erhältlich, und fast die Hälfte der Patienten mit Prostatakrebs nehmen im Übrigen welche ein, ohne es ihrem Arzt zu sagen. Was soll man davon halten?
Zunächst einmal müssen diese Ergänzungsmittel die Empfehlungen der European Food Safety Authority zu Nahrungsergänzungsmitteln erfüllen.[96] Diese Empfehlungen legen für jeden Stoff die höchste Dosis fest, bei der keine schädigende Wirkung beobachtet werden kann (*No Observable Adverse Effect Level*, NOAEL). Beispielsweise 50 mg/Tag für Zink oder 850 mg/Tag für Selen.

Diese Werte entsprechen in den meisten Fällen den Mengen, die eine abwechslungsreiche Ernährung ohnehin liefert. Nahrungsergänzungsmittel, die diese Werte überschreiten, dürften gar nicht verkauft werden, denn sie würden dann als potenziell gefährlich gelten und müssten infolgedessen in langen und kostspieligen Studien untersucht werden, bevor sie eine Marktzulassung bekämen. Dazu sind die Pharmafirmen, die sie herstellen, aber nicht bereit. Die frei im Handel erhältlichen Nahrungsergänzungsmittel enthalten also eine Tagesdosis, die nicht über das hinausgeht, was die Ernährung ohnehin liefern kann, und vor allem übersteigen sie nie die empfohlenen Tagesrationen; sehen Sie sich die Zusammensetzung dieser Nahrungsergänzungsmittel an, um sich davon zu überzeugen.
Unabhängig davon, ob ihre Wirkung wissenschaftlich bewiesen ist, kann die Einnahme von Nahrungsergänzungsmitteln einfach für die Moral des Patienten gut sein, weil er dadurch selbst Einfluss auf die Krankheit nehmen kann.

Testen Sie im Zweifelsfall einfach ihre Wirkung auf sich selbst, wenn Sie welche nehmen. Dabei kann Ihr PSA-Wert als Indikator dienen: Wenn er sich während der Einnahme stabilisiert oder sinkt, dann können Sie angesichts ihrer Unbedenklichkeit (sie übersteigen nicht die maximal zulässige Dosis, bei der keine schädlichen Nebenwirkungen beobachtbar sind) und sofern sie mit Ihrem Budget vereinbar sind, damit weitermachen.
(Leitzmann MF. *JAMA* 2001)

»GUT FÜR DIE PROSTATA, WENN SICH UNTER DER BETTDECKE ETWAS RÜHRT?«

Lange Zeit gab es zu diesem Thema zwei rivalisierende Meinungen.

Nach der alten Theorie der Ausscheidungen, der zufolge die Entleerung der Abfallprodukte des Organismus (Urin, Stuhl, Galle, Auswurf) nach außen eine Garantie für Gesundheit war, galt auch die Ausscheidung der Spermienflüssigkeit, die ebenfalls mit einem Abfallprodukt des Körpers gleichgesetzt wurde, als heilsam. Es war schädlich, wenn sie sich ansammelte, und man tat der Gesundheit seiner Prostata nur Gutes, wenn man sie so oft wie möglich entleerte. Die Anhänger dieser Theorie führten als Beweis an, dass im Sperma mehrere Substanzen enthalten sind, Spermin, Spermidin und Putrescin, die bei Zellkulturen eine krebserregende Wirkung haben können. So wurde die alte Theorie, dass sexuelle Frustration Prostatakrebs begünstigt, biochemisch untermauert: Wenn sich diese Substanzen aufgrund zu seltener Ejakulationen in der Prostata ansammeln, dann verursacht das am Ende Krebs. Das Problem dieser Theoretiker war, dass die Beobachtungen der Patienten ihre Hypothese nicht bestätigten und Befragungen von Populationen sogar der gegensätzlichen Theorie Argumente lieferten.

Andere nämlich sahen in einer zu häufigen sexuellen Aktivität ganz im Gegenteil einen Risikofaktor für Prostatakrebs. Dabei geht es nicht um biochemische Faktoren, sondern um die Ergebnisse von Befragungen, die darauf hindeuten, dass mehr als drei Sexualkontakte pro Woche das Krebsrisiko erhöhten. Zu diesem Grenzwert von drei Sexualkontakten pro Woche kommen die möglichen sexuell übertragenen Krankheiten hinzu, die das Risiko offenbar ebenfalls erhöhen – wobei all diese Feststellungen auf den Antworten auf Fragebögen beruhen.

Seit kurzem scheint festzustehen, dass das Lager der Frustrierten recht hatte, allerdings muss man sich noch über den Begriff »Frustration« einigen ...

2001 wurde das Rätsel schließlich gelüftet, ausgehend von einer außergewöhnlichen Untersuchung an beinahe 30 000 Amerikanern, die acht Jahre lang beobachtet wurden. Und es waren nicht x-beliebige Amerikaner, sondern ausschließlich im Gesundheitswesen tätige, Optiker, Podologen etc., die sich verpflichteten, ihr ganzes Leben lang regelmäßig in Fragebögen Auskunft über ihre Gesundheit und ihre Lebensweise zu geben.

Das war der Wendepunkt: Nach dieser Studie leiden die Männer, die über mehr als 21 Ejakulationen pro Monat berichten, seltener an Prostatakrebs als die Männer, die vier bis sieben angeben, dabei sinkt das Risiko um etwa 30 %! Diese kleine Gruppe der »großen Ejakulatoren« war in den Berechnungen der früheren Studien untergegangen, denn darin war als Kriterium für »häufige Ejakulationen« mehr als drei pro Woche definiert worden. Daraus erklärt sich, wieso dieser augenfällige Zusammenhang in den früheren Populationsstudien nicht entdeckt worden war.

2014 stellten Kanadier aus Montreal sogar eine noch stärkere Schutzwirkung sexueller Aktivität fest: Durch den Vergleich von 1590 Männern mit Prostatakrebs mit 1618 Männern ohne Krebs konnten sie beweisen, dass die Männer, die noch nie Geschlechtsverkehr gehabt hatten, ein beinahe doppelt so hohes Risiko für Prostatakrebs hatten. Umgekehrt verringerte sich das Risiko bei den Männern, die mehr als 30 verschiedene Sexualpartner im Leben gehabt hatten, um 30 % im Vergleich zu den Männern, die nur einen einzigen Partner im Leben gehabt hatten (26 % der Befragten). In dieser Untersuchung wurde kein Zusammenhang zwischen sexuell übertragbaren Krankheiten und Prostatakrebs gefunden (Spencer AR. *Cancer Epidemiology* 2014).

Es sieht also so aus, als hätten die Anzahl der Ejakulationen pro Monat und die der Sexualpartner (hängen beide womöglich zusammen ...?) eine Schutzwirkung. Man sollte die Messlatte allerdings sehr hoch hängen, wenn man weiß, dass die durchschnittliche Häufigkeit des Geschlechtsverkehrs im Alter von 50 Jahren 8,6 beträgt und je nach Altersgruppe 14 nicht übersteigt und dass die Anzahl der Partner zwischen eins und sechs beträgt.

Besteht ein Unterschied zwischen Geschlechtsverkehr und Masturbation? Schützt sie am Ende vor Prostatakrebs? Jedenfalls wird man nicht taub davon ...

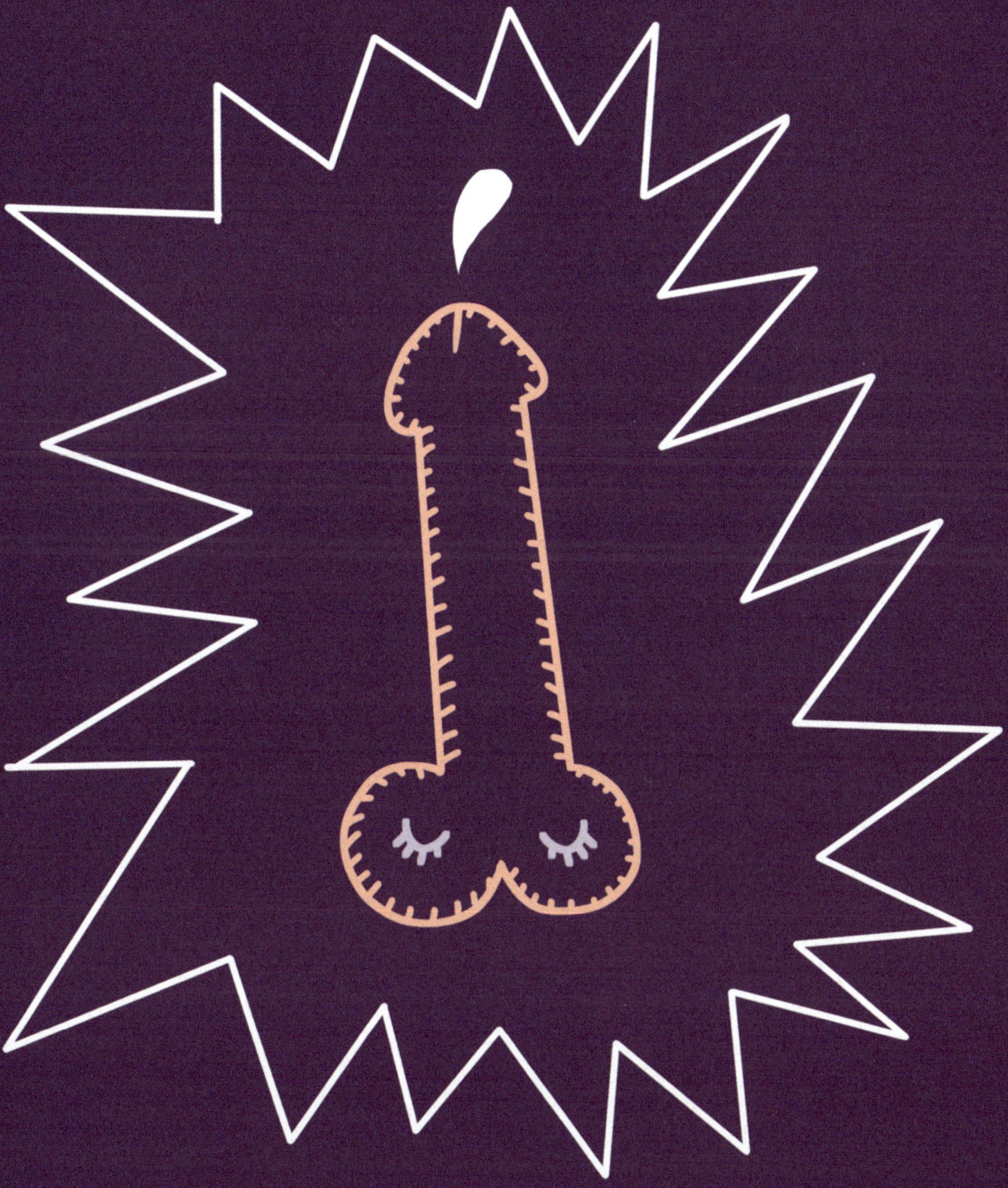

(4) PROSTATITIS: WILLKOMMEN IN UNBEKANNTEN GEFILDEN

WENN ES SICH ENTZÜNDET ...

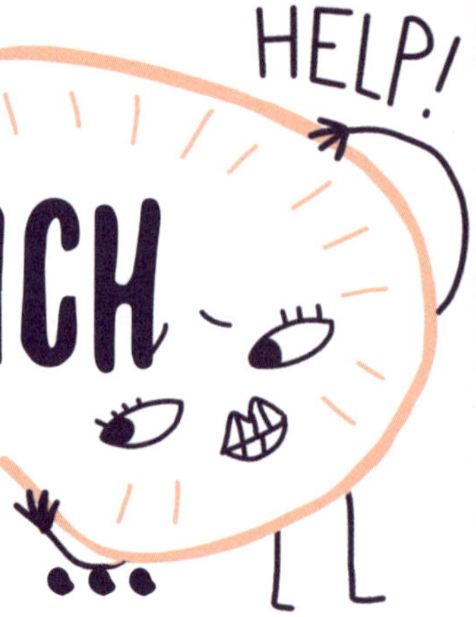

Die Prostatitis ist die dritte Krankheit, die die Prostata betreffen kann. 5–10 % der Männer leiden darunter. Die Wortendung -itis bedeutet in der Medizin Entzündung. Die Prostatitis ist also eine Entzündung der Prostata, aber wie wir noch sehen werden, wäre es einfach, wenn es so einfach wäre ... Tatsächlich gibt es zwei große Krankheitsgruppen bei der Prostatitis: akute und chronische Prostatitis. Bis hierher ist alles klar, aber die Sache wird kompliziert, wenn wir uns mit der chronischen Prostatitis beschäftigen.

AKUTE PROSTATITIS

Eine akute Prostatitis ist eine bakterielle Entzündung der Prostata. Diese Keime kommen wie bei der Blasenentzündung der Frau von außen, allerdings ist die Prostatitis weitaus seltener als die Blasenentzündung. Die Prostata ist weit vom Ende des Glieds entfernt und damit Keimen von außen weniger ausgesetzt als die Blase der Frau, die nur durch einen 4 cm langen Kanal von der Außenwelt getrennt ist.
Die betreffenden Keime sind die gleichen wie bei der Blasenentzündung: In erster Linie Darmbakterien, allen voran das berühmte Escherichia coli. Wenn man eine akute Prostatitis hat, merkt man das auf der Stelle: Man hat sehr hohes Fieber (40 °C) mit Schüttelfrost und spürt ein Brennen beim Wasserlassen. Man fühlt sich schlecht, ist vollkommen erschöpft und leidet manchmal unter Übelkeit und Erbrechen. In den

schwersten Fällen können die Keime ins Blut übergehen (Septikämie) und einen Schock mit Blutdruckabfall auslösen. Manchmal führt der Schmerz oder die Schwellung der Prostata aufgrund der Infektion zu einer vollständigen Blockade: Man kann nicht mehr Wasser lassen. Das ist ein echter Notfall. Man muss auf der Stelle eine Behandlung mit Antibiotika beginnen und den Harn entwässern, entweder durch eine Blasenpunktion direkt über dem Schambein (das bezeichnet man als suprapubischen Katheter) oder durch einen Blasenkatheter. Ansonsten muss man Antibiotika nehmen, nachdem der Urin im Labor abgegeben wurde, damit der verantwortliche Keim identifiziert wird. Anschließend wird die antibiotische Behandlung eventuell modifiziert, wenn der gefundene Keim nicht auf das erste Antibiotikum anspricht.

Das Geheimnis der Heilung ohne Spätfolgen einer akuten Prostatitis liegt in der Dauer der Behandlung: mindestens drei Wochen oder sogar vier bis sechs, denn die Antibiotika verteilen sich nur schlecht in einer entzündeten Prostata. Eine zu kurze Behandlung zerstört nicht alle Keime und birgt die Gefahr eines baldigen Rückfalls oder gar einer chronischen Prostatitis, dazu kommt es in 5 % der Fälle.

Oft findet man keine bestimmte Ursache für diese Infektion der Prostata. Manchmal werden bestimmte Faktoren aufgeführt, die ein Aufsteigen der Keime entlang der Harnröhre begünstigen sollen, wie eine Phimose, eine sexuell übertragbare Urethritis oder eine ungeschützte anale Penetration. Auch die Prostata selbst kann eine Rolle spielen, beispielsweise wenn sie den Harnabfluss behindert (das muss nach Heilung der Infektion untersucht werden). Oder medizinische Maßnahmen wie eine Biopsie oder ein Blasenkatheter verursacht eine Infektion. Schließlich sieht es so aus, als würden chronische Nasennebenhöhlenentzündungen ebenfalls das Risiko für eine akute Prostatitis erhöhen, auch wenn man diesen Zusammenhang nicht so recht versteht.

Die akute Prostatitis ist also eine Infektion der Prostata, die mit den richtigen Antibiotika behandelt werden muss. Das ist logisch und einfach, was man von der chronischen Prostatitis nicht unbedingt behaupten kann.

STEINE IN DER PROSTATA? DAS IST NORMAL!

Die Steine, die man in der Prostata findet, haben nichts mit den Steinen zu tun, die sich in den Nieren oder in der Gallenblase bilden. Letztere sind anormal und können Schmerzen und Komplikationen hervorrufen. Die Prostatasteine sind normale kleine Konkremente mit einigen Millimetern Durchmesser, die man in 99 % der Prostatae von Erwachsenen findet. Sie rufen keinerlei Symptome oder Beschwerden hervor.
Diese Konkremente entstehen durch Ausfällung der Kristalle, die sich im Urin befinden. Die Kanäle, durch die die Prostataausscheidungen abfließen, haben kein Anti-Reflux-System, und beim Wasserlassen steigt ein wenig Harn wieder in die Prostatakanäle auf. Dadurch können sich die Kristalle dort ablagern und – im Laufe einiger Jahre – zur Bildung dieser Steine führen.

So lautete zumindest die offizielle Erklärung, bis ein Team des CNRS, das Labor für Festkörperphysik der Université Paris-Sud und das Labor für kondensierte Materie des Collège de France sich mit diesem Thema befassten. Sie analysierten 23 Prostatasteine im Spektroskop und unter dem Elektronenmikroskop und zeigten, dass sich in 83 % der Fälle Keime in den Steinen befanden, was die offizielle Theorie von Grund auf infrage stellte.[97]
Was also stimmt nun, ein schlichter Reflux von Urin oder eine Infektion? Vermutlich dürften beide Faktoren bei der Entstehung dieser Steine eine Rolle spielen, aber diese Ergebnisse stellen jedenfalls nicht die »Normalität« ihrer Anwesenheit in der Prostata infrage. Diese Steine sind im Ultraschall sehr deutlich sichtbar, ihre Existenz ist also kein Hinweis auf eine Erkrankung der Prostata. Trotzdem sprechen die Radiologen, wenn sie welche sehen, in ihren Diagnosen oft von »chronischer Prostatitis«, was die Patienten zu Unrecht beunruhigen kann.

Es gibt allerdings noch eine weitere Diskussion in Fachkreisen, bei der es um die Größe der Steine geht: Während man nämlich sicher ist, dass sie keinerlei Folgen haben, solange sie klein sind, deuten einige Studien nun darauf hin, dass sie manchmal für das Auftreten von Schmerzen oder Infektionen verantwortlich sind, wenn sie groß sind.[98]
Eine Infektion hatte wohl auch jener Mann, der vor mehr als 10 000 Jahren im Südsudan gestorben war und dessen Skelett von italienischen und englischen Archäologen analysiert wurde. Inmitten der Beckenknochen fanden sie drei dicke Steine, die sich nach eingehender Analyse als infizierte Prostatasteine herausstellten. Ihre Entdeckung wurde als der älteste Beweis für die Existenz von Prostatasteinen beim Menschen veröffentlicht![99]

CHRONISCHE PROSTATITIDEN

Es gibt mehrere Formen der chronischen Prostatitis. Für den Patienten allerdings sind sie alle gleich, denn egal, an welchem Typus von chronischer Prostatitis er leidet, die Symptome sind immer die gleichen – allem voran Schmerzen im Dammbereich, das heißt zwischen Anus und Hodensack, die in den Penis ausstrahlen, manchmal auch Schmerzen oberhalb des Schambeins und während oder nach der Ejakulation.

Für den Patienten bedeutet eine chronische Prostatitis also Schmerzen. Er hat recht, und die Radiologen haben oft unrecht. Nur weil man sichtbare Prostatasteine hat, hat man noch lange keine chronische Prostatitis. Eine chronische Prostatitis setzt Schmerzen voraus. Die Existenz von Steinen in der Prostata ist bei der weit überwiegenden Mehrheit der Männer normal.

Per definitionem spricht man von einer chronischen Prostatitis, wenn die Schmerzen seit mindestens drei Monaten bestehen. Die Intensität dieser Schmerzen schwankt im Laufe der Zeit, aber wie alle chronischen Schmerzen schlagen auch sie sich in der Gemütsverfassung der Patienten nieder und gehen oft mit depressiven Verstimmungen oder Ängsten und einer Verschlechterung des Sexuallebens einher.

Wie ein Entomologe, der Insekten nach der Anzahl ihrer Beine oder der Existenz von Flügeln klassifiziert, ohne deswegen ihre evolutionäre Beziehung zu begreifen, so haben die Ärzte die chronische Prostatitis klassifiziert in ein Krankheitsbild mit und eines ohne Bakterien und weiße Blutkörperchen in den Prostatasekreten. Ausgangspunkt ist, was man kennt: die Infektion. Und man definiert das, was man nicht kennt, durch die Abwesenheit dessen, was man kennt. Aber deswegen kennt man das, was man nicht kennt, noch lange nicht ...

DIE GROSSE FAMILIE DER CHRONISCHEN PROSTATITIDEN[100]

Man definiert die Kategorie II: die chronische bakterielle Prostatitis. Sie ist ein klarer Fall, in den Prostatasekreten finden sich Keime. Das kennt man, das ist eine Infektion der Prostata. Kategorie III ist das sogenannte chronische Beckenschmerzsyndrom – es gibt keine Entzündung der Prostata und keine Keime in den Prostatasekreten. Wir betreten nun unbekanntes Terrain. Also unterteilt man wieder, um zu beschreiben, auch wenn man nichts versteht. Diese Kategorie wird also in zwei Untergruppen unterteilt, die Kategorie III A, die abakterielle chronische Prostatitis – keine Keime, aber viele weiße Blutkörperchen, und die Kategorie III B, das nicht-entzündliche chronische Beckenschmerzsyndrom – keine Keime und keine oder kaum weiße Blutkörperchen.

Bleibt die Kategorie I, das ist die akute bakterielle Prostatitis, die wir bereits besprochen haben, und die Kategorie IV, die asymptomatische Prostatitis – weiße Blutkörperchen in den Prostatasekreten, aber keinerlei Schmerzen. Und alle diese Kategorien zusammen fallen unter den Begriff der Prostatitis, wie er hochoffiziell vom National Institute of Health definiert wurde.

Man kann also eine große Anzahl weißer Blutkörperchen in den Prostatasekreten haben und vollkommen schmerzfrei sein. Und sogar die Anzahl der weißen Blutkörperchen, die als anormal gilt, ist Gegenstand vieler Diskussionen. Man hat sich auf mehr als zehn weiße Blutkörperchen pro Mikroskopfeld bei der Analyse der Sekretionen geeinigt, aber ohne dass dies wissenschaftlich abgesegnet wäre. Vermutlich ist es normal, dass sich in der Prostata mehr oder weniger viele weiße Blutkörperchen befinden.

WAS SOLL MAN IN DER PRAXIS TUN, WENN MAN UNTER BECKENSCHMERZEN LEIDET?

Alle Überlegungen und, wie wir sehen werden, auch alle Behandlungen basieren auf der Analyse der Prostatasekrete. Man muss also die Prostatasekrete gewinnen. Dafür gibt es nicht sehr viele Lösungen, man kann die Prostatasekrete nur durch eine Drainage extrahieren. Dazu muss die Prostata energisch vom Urologen massiert werden. Er steckt einen Finger in den Anus und drückt kräftig auf die Prostata, indem er mit dem Zeigefinger eine ganze Minute lang die Prostata »kratzt«. Anschließend urinieren Sie, und die ersten Tropfen, die austreten, werden aufgefangen: Das sind die Prostatasekrete, die man auch als Exprimat bezeichnet, weil sie durch den Druck des Fingers ausgepresst werden.

48 STUNDEN NACH DER MASSAGE KOMMEN DIE ERGEBNISSE, MANCHMAL IST ES NOCH GANZ EINFACH: IN DEN SEKRETEN FINDEN SICH KEIME.

In diesem Fall kann durch eine adäquate und ausreichend lange Antibiotikabehandlung eine Heilung erzielt werden. Manche empfehlen ergänzend den regelmäßigen Konsum von Cranberrysaft. Cranberrysaft hat sich vorbeugend bei rezidivierenden Blasenentzündungen von Frauen bewährt, dabei sollte man ein Glas mit 200 ml morgens und abends trinken. Cranberrysaft gibt es jetzt auch als »Light«-Version zwecks Kalorienreduktion, und er ist mittlerweile so beliebt, dass man ihn in den großen Supermärkten in den Softdrinkregalen findet! Leider gibt es keine fundierten wissenschaftlichen Beweise für seine Wirksamkeit bei chronischer Prostatitis. Im Zweifelsfall kann man ihn probieren, und zwar sechs Monate lang, analog zur Behandlungsdauer bei rezidivierenden Blasenentzündungen.

Der Stellenwert von Zinkpräparaten ist umstritten. Seitdem man weiß, dass die Zinkkonzentration bei Fällen von chronischer Prostatitis niedrig ist, während zugleich die antiseptischen Eigenschaften von Zink wohlbekannt sind, wird über den Nutzen dieser Substanz diskutiert. Es war daher verlockend, eine Ursache-Wirkungs-Beziehung zu unterstellen. Bedauerlicherweise kann man durch Zinkpräparate in Tablettenform offenbar nicht den Zinkspiegel im Sperma erhöhen, und keine Untersuchung konnte beweisen, dass mit Zinktabletten eine chronische Prostatitis verhindert oder behandelt werden kann.

DIE MASSAGE: EINE LÖSUNG?

Die Prostatamassage [101, 102, 103] macht tatsächlich bei Befürwortern und Gegnern in Fällen von chronischer bakterieller Prostatitis wieder von sich reden, dabei dachte man, sie sei seit 50 Jahren vollkommen in der Versenkung verschwunden. Die Befürworter stützen sich auf die Erfahrungen einiger weniger Urologen, die ihre innere Überzeugung aus Ergebnissen an wenigen Patienten, um nicht zu sagen an anekdotischen Fällen, gewonnen haben. Die gegnerische Seite hingegen stützt sich auf Zahlen und Patientenreihen wie etwa die einer ägyptischen Forschergruppe aus Kairo. Die Forscher hatten der Hälfte ihrer Patienten, die an einer chronischen Prostatitis litten, vier Wochen lang je drei Massagesitzungen pro Woche plus eine Antibiotikabehandlung verordnet. Bei jeder Massagesitzung wurde das Prostatasekret durch eine Drainage mit dem Finger gewonnen, dabei wurde von oben nach unten und vom Rand zur Mitte hin gestrichen, sechs Mal auf jeder Seite, zum Abschluss wurde von oben nach unten die Mitte massiert. Die Ergebnisse waren enttäuschend: Massagen als Ergänzung zu den Antibiotika bewirkten nicht mehr als die Antibiotika alleine, die die andere Hälfte der Patienten erhalten hatte.
Zusammenfassend kann man sagen, dass die wiederholte Gewinnung von Prostatasekret durch Drainage zweifellos nützlich ist, aber nur bei bestimmten Patienten. Man sollte sie daher potenziell nur dann vorschlagen, wenn die anderen Behandlungsmethoden wirkungslos waren, und natürlich muss man den Patienten ehrlich über das informieren, was ihn erwartet!
Falls man tatsächlich eine Prostatamassage plant, muss sie in zwei bis drei Sitzungen pro Woche für die Dauer von sechs bis zwölf Wochen durchgeführt werden. Unter diesen Bedingungen scheinen sich in Verbindung mit einer antibiotischen Therapie in einem Viertel bis einem Drittel der Fälle die Beschwerden zu bessern. Ganz unabhängig von den Zweifeln an ihrem Nutzen liegt das große Hindernis aber im Fehlen eines verfügbaren »Masseurs«. Die Urologen praktizieren nämlich keine Prostatamassage.

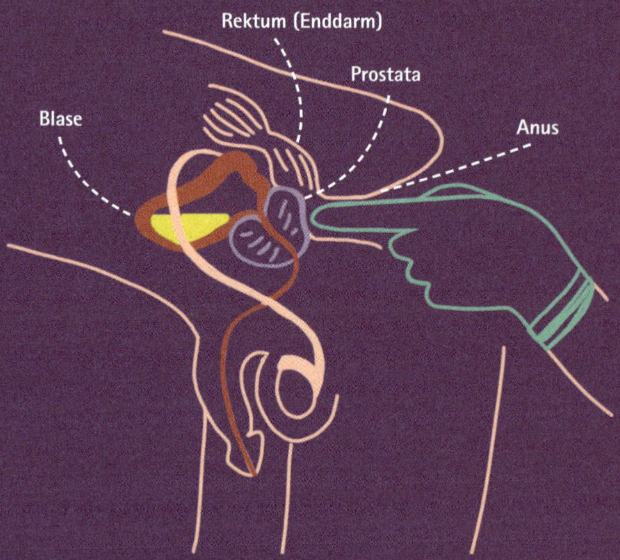

DIE BEHANDLUNG IST UNKLARER, WENN ES KEINE KEIME GIBT

Wir betreten jetzt noch oder vollkommen unbekanntes Terrain. Diese *Terra incognita* hat einen Namen: chronisches Beckenschmerzsyndrom des Mannes.
Mit anderen Worten: Es handelt sich um Männer mit Schmerzen im Becken, was uns zugegebenermaßen nicht viel weiterbringt. Wenn ein Mann in die Praxis kommt und über seit Langem wiederkehrende, mehr oder weniger ständige Schmerzen zwischen dem Hodensack und dem Anus klagt und Sie ihm dann antworten: »Ach ja, Sie haben ein chronisches Beckenschmerzsyndrom des Mannes«, dann hilft ihm das kaum weiter. Das wusste er schon, deswegen ist er ja gekommen! Doch wenn das Kind einen Namen bekommt, dann weiß der Patient immerhin, dass seine Schmerzen endlich als solche anerkannt werden, dass er wirklich krank ist, während man seine Klagen bis dahin oft als »psychosomatisch« abtat und ihm riet, »sich zusammenzureißen«, oder behauptete, es ginge ihm gleich besser, wenn er wieder optimistischer sei.

WIE BEHANDELT MAN EINEN MANN MIT EINEM CHRONISCHEM BECKENSCHMERZSYDNDROM?

Hat die Krankheit erst einmal einen Namen und ist damit anerkannt, dann folgt die Behandlungsphase. Kommen wir auf die Analyse der Prostatasekrete zurück: Sie weisen keine Keime auf, können aber weiße Blutkörperchen enthalten oder nicht.

Die Erfahrung zeigt, dass bei einem Ergebnis ohne Keime, aber mit weißen Blutkörperchen Antibiotika wirken, obwohl keine Bakterien gefunden wurden, und zwar in jedem zweiten Fall, vorausgesetzt, die Behandlung wird sechs Wochen lang durchgeführt. Andernfalls kann man Alphablocker versuchen (s. S. 68), vor allem, wenn damit auch Probleme beim Wasserlassen verbunden sind, und Entzündungshemmer.

Die Gabe von Entzündungshemmern scheint logisch zu sein, weil man weiße Blutkörperchen in den Sekreten gefunden hat. Aber nichts ist so einfach, wie es aussieht: Trotz weißer Blutkörperchen ist nicht immer eine Entzündung in der Prostata feststellbar ... und man kann weiße Blutkörperchen finden, ohne dass irgendwelche Schmerzen bestehen. Kurz, im Zweifelsfall geht hier Probieren über Studieren.

Mehrere Studien schreiben verschiedenen Pflanzenextrakten eine gewisse Heilwirkung bei chronischer Prostatitis zu. Dabei handelt es sich um die Gräserpollen Pollstimol, Quercetin, das in großen Mengen in Rotwein enthalten ist, Zwiebeln und grünen Tee sowie um Serenoa repens (s. S. 66).[104] Für alle diese Substanzen liegen wissenschaftliche Untersuchungen vor, die für ihren Nutzen sprechen, ohne dass ihre Wirkungsweise bekannt wäre. Wie bei den Entzündungshemmern gilt auch hier, dass man sie angesichts ihrer Unschädlichkeit versuchen sollte, um ihre Wirkung zu testen. All diese Substanzen sind frei im Internet erhältlich.

Schließlich können Thermalbäder die Beschwerden bessern – eine Verbesserung, die neun Monate nach der Kur fast acht von zehn Patienten festgestellt haben.

Ohne Keime oder weiße Blutkörperchen: Oft werden bei der Analyse der durch die Massage erhaltenen Sekrete weder Keime noch weiße Blutkörperchen nachgewiesen. Das Erstaunliche dabei ist, dass die gleichen Mittel, die wirksam sind, wenn man weiße Blutkörperchen findet, auch dann wirken, wenn keine vorhanden sind.

Es ist deshalb so schwierig, diese Schmerzen zu erklären, weil es ohne Keime oder weiße Blutkörperchen keinerlei objektive Anzeichen für eine Störung der Prostata gibt. Dazu existieren mehrere Hypothesen: Eine davon lautet, dass es sich sehr wohl um eine Infektion handelt, dass man aber schlicht und einfach noch nicht in der Lage ist, den fraglichen Keim zu identifizieren – das ist die Theorie der okkulten oder maskierten Infektion. Wie in einem Krimi ist es die DNA des Mörders, die ihn entlarven soll. Man sucht nicht mehr unter dem Mikroskop nach den Bakterien (die man nur sieht, wenn sie in größerer Menge vorhanden sind), sondern nach ihrer DNA in den Prostatasekreten: Bei etwa sieben von zehn Kranken, die weiße Blutkörperchen im Sekret haben, und bei 14% der Patienten, die weder Keime noch weiße Blutkörperchen haben, kann man sie tatsächlich nachweisen. Die okkulte Existenz von Bakterien erklärt, warum Antibiotika wirken, obwohl »offiziell« kein Keim nachgewiesen wurde.[105]

WENN DIE PROSTATA HYPERSENSIBEL IST

Die zweite Hypothese geht von einer Überreizung der Prostata aus, gewissermaßen von einer schmerzhaften Erinnerung, die andauert. Normalerweise spüren die Leute ihre Prostata nicht. Ich wäre genauso wenig wie Sie in der Lage zu sagen, wo in meinem Körper sich in dem Moment, wo ich mit Ihnen spreche, die Prostata befindet, während ich doch jederzeit – ohne darauf zu achten – weiß, wo meine Füße sind. Warum? Weil im Prinzip in der Prostata nichts passieren soll und die sparsame Natur sie deshalb nicht mit einer speziellen Sensitivität ausgestattet hat. Normalerweise spürt man also seine Prostata nicht. Männer mit einer chronischen Prostatitis klagen aber genau darüber, dass sie sie permanent spüren.

Die Theorie der Hypersensibilität basiert auf der Idee, dass ein Trauma der Prostata, vor allem eine Infektion, aber auch ein Blasenkatheter oder eine Operation das Nervensystem der Prostata quasi »aufgeweckt« hat und sie dadurch sensibler gemacht hat.[106, 107] Für diese Hypothese gibt es weder einen endgültigen Beweis noch eine spezifische Behandlung. Hinzu kommt, dass man nicht vergessen sollte, dass die Prostata nicht allein ist im kleinen Becken. Sie ist oben umgeben von der Blase und rundum von Knochen und Gelenken. Diese Körperteile können ebenfalls wehtun und Schmerzen in den gleichen Regionen verursachen wie die Prostata. Wenn die Blase im Spiel ist, dann lassen die Beschwerden beim Wasserlassen nach. Man denkt dann an eine interstitielle Blasenentzündung, die durch die mangelhafte Dichtigkeit der inneren Blasenwand verursacht wird. Durch diese anormale Porosität kann der Urin direkt in die Blasenwand eindringen, das soll der Grund für heftige Schmerzen sein. Wenn die Knochen und die Gelenke des kleinen Beckens beteiligt sind, dann kann das Lumbalgien (Lendenschmerzen) oder Ischialgien (Schmerzen im Gebiet des Ischiasnervs) verursachen oder auch eine ungesunde Beckenhaltung. Das fällt in den Tätigkeitsbereich der Osteopathen, die manche dieser Patienten behandeln. Nach langjähriger Beobachtung mehrerer Fälle in meiner Betreuung haben zwei Osteopathen – André Métra und Yung Kyung Lannes aus Montebello, die darüber ihren Doktor gemacht hat – Techniken entwickelt, mit denen sie die verschiedenen Haltungsanomalien von Patienten, die an einem chronischen Beckenschmerzsyndrom litten, behandeln und in der Hälfte der Fälle ihre Schmerzen lindern konnten.[108]

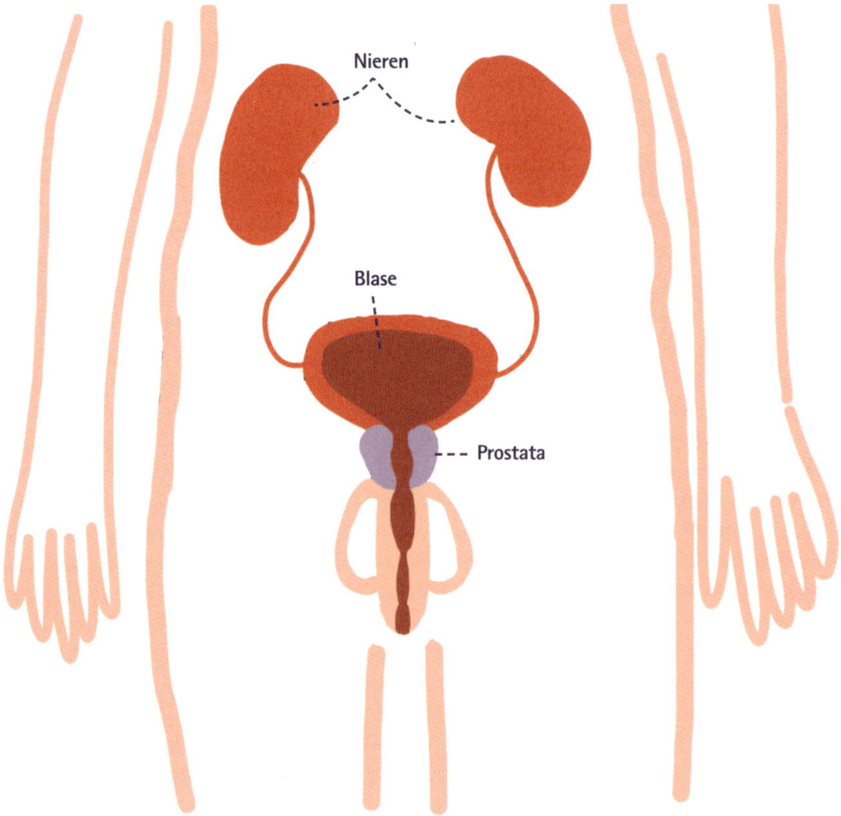

UND WENN ES NOCH ETWAS ANDERES WÄRE?

Möglicherweise sind auch noch andere globalere und noch wenig bekannte Mechanismen an der Entstehung dieser Schmerzen beteiligt, die dann außerdem noch mit allgemeinen Schmerzen wie einem Reizdarm oder einer Fibromyalgie gepaart sein können. Welcher Mechanismus auch immer beteiligt sein mag, die Beschwerden können sich auch spontan bessern, vor allem, wenn die Schmerzen nicht sehr stark sind und erst seit kurzer Zeit bestehen. Das Team um J. C. Nickel, ein kanadischer Urologe und die »internationale wissenschaftliche Koryphäe der chronischen Prostatitis«, hatte eine Untersuchung über die Häufigkeit der chronischen Prostatitis unter den Einwohnern der Countys Lennox und Addington, einer Region am Ufer des Ontariosees in Kanada, durchgeführt. Es hat dabei nachgewiesen, dass etwa 10% der befragten Männer zwischen 20 und 74 Jahren Symptome einer chronischen Prostatitis zeigten, nämlich Schmerzen im Dammbereich und/oder Schmerzen bei der Ejakulation. Ein Jahr nach dieser Untersuchung kontaktierten sie 40 der Patienten wieder, die angegeben hatten, an Symptomen einer chronischen Prostatitis zu leiden, und bei einem Drittel von ihnen waren die Schmerzen spontan mit der Zeit wieder verschwunden.[109]

ABER WENN DIE PROSTATA SCHMERZT, WARUM EINTFERNT MAN SIE DANN NICHT EINFACH?

In der wissenschaftlichen Literatur werden nur vereinzelte Fälle für ein solches Vorgehen geschildert, das in keiner Weise empfehlenswert ist. Denn zum einen weiß man nie mit Sicherheit, dass mit der Entfernung der Prostata die Schmerzen aufhören (man kann nie sicher sein, dass die Prostata alleine sie verursacht), und zum anderen kann die Abtragung der Prostata Probleme beim Wasserlassen und sexuelle Schwierigkeiten zur Folge haben. Gelegentlich kommt eine endoskopische Resektion der Prostata in Frage, wenn in der Prostata große Steine vorhanden sind und wenn der Patient abgesehen von Infektionen oder Schmerzen Probleme beim Wasserlassen hat. Die Abtragung hat dann neben der Verbesserung des Harnabflusses auch das Ziel, die Steine zu entfernen, die häufig ein Herd für die Keime sind.

SCHLUSSFOLGERUNG

Wenn Sie dieses Buch schließen, dann birgt die Prostata keine großen Geheimnisse mehr für Sie, weder Ihre eigene noch die der anderen. Sie können sich nun umso besser darum kümmern, ebenso wie um die der Männer, die Sie kennen, ob Ehemänner, Geliebte, Väter oder Kinder. Dieses Buch möge Ihnen den Weg erleuchten, und Ihre Prostata möge Ihr ganzes Leben lang unauffällig bleiben.

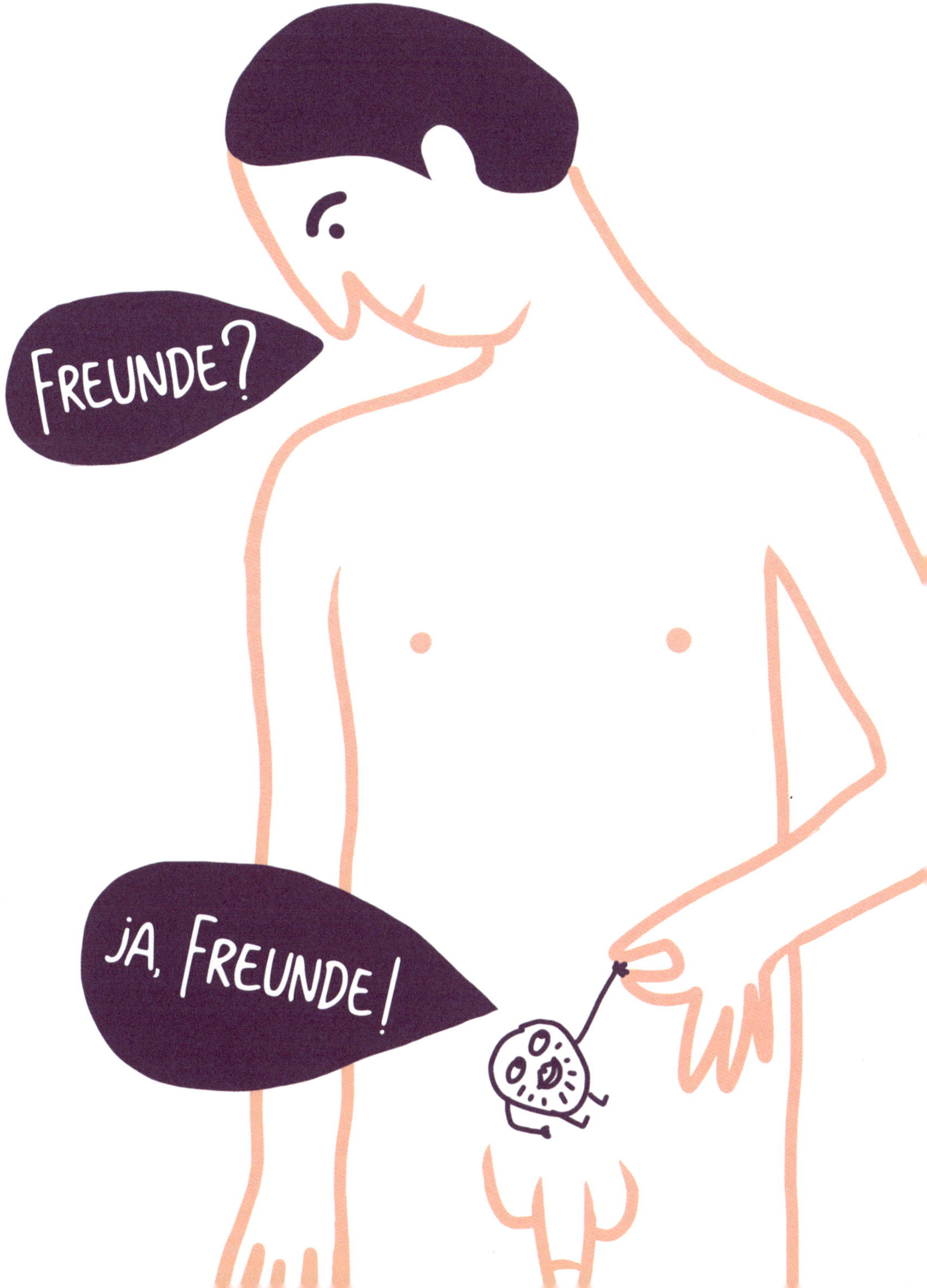
FREUNDE?
JA, FREUNDE!

WISSENSCHAFTLICHE WERKE, DIE IN DIESEM BUCH VERWENDET UND ZITIERT WURDEN. VIELE DIESER WISSENSCHAFTLICHEN VERÖFFENTLICHUNGEN SIND FREI ZUGÄNGLICH AUF DER WEBSITE: HTTPS://WWW.NCBI.NLM.NIH.GOV/PUBMED/

1 Descazeaud A., Coloby P., Davin J.-L., De la Taille A., Karsenty G., Kouri G., Rossi D., Jaquet D. et Zerbib M., »Validation du score visuel prostatique en images (SVPI), dans l'évaluation des symptômes du bas appareil urinaire (SBAU) associés à une hyperplasie bénigne de la prostate (HBP)«, sur 550 patients, Prog Urol., AFU, 2017.

2 Tonnel A.-B., »L'allergie au liquide séminal«, *Revue Française d'Allergologie*, 2010.

3 Niels Jørgensen, »Human semen quality in the new millennium: a prospective cross-sectional population-based study of 4867 men«, *BMJ Open*, 2012.

4 »World health organisation who laboratory manual for the examination and processing of human semen«, 5e édition, World Health Organization, 2010, whqlibdoc.who.int/publications/2010/9789241547789_eng.pdf.

5 Rosen RC., »Ejaculatory dysfunction in men with lower urinary tract symptoms suggestive of benign prostatic hyperplasia«, *BJU Int*, oct ; 104 (7): 974-83., 2009.

6 Chen Z., »Seasonal variation and age-related changes in human semen parameters«, *J. Androl.*, 2003, mar-apr. ; 24(2): 226-31.

7 Puppo V., »Male vagina is more accurate than prostatic utricle«, *International Journal of Urology*, 2015.

8 Van Kote G., »Les anomalies d'origine mullerienne chez l'homme et anomalies de la prostate«, *Progrès en Urologie*, 2001.

9 Zaviacic M. et Ablin R.J., »The female prostate«, *Histol. Histopathol.*, 2000.

10 Wimpissinger F., Stifter K., Grin W. et Stackl W., »The female prostate revisited: perineal ultrasound and biochemical studies of female ejaculate«, *Journal of Sexual Medicine*, 2007.

11 Gräfenberg E., »The role of urethra in female orgasm«, International *Journal of Sexology*, 1950.

12 Peltiera J., Copin H., Viart L., Foulon P., Le Gars D., Havet E. et Sevestre H., »Où en est-on du point G ? Étude anatomique macroscopique et histologique fascia urétrovaginal endopelvien«, *Morphologie*, 2013.

13 Partin AW. »Concordance rates for benign prostatic disease among twins suggest hereditary influence«, *Urology*, 1994.

14 Pashootan P., Ploussard G., Cocaul A., De Gouvello A. et Desgrandchamps F., »Association between metabolic syndrome and severity of lower urinary tract symptoms (LUTS): an observational study in a 4 666 european men cohort«, *BJU Int.*, 2015.

15 Gacci M., Corona G., Sebastianelli A., Semi S., De Nunzio C., Maggi M., Vignozzi L., Novara G., McVary K.T., Gravas S. et Chapple L., »Male lower urinary tract symptoms and cardiovascular events: a systematic review and meta-analysis «, *Eur. Urol.*, 2016.

16 Moebus S. et al., »Prevalence of metabolic syndrome (Germany) according to different definitions (13 953 patients seen during two weeks in 1 511 randomly selected GP)«, *Cardiovasc. Diab.*, 2007.

17 Dominguez A., Gual J., Munoz-Rodriguez J., Abad C., Garcia-Rojo D., Hannaoui N. et Prats J., »Giant prostatic hyperplasia: case report of 3987 mL.«, *Urology*, 2016.

18 Desgrandchamps F., »Normal voiding behaviour in women. Study of the I-PSS in an unselected population of womenin general practice«, *Eur. Urol.*, 1996.

19 Fitzpatrick JM, Desgrandchamps F, Adjali K, Gomez Guerra L, Hong SJ, El Khalid S, Ratana-Olarn K., Reten-World Study Group. Management of acute urinary retention: a worldwide survey of 6074 men with benign prostatic hyperplasia. *BJU Int.* 2012

20 Lee AJ., Garraway WM., Simpson RJ., Fisher W. et King D., »The natural history of untreated lower urinary tract symptoms in middle-aged and elderly men over a period of five years«, *Eur. Urol.*, 1998.

21 Temml C., Brössner C., Schatzl G., Ponholzer A., Knoepp L. et Madersbacher S., »Prostate study group of the austrian society of urology. The natural history of lower urinary tract symptoms over five years«, *Eur. Urol.*, 2003.

22 Ho Chul Choi, Jong Kyu Kwon, Joo Yong Lee, Jang Hee Han, Hae Do Jung et Kang Su Cho, »Seasonal variation of urinary symptoms in korean men with lower urinary tract symptoms and benign prostatic hyperplasia«, *World J. Mens. Health.*, 2015.

23 Negoro H., Kanematsu A., Doi M., Suadicani SO., Matsuo M., Imamura M., Okinami T., Nishikawa N., Oura T., Matsui S., Seo K., Tainaka M., Urabe S., Kiyokage E., Todo T., Okamura H., Tabata Y. et Ogawa O., »Involvement of urinary bladder Connexin43 and the circadian clock in coordination of diurnal micturition rhythm«, *Nat. Commun.*, 2012.

24 Platz EA, »Physical activity and benign prostatic hyperplasia«. *Arch Intern Med.*, 1998.

25 Parsons JK, »Physical activity, benign prostatic hyperplasia, and lower urinary tract symptoms«, *Eur Uol.*, 2007.

26 ParsonsJK,»Modifiableriskfactorsforbenignprostatichyperplasiaandlowerurinarytractsymptoms:newapproachtoold problems«, *J Urol.*, 2007.

27 Platz EA, »Alcohol consumption, cigarette smoking, and risk of benign prostatic hyperplasia«, *Am J Epidemiol.*, 1999.

28 Nortier JL, »Urothelial carcinoma associated with the use of a Chinese herb (Aristolochia fangchi)«. *N Engl J Med.*, 2000.

29 Meyer, J.-P., »Alternative medications for benign prostatic hyperplasia available on the Internet: a review of the evidence for their use«, *BJUInt.*, 2002.

30 Lukacs B., »Management of lower urinary tract symptoms related to benign prostatic hyperplasia in real-life practice in france: a comprehensive population study«, *Eur Urol.*, 2013.

31 Eri LM, »Patient recruitment to and cost of a prospective trial of medical treatment for benign prostatic hyperplasia,« *Eur Urol.*, 1992.

32 Teillac P. Br, DUALF Group, »Urinary flow rates in patients with benign prostatic hypertrophy following treatment with alfuzosin«, *J Urol.* 1992.

33 Hellstrom WJ., »Effects of acute treatment with tamsulosin versus alfuzosin on ejaculatory function in normal volunteers«, *J Urol.*, 2006 Oct; 176(4 Pt 1): 1529-33.

34 Rosen RC, Ejaculatory dysfunction in men with lower urinary tract symptoms suggestive of benign prostatic hyperplasia. *BJU Int.*, 2009 Oct; 104(7): 974-83.

35 Oelke M., »Monotherapy with tadalafil or tamsulosin similarly improved lower urinary tract symptoms suggestive of benign prostatic hyperplasia in an international, randomised, parallel, placebo-controlled clinical trial«, *Eur Urol.*, 2012.

36 McConnell JD ,«The long-term effect of doxazosin, finasteride, and combination therapy on the clinical progression of benign prostatic hyperplasia«, *N Engl J Med.*, 2003.

37 Roehrborn CG, »The effects of combination therapy with dutasteride and tamsulosin on clinical outcomes in men with symptomatic benign prostatic hyperplasia: 4-year results from the CombAT study«, *Eur Urol.*, 2010.

38 »Le médecin de Donald Trump révèle le secret de sa chevelure«, LEXPRESS.fr, publié le 02/02/2017 (https://www.lexpress.fr/actualite/monde/amerique-nord/le-medecin-de-donald-trump-revele-le-secret-de-sa-chevelure_1875373.html)

39 Marberger M., »Usefulness of prostate-specific antigen (PSA) rise as a marker of prostate cancer in men treated with dutasteride: lessons from the REDUCE study«, *BJU Int.*, 2012.

40 Papenberg G., »Anticholinergic drug use is associated with episodic memory decline in older adults without dementia«, *Neurobiol Aging*, 2017.

41 Dauphinot V., »Anticholinergic drugs and functional, cognitive impairment and behavioral disturbances in patients from a memory clinic with subjective cognitive decline or neurocognitive disorders«, *Alzheimers Res Ther.*, 2017.

42 Staskin D., A prospective, double-blind, randomized, two-period crossover, multicenter study to evaluate tolerability and patient preference between mirabegron and tolterodine in patients with overactive bladder (PREFER study), *Int Urogynecol J.*, 2017.

43 Liao, »High satisfaction with direct switching from antimuscarinics to mirabegron in patients receiving stable antimuscarinic treatment«, *CH. Medicine*, 2016.

44 Uwe Ehrt, »Use of drugs with anticholinergic effect and impact on cognition in Parkinson's disease: a cohort study«, *J Neurol Neurosurg Psychiatry*, 2010.

45 Gravas S., »Critical review of lasers in benign prostatic hyperplasia (BPH)«, *BJUInt*, 2011.

46 Robert G., »Multicentre prospective evaluation of the learning curve of holmium laser enucleation of the prostate (HoLEP)«, *Br J Urol.*, 2016.

47 Gorelick JL., Quantitative bacterial tissue cultures from 209 prostatectomy specimens: findings and implications«, *J Urol.*, 1988.

48 Soler JL., »Bacterial content of the enucleated prostate gland«, *Arch Esp Urol.*, 1999.

49 Muntener M., »Sexual Function after Transurethral Resection of the Prostate (TURP): Results of an Independent Prospective Multicentre Assessment of Outcome«, *Eur Urol* 2007.

50 Taverna G. et al., »Olfactory system of highly trained dogs detects prostate cancer in urine samples«, *J. Urol.*, 2015.

51 Tsodikov A. et al., »Reconciling the effects of screening on prostate cancer mortality in the ERSPC and PLCO Trials«, *Annals Internal Med.*, 2017.

52 Rozet F. et al., »Recommandations en onco-urologie 2016-2018 du CCAFU: cancer de la prostate«, *Progrès en Urologie*, 2016.

53 Tuppin P., »Vers une évolution des pratiques de détection et de prise en charge du cancer de la prostate chez les hommes de 40 ans et plus en France (2009-2014) ?«, *Bulletin epidémiologique hebdomadaire de l'INVS*, 2016.

54 Evelyn C.Y., Chan. J., »Physicians and Their Personal Prostate Cancer-screening Practices with Prostate-specific Antigen. A National Survey«, *Gen Intern Med*, 2006.

55 Glass AS, Hilton JF, Cowan JE, Washington SL et Carroll PR. »Serial prostate biopsy and risk of lower urinary tract symptoms: results from a large, single-institution active surveillance cohort«, *Urology*, 2014.

56 Lu-Yao GL, Albertsen PC, Moore DF, Shih W, Lin Y, DiPaola RS, Barry MJ, Zietman A, O'Leary M, Walker-Corkery E, Yao SL, »Outcomes of localized prostate cancer following conservative management«, *JAMA*, 2009.

57 Davison BJ, Goldenberg SL, »Patient acceptance of active surveillance as a treatment option for low-risk prostate cancer«, *BJU Int.* 2011.

58 van den Bergh RC, Essink-Bot ML, Roobol MJ, Wolters T, Schröder FH, Bangma CH, Steyerberg »EW, Anxiety and distress during active surveillance for early prostate cancer«, *Cancer*, 2009.

59 Hong SK, Sternberg IA, Keren Paz GE, Kim PH, Touijer KA, Scardino PT, Eastham JA, »Definitive pathology at radical prostatectomy is commonly favorable in men following initial active surveillance«, *Eur Urol.*, 2014

60 Timothy J. Wilt et al., »Follow-up of prostatectomy versus observation for early prostate cancer«, *New Engl. J. Med.*, 2017.

61 Rozet F. et al., »Recommandations en onco-urologie 2016-2018 du CCAFU: cancer de la prostate«, *Progrès en Urologie*, 2016.

62 Sacco E. et al., »Urinary incontinence after radical prostatectomy: incidence by definition, risk factors and temporal trend in a large series with a long-term follow-up«, *BJU Int.*, 2006.

63 Alemozaffar M. et al., »Prediction of erectile function following treatment for prostate cancer«, *JAMA*, 2011.

64 www.ircad.fr/wp-content/uploads/2014/06/lindbergh_presse_en.pdf

65 Gershman B. et al., »Patient-reported functional outcomes following open, laparoscopic, and robotic assisted radical prostatectomy performed by high-volume surgeons at high-volume Hospitals«, *Eur. Urol. Focus*, 2016.

66 »Schroeck FR, »Satisfaction and Regret after Open Retropubic or Robot- Assisted Laparoscopic Radical Prostatectomy«, *Eur Urol*, 2008.

67 Frey A. et al., »Prevalence and predicting factors for commonly neglected sexual side effects to external-beam radiation therapy for prostate cancer«, *J. Sex. med.*, 2017.

68 Capogrosso P. et al., »Orgasmic dysfunction after radical prostatectomy«, *World J. Mens Health*, 2017.

69 Menard J. et al., »Erectile function and sexual satisfaction before and after penile prosthesis implantation in radical prostatectomy patients: a comparison with patients with vasculogenic erectile dysfunction«, *J. Sex. Med.*, 2011.

70 Crawford ED. et al., »Comparison of perspectives on prostate cancer: analyses of survey data«, *Urology*, 1997.

71 Cabot AT., »The question of castration for enlarged prostate«, *Am. Surg.*, 1896.

72 Huggins C., »Studies on prostate cancer. I. The effects of castration, estrogen and androgen injections on serum phosphatases in metastatic carcinoma of the prostate«, *Cancer Res.*, 1941.

73 Huggins C. B., »Nobel lecture: endocrine-induced regression of cancers«, in: *Nobel lectures, physiology or medicine 1963-1970, Amsterdam*: Elsevier ; p. 235–47 ; 1972.

74 Hanisch LJ. et Gehrman PR.,»Circadian rhythm of hot flashes and activity levels among prostate cancer patients on androgen deprivation therapy«, *Aging Male*, 2011.

75 Gonzalez, Brian D., »Course and Moderators of Hot Flash Interference during Androgen Deprivation Therapy for Prostate Cancer: A Matched Comparison«, *J Urol*, 2015

76 Dosani M, »The Relationship between Hot Flashes and Testosterone Recovery after 12 Months of Androgen Suppression for Men with Localised Prostate Cancer in the ASCENDE-RT Trial«, *Clin Oncol* (R Coll Radiol), 2017

77 Hirsch LM, »Acupuncture for hot flashes in men treated with androgen deprivation therapy«, *Can J Urol*, 2015

78 Beer, Tomasz M., »Acupuncture For Hot Flashes In Prostate Cancer Patients«, *Urology*, 2011

79 Beauchet O., »Testosterone and cognitive function: current clinical evidence of a relationship«, *European Journal of Endocrinology*, 2006.

80 Nead KT. et al., »Association between androgen deprivation therapy and risk of dementia«, *JAMA Oncol.*, 2017.

81 Jhan JH., »Hormone therapy for prostate cancer increases the risk of Alzheimer's disease: a nationwide 4-year longitudinal cohort study«, *Aging Male*, 2017.

82 Van Londen GJ et al., »Body composition changes during androgen deprivation therapy for prostate cancer: a 2-year prospective study«, Crit. Rev. *Oncol. Hematol.*, 2008.

83 kcalme.blogspot.com

84 D'Amico AV. et al., »Influence of androgen suppression therapy for prostate cancer on the frequency and timing of fatal myocardial infarctions«, *J. Clin. Oncol.*, 2007.

85 Tsai HK. et al., »Androgen deprivation therapy for localized prostate cancer and the risk of cardiovascular mortality«, *J. Natl. Cancer Inst.*, 2007.

86 Saigal CS. et al., »Androgen deprivation therapy increases cardiovascular morbidity in men with prostate cancer«, *Cancer*, 2007.

87 Liu YP. et al., »Does physical activity reduce the risk of prostate cancer ? A systematic review and meta-analysis«, *Eur. Urol.*, 2011.

88 Muir C. S., Nectoux J. et Staszewski J., »The epidemiology of prostatic cancer: eeographical distribution and time-trends«, *Acta Oncologica*, 30: 2, 133-140, 1991.

89 Desgrandchamps F et Bastien L., »Nutrition, dietary supplements and prostate cancer«, Prog. *Urol.*, 2010.

90 Masko EM., Allott EH. et Freedland SJ., »The relationship between nutrition and prostate cancer: is more always better?«, *Eur. Urol.*, 2013.

91 Kellogg Parsons J. et al., »A randomized trial of diet in men with early stage prostate cancer on active surveillance: rationale and design of the men's eating and living (MEAL)«, Study (CALGB 70807 [Alliance]), *Contemporary Clinical Trial*, 38, 198–203, 2014.

92 Hercberg S. et al., »The SU.VI.MAX study: a randomized, placebo-controlled trial of the health effects of antioxidant vitamins and minerals«, *Arch. Intern. Med.*, 2004.

93 Lippman SM. et al., »Effect of selenium and vitamin E on risk of prostate cancer and other cancers (SELECT)«, *JAMA*, 2009.

94 Ke Zu et al., »Dietary lycopene, angiogenesis, and prostate cancer: a prospective study in the prostate-specific antigen era«, *JNCI*, 2014.

95 Cipolla BG, Mandron E, Lefort JM, Coadou Y, Della Negra E, Corbel L, Le Scodan R, Azzouzi AR, Mottet N., »Effect of Sulforaphane in Men with Biochemical Recurrence after Radical Prostatectomy«, *Cancer Prev Res* (Phila), 2015.

96 www.efsa.europa.eu/sites/default/files/assets/ndatolerableuil.pdf

97 Dessombz A. et al., »Prostatic stone: evidence of a specific chemistry related to infection and presence of bacterial imprints«, *Plos One*, 2012.

98 Geramoutsos I. et al., »Clinical correlation of prostatic lithiasis with chronic pelvic pain syndromes in young adults«, *Eur. Urol.*, 2004.

99 Usai D. et al., »Late pleistocene/early holocene evidence of prostatic stones at al khiday cemetery, Central Sudan«, *Plos One*, 2017.

100 Meares EM. et Stamey TA., »Bacteriologic localization patterns in bacterial prostatitis and urethritis«, *Invest. Urol.*, 1968.

101 Nickel JC. et al., »Prostatitis unplugged ? Prostatic massage revisited«, *Tech. Urol.*, 1999.

102 Ateya A. et al., »Evaluation of prostatic massage in treatment of chronic prostatitis«, *Urology*, 2006.

103 Mishra V. et al., »Role of repeated prostatic massage in chronic prostatitis: a systematic review of the literature«, *Urology*, 2008.

104 Shoskes DA. et Manickam K., »Herbal and complementary medicine in chronic prostatitis«, *World J. Urol.*, 2003.

105 Shoskes DA. et al., »Detection of bacterial signal by 16S rRNA polymerase chain reaction in expressed prostatic secretions predicts response to antibiotic therapy in men with chronic pelvic pain syndrome«, *Tech. Urol.*, 2000.

106 Delavierre D. et al., »Approche symptomatique des douleurs »prostatiques« chroniques et du syndrome douloureux pelvien chronique«, *Progrès en Urologie*, 2010.

107 Rodriguez MA. et al., »Evidence for overlap between urological and nonurological unexplained clinical conditions«, *J. Urol.*, 2009.

108 -Desgrandchamps F., Metra A. et Yun Kyung De Montebello, *Cahier d'ostéopathie pelvi-périnéale. Tests et techniques de traitement des douleurs pelvi-périnéales chroniques (DPPC) chez l'homme*, Frison Roche Éditions, 2017.

109 Nickel JC. et al., »Prostatitis-like symptoms: one year later«, *BJU Int.*, 2002.

Impressum

Das vorliegende Buch ist eine Übersetzung des im Original bei Hachette-Livre erschienen Buches. Originaltitel: La prostate on en parle

Texts by Professor François Desgrandchamps
Illustrations by Mélody Denturck

Hinweis
Die Ratschläge/Informationen in diesem Buch sind von Autor und Verlag sorgfältig erwogen und geprüft, dennoch kann eine Garantie nicht übernommen werden. Eine Haftung der Autoren bzw. des Verlags und seiner Beauftragten für Personen-, Sach- und Vermögensschäden ist ausgeschlossen.

Verlagsgruppe Random House FSC®N001967

Bildnachweis: Sämtliche Illustrationen sind von Mélody Denturck. Autorenfoto: © Privat
Projektleitung: Jascha Brunnhuber
Übersetzung: Hanna van Laak
Schlussredaktion: Susanne Schneider
Satz: Dr. Alex Klubertanz, Garmisch-Partenkirchen
Umschlaggestaltung: Südwest Verlag, München, unter Verwendung von Bildern von Mélody Denturck
Druck & Bindung: Estella Gráficas (Spanien)

Printed in Spain

ISBN 978-3-517-09800-5
1. Auflage 2019

MIX
Papier aus verantwortungsvollen Quellen
FSC® C009279